新体系看護学全書

別巻
現代医療論

メヂカルフレンド社

◎編 著

小 坂 樹 徳　　元虎の門病院院長，元東京大学教授
田 村 京 子　　帝京平成大学薬学部教授

まえがき

　本書『現代医療論』は，医学・歯学・看護学を学び，医師・歯科医師・看護師として，健康を保つよう同胞を支援するとともに，病苦に悩む同胞に献身しようとする人たちに，「医学・医療とは何か，現代医療はどのように行われ，どのような問題をかかえているのか」を理解し，深く考え，正しく実践してもらうことを目的としている。

　本書は現代医療を次の5章に分けて述べた。

　「歴史は現在と過去との尽きることのない対話である」といわれている。現在の医学・医療がどのように発展してきたか，そのあゆみの必然性のなかに，医学・医療の本質の貴重な一端を垣間みることができるであろう。そこでまず，人類の誕生とともに生まれたとされる素朴な経験的医療，次いで長く根強く続いた宗教医学と，そこから脱却した医学・医療の近代化，自然科学に立脚した近代医学の樹立，それに基づく現代医療の成果の足どりを振り返った。そしてさらに，最近の画期的な新技術の活用によってもたらされた現代医療の一端と，近未来にもたらされるであろう医療を展望して第1章とした。

　医療は健康の保持と病苦からの解放・回復を願う。「健康とはどのような状態か，健康はどのように意識されるか」。それは人間をどのような存在と理解するか，時代によって，また個々人によっておのずと異なる。さらに健康の概念は，健康を阻害する疾病の成因，生活と健康づくりとも関連する問題としてとらえ，第2章とした。

　第3章は現代医療の本質と実践を中心においた。すなわち，医学・医療は一体のもので，医療は自然科学として進歩してきた医学に基づいて適正に実践されなくてはならないこと，その際，医療を担う医師・看護師はそれぞれ医学・看護学に精通し，経験を積み，そのすべてを慎重に誤りなく患者に捧げるべきことを深く自覚し，職業倫理に徹すべきこと，今後も医療はますます技術革新が進むであろうが，そうなればなるほど，患者の心を尊重し，至福にいっそう貢献すべきことなどを指摘した。

　第4章ではわが国の医療供給体制を取り上げた。わが国の医療制度は，医師の自由開業制，国民の医療機関の自由選択と国民皆保険制度によって特徴づけられている。これを基盤に，医療計画・医療サービスの推進，医療関係者の現状と養成など医療供給体制の整備，医療保障制度・医療保険制度の現状と問題点，さらに今後の医療保障体制とそれに深く関連する医療費増大への対策などの諸問題を述べた。

　第5章では上述とは別の角度から，現代医療がかかえるいくつかの問題を取り上げた。医療の本質にかかわる問題として，まず医の倫理がある。現代の医療においては，職業倫理にとどまらず，生命倫理はもとより，先端医療・臨床医学研究における倫理問題も大きい。次いで医療における患者の権利の承認，それに伴う患者の

自己決定権とそれを支援するインフォームドコンセント，真実告知が問題となる。さらに脳死から生まれた新しい死の概念，死の解釈，死への対応，安楽死・尊厳死，そして死にゆく者と死を共有する医療のあり方が問われている。これらは医学を超えた大きな意味をもちながら明確な解答の得られぬものが多いが，医療に携わる者はそれを自分自身に課せられた問題として受け止めねばならない。

　今回，現代医療を学ぶのに必要な上記の特色に留意しつつ，最新の知見を加えた初めての改訂を行った。本書が，その目標である，医学・看護学を学び，やがて医療に携わる医師・歯科医師・看護師が自分自身のあるべき姿を考えて，医学・医療に精進する動機づけとなれば筆者らの大きな喜びである。

　本書の出版にあたり，種々ご尽力いただいたメヂカルフレンド社の各位に感謝申し上げる。

2006年11月

小　坂　樹　徳

第2版改訂によせて

　医学と医療の進展には目覚ましいものがある。今回も最新の内容を反映すべく，改訂を行った。統計資料を刷新し，制度改正を反映させ，iPS細胞など最新の知見を加筆するとともに，見やすさを向上させるために頁レイアウトを変更した。しかし，本書の目的および編集方針は，小坂樹徳（1921〜2010）が前述しているとおりであり，基本姿勢は変わっていない。

　今回の加筆，修正にあたり，古関明彦（理化学研究所横浜研究所 免疫・アレルギー科学総合研究センター免疫器官形成研究グループディレクター），山本信之（静岡県立静岡がんセンター副院長），田中一正（昭和大学富士吉田教育部教授）から，ご指導や助言をいただいた。ここに謝意を表したい。

　また，従来からお世話になっているメヂカルフレンド社編集部の皆様には，今回も大変お世話になった。心よりのお礼と感謝を申し上げたい。

2012年10月

田　村　京　子

目　次

第3章　医学と医療

第4章　わが国の医療供給体制

第5章　現代医療における諸問題 　　　　　203

第 1 章
医学・医療のあゆみ

この章では

● 古代から近代までの医療・医学の歴史を知る。

● 現代医療の基盤となった近代医学，臨床医学の発展について学ぶ。

● これからの医学・医療の方向性について考える。

I　人類の誕生と文化の発達

　人類の起源は進化論からは1900万年前にさかのぼるといわれるが，放射性同位元素を用いた検索では約400万年前と推定されている。

　後期旧石器時代（B.C. 5万年～B.C. 1万2000年）には，現在地球上に住んでいる人類と同じ人類が誕生し，洞穴や地下住居，あるいは灌木で組み立てた苫屋に住んだ。氷原は消え，食物にありつき，衣服をまとい，自然神や部族の祖先を崇めた。

　中石器時代（B.C. 1万2000年～B.C. 7000年）には弓矢を発明し，狩りをし，カヌーを使って魚を獲った。やがて数種類の動物が家畜化され，道具は改良され，樹木は伐採されて利用された。また，陶器には精神的発達を示す神秘的デザインが彩色された。

　新石器時代（B.C. 7000年～B.C. 3000年）には，人類の生活様式は著しく変化した。人々は食物の生産を始め，農耕集落が出現した。樹木や草ぶきの屋根，木張りの床の家に住んだ。生活にもゆとりができ，紡織や陶芸の技術が進み，原始文明の芽がふき始めた。病気やけがに薬草が用いられるようになった。原始生活は霊や自然に対する信仰によって規制されたが，やがて訪れる未来に向かって古代文化が芽生えてきた。

　B.C. 5000年頃からバビロンの地に文化が栄え，メソポタミア南部に住んだスメル人はB.C. 3500年頃に楔形文字を発明し，天文学に長じ，宗教や文学を遺し，古代エジプトの文明にも大きな影響を及ぼした。古代エジプトには安定した文明が2000年間続き，より簡単な文字が発明され，数学，天文学が発達し，美しい建築物，彫刻，工芸品が創られた。

　古代エジプトに匹敵する独自の文明が，インド，中国，ペルシャ，メソポタミアなどの各地に発達していた。

II　原始生活と病気・医術

　洋の東西を問わず，多くの民族の伝承では，文明・文化に害されていない太古には，人間は健康であり長寿を保ったと説かれている。文明から遠く離れた，自然で健康な国が存在したという想定は，伝承としては興味深いが，農耕生活を営む以前に，山野で食物採取の生活を営んだ人間集団は，健康とはほど遠い飢餓に近い生活を送っていたことであろう。

　「医学・医療の起源は人類の誕生とともに古い」といわれる。化石や出土した昔の人骨や歯牙などの資料から病気を探る古病理学（paleopathology）は，生命の誕

生と同時に病気は始まり，病気の種類は時代により，環境によって変わってきたことを教えている。

　人類は生活上必要とする知識を経験的に獲得し，蓄積した。求める食物が動物であれば，それぞれの動物の生態を知り，それに応じた捕獲の技術に習熟したであろうし，植物についても食用になるものと毒物とを鑑別する知識を身につけ，やがて食用になる植物を栽培し，調理する知識を得て，子孫に伝えたであろう。それらをとおして，草根木皮が薬物に供されるようになったことであろう。最近まで未開発であった民族集団の調査によれば，分娩の経験をもつ老婦人が出産の介助者であることから，助産術も古い歴史をもつ医療行為であったと思われる。

Ⅲ　医療の原始的形態

　多くの民族は医の先祖として医神を崇めた。

　中国の最古の医神である神農は牛首人身で，百草をなめ，薬効を民に教えた。エジプトの最古の医神はトートで，鳥首人身であった。第三王朝の高僧イムホテプは首相を務め，占星術を究め，ピラミッドを造ったが，医術にも傑出し，尊敬されて神になった。

　ギリシャのヒロンは医神アスクレピオス（Asklepios, 図1-1）に医術を教え，人頭馬身であった。この医神を祭る神殿はギリシャの景勝地に多く造られ，病人はそこに集って祈り，水浴し，神官たちから治療を受けた（神殿医学）。アスクレピオスは，蛇の絡まった杖を持つが，蛇は脱皮して新しい体となり，再生，復活，若返りなどを示唆するものとして守護，魔力，神秘を象徴している。杖は地上に成長する植物的生命として，力，権威，命令などを象徴するものとされ，健康，不老，長寿を願う医学の紋章として今日においても広く使われている。図1-2は，1949年に創立された世界医師会が，その紋章として地球儀に「アスクレピオスの杖」を重ねて図案化したものであり，図1-3は世界保健機関（WHO）が国連の紋章に「アスクレピオスの杖」を重ねて記念切手として1956年に発行したものである。

　原始生活では自然を恐れる気持ちが強く，自然崇拝の風習が生まれ，森羅万象は超自然の力や精霊の支配下にあるという呪術的心情が強かったことは想像に難くない。人間社会で最も古い職業は呪術師（shaman）であるといわれるが，この呪術師は呪文やまじないの奇怪な儀式的行為によって超自然力を呼び寄せたり，魔神の怒りを解いて，戦勝や雨ごいや病気の治癒など多くの願いごとを達成しようとするものである。呪術の際にはしばしば多量の薬物が使用された。薬の語源でもあるギリシャ語のファルマコンは，呪術的な目的に使われた草木の意味で，薬は単なる物質ではなく，治療効果を強力な願望で支えたもので，呪術的要素も含まれていた。

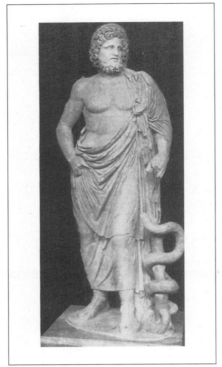

図1-1 ● アスクレピオスの像

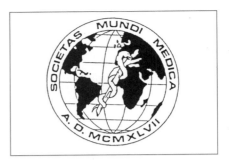

図1-2 ● 世界医師会の紋章

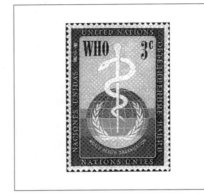

図1-3 ● 国際連合発行の記念切手

IV 古代の医学

　　文明発祥の地に，医術が生まれた。

　　エジプト医学は象形文字で書かれたいくつかのパピルスに残されているが，主流は神殿医学であった。B.C.3000年に王朝が築かれ，国家統制が行われ，医療者も国家宗教の組織に組み込まれて神殿近くに住み，医療も次第に神秘的・呪術的になった。

　　ギリシャ医学はアスクレピオス信仰を中心とする神殿医学が大きな位置を占めていたが，一方では現代医学の源流といわれる医学が誕生した。ギリシャ医学の最高峰はヒポクラテス（Hippocrates, B.C.460〜B.C.377, 図1-4）である。エーゲ海のコス島の医家に生まれた彼は，父から医術を学び，小アジアや地中海沿岸を巡歴して各地の医療技術を学び，気候・風土と健康の関係を研究した。ヒポクラテスは，医学・医療においては，自然環境，食事や生活と病気の関係を知ること，病人を詳しく観察し，環境，体質などと症状と経過を正確に記述すること，症状は生体防衛の現れであるので，いたずらに処置することなく，「病を癒すのは自然である」として，温和な手当てによって自然治癒力を助長することを治療の主眼においていた。

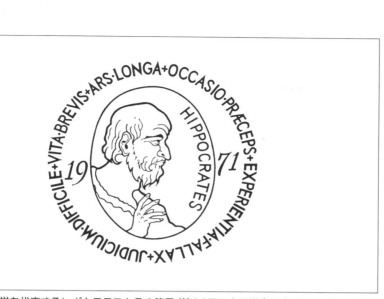

図1-4●古代医学を代表するヒポクラテスとその箴言（第18回日本医学会総会のシンボルマーク）

　ローマ帝国が築かれると，医学の中心もローマに移った。ローマ人は政治・軍事に長じ，建築技術は高度の発達を遂げたが，医療への関心は薄く，実質的にはギリシャ医学であった。そのなかにあって，医学史のうえで注目される巨匠はガレノス（Galenos，129頃〜200頃）である。彼は，小アジアのペルガモンに生まれ，ギリシャ医学を修めた後，各地を遍歴して知識を広め，学派にとらわれずに新しい医学体系をつくり上げた。ガレノスの医学体系は解剖学・生理学から病理学，診断法から独特の理論に裏づけられた治療法，さらに衛生学に及ぶもので，長く絶対的権威を保ち続けた。

Ⅴ 中世の医学

　キリスト教は3世紀までは迫害されていたが，公認されると教会を建て僧院を設けた。大僧院では僧侶のための病室を設け，医学書を備え，病人の看護にあたった。医術は僧侶によって，キリスト教の教えに基づいて施された（僧院医学）。信者も宿泊して治療を受けた。このような医療専門家不在の状態は17世紀初めまで続いた。

　中世には民族の大移動があり，戦争が繰り返され，多くの伝染病が流行した。なかでも，ペストは13世紀半ばから17世紀にかけて何度も大流行した。特に1347年，地中海沿岸に発生したペストはヨーロッパで大流行し，人口の1／4（2500万人）以上が死亡した。伝染病の大流行を防ぐために水道が普及し，食品の管理が進められ，イタリアでは伝染病患者は隔離されるなど，公衆衛生の源となった。

Ⅵ　宗教医学からの脱却と医学の近代化

　9世紀に南イタリアのサレルノに医学校が創立された。当初は僧院と深い関係をもっていたが，やがてキリスト教とのつながりは薄れ，医学は宗教の束縛なしに教えられ，11〜12世紀にはヨーロッパで最も有名な医学修業の地となった。ヨーロッパ最古の大学が1158年，北イタリアのボローニャに創立され，研究の自由が保証され，人体解剖も初めて行われた。人体解剖によって多くの新事実が発見されると，ガレノス学説の誤りが判明し，14世紀に始まったルネサンスの波に乗って医学も大きな転換期を迎えた。

　ルネサンスによって人間の行動様式も大きく変わった。航海術の進歩に助けられてポルトガル人は喜望峰を回って東洋への回路を開き，コロンブス（Columbus, C.）はアメリカ大陸に到着した（1492年）。印刷術や錬金術の発明など技術革新が興った。コペルニクス（Copernicus, N.）は地動説を発表した（1542年）。17世紀は天才の時代ともいわれるが，ガリレオ（Galilei, G.），ニュートン（Newton, C. T.），デカルト（Descartes, R.），パスカル（Pascal, B.）ら近代科学の基礎をつくった人々を輩出し，天文学や物理学に革命的進歩をもたらした。医学もほかの科学の進歩に伴って新しい発展を遂げた。

 ## 解剖学の勃興

　若くしてイタリアのパドヴァ大学の外科学・解剖学の教授となったヴェサリウス（Vesalius, A.）は，自分の目でみた解剖学書『人体の構造に関する7つの書』を出版した（1543年）。挿図はダ・ヴィンチ（Leonardo da Vinci）が完成した透視図法を用いた画家カルカール（Calcar, J. S.）の描いたものであった。各方面から宗教的あるいは感情的反対を受けたが，医学の近代化はここに始まったとさえいわれるほど高い水準にあった。彼以外にも多くの学者が解剖学の進歩に貢献し，解剖学の基礎のうえに医学が築かれるという正しい方向が確立されてきた。

 ## 血液循環の解明

　解剖学によって肺循環や静脈弁は知られていたが，ハーヴェイ（Harvey, W.）は，血液は心臓のポンプ作用によって押し出され，全身を回って心臓に戻り，それが繰り返される血液循環説を提唱した（1628年）。次いでアセリー（Aselli, G.）はイヌの腸間膜で乳び管を発見し，肝臓に入るものと考えたが，ペクエ（Pequet）は乳

び管は左鎖骨下静脈に注ぐ（胸管）とした（1647年）。

C 顕微鏡の登場と諸発見

　顕微鏡は16世紀末にオランダで作られたが，改良されて17世紀後半から医学研究に用いられるようになった。毛細血管，赤血球，骨格筋の横紋などが観察され，植物の細胞（1665年），精子（1677年），卵胞（1688年）が記載された。顕微鏡は医学・生物学研究の大きな武器となった。

D 物理・化学の進歩と医学への導入

　17世紀には物理学の発見が相次ぎ，機械論的自然観＊を医学にも当てはめ，人体の生理や病気もすべて物理学で説明できるという考え〔物理医学派（Iatrophysicists）〕が生まれた。これに対し，あらゆる生命現象を化学で説明する人たち〔化学医学派（Iatrochemists）〕がいた。当時の物理学・化学によって生命現象を説明することは無理としても，そのような考え方は医学の進歩に役立った。皮膚呼吸の発見者であるサントリーニ（Santorini, G. D.），神経活動は液体が神経の中を流れて末梢器官に作用するとした神経流動説を唱えたボレリ（Borelli, G. A.）は前者に属している。静脈血が鮮紅色の動脈血に変わるのは肺で空気中の重要な成分（火の空気とよんだが，それが酸素であることは約100年後に証明された）が加わるためで，その成分は血液によって身体各部に運ばれて何らかの働きをするとし，呼吸生理や，食物の胃腸における消化・吸収の理論を展開したシルヴィウス（Sylvius, F.）などは後者に属する。

E 臨床医学のあゆみ

　臨床医学は概して低い水準にあったが，ようやく新しい動きが始まった。イギリスのシーデナム（Sydenham, T.）は病気を3つの概念に分類した。第1は，病気には体液の異常によるものと，生命力の不調によるものがある，ということである。第2は，急性と慢性の区別で，前者は外部からの有害な原因に対し生命力が速やかに強く反応し，後者は不摂生や生活力の低下のため，病的産物の排除がよく行われないものである。第3は，散発性と流行性の区別で，天然痘，赤痢，敗血症，ペス

＊**機械論的自然観**：生命現象を支配する原理と無機界の原理との間には根本的な差異はないとし，生物を含めた自然の生成変化を，目的の概念を導入せず，物理的・必然的な因果関係によって説明しようとする学説。

1 医学・医療のあゆみ

2 健康と疾病

3 医学と医療

4 わが国の医療供給体制

5 現代医療における諸問題

トなどの流行病は個体の体質とはかかわりなく，地球の内部から発生する有害なミ
アズマ（腐った気体。これが病原微生物であることは200年後に明らかとなる）が
体内に入り，体液に変化を起こすものとした。また，ブールハーヴェ（Boerhaave,
H.）ら当時の医学界の巨匠といわれる学者は，あらゆる生活活動は身体を構成する
臓器と体液の動きで，病気はその動きの異常によると説いた。

Ⅶ 近代医学の基礎と臨床医学の近代化

　18世紀に入ると，生物科学としての医学が順次確立され，近代医学の基礎がつく
られてきた。ハーレル（Haller, A. von）は生体の構造と機能に関する実験をし，
18世紀中期に出版した『人体生理学要綱』は新しい生理学・生物学書として欧州の
学界を指導し，特に「被刺激性」と「感覚性（興奮性）」の概念の提唱は，その後
の神経生理学の中心課題となった。ガルヴァーニ（Galvani, L.）はカエルの脚を用
いて生体電気*を発見し，電気生理学の端緒を開いた。プリーストリー（Priestley,
J.）は呼吸生理を研究し，静脈血が動脈血に変わるのは，肺で炭酸ガスが放たれ酸
素をとることによることを発見した。

　モルガーニ（Morgagni, G.）は多数の剖検所見と生前の臨床症状を照合し，1761
年に『解剖所見による病気の所在と原因について』を著し，病気は血管内を流れて
いるのではなく，臓器に宿るとした。病気を病理解剖学的にとらえようとしたこの
方法論は，病気の科学的解明の一手段としてその後急速に発展した。後に病理組織
学の創始者ともいわれるビシャ（Bichart, F. X.）は疾病を組織レベルでとらえた。

　18世紀も後半になると臨床医学もようやく近代色を帯びてきた。キニーネがマラ
リアの特効薬であること，遠洋航海の大きな悩みであった壊血病が新鮮な野菜やレ
モンで予防できること，民間薬であったジギタリス*が心臓病に有効であることなど
が知られるようになった。打診法はウィーンのアウエンブルッガー（Auenbrugger,
J. L.）により（1761年），聴診法はフランスのラエネク（Laennec, R. T. H.）により
（1819年）公にされた。

　18世紀から19世紀にかけてフランスの臨床医学がヨーロッパで指導的役割を果た
した。その特徴は臨床観察と病理解剖所見を対比する疾患の認識で，臨床医学は病
気の医学となり，医学教育はベッドサイドの形式で組織的に行われた。イギリスで
はロンドンのガイ（Guy）病院からグレーブス病，アジソン病，アダムス-ストー

＊**生体電気**：生物にみられる発電現象。19世紀半ば，筋肉の興奮時に電位差が現れることが証明され，20世
　紀に入ると電気計器の発達に伴って研究が進み，現在では速やかな電位変動をも正確に描写できるように
　なった。
＊**ジギタリス**：ゴマノハグサ科の多年生草木で，葉の成分から得られる配糖体には古くから強心作用が認め
　られ，強心配糖体といわれる。薬理作用は，①心筋の収縮性を高める，②心拍数を減少させる，③刺激伝
　達系に作用して伝導を抑制するなどである。

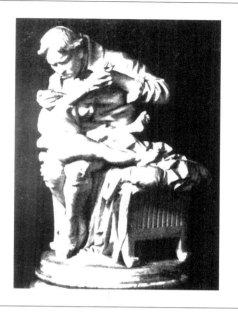

図1-5●ジェンナー

クス症候群，ホジキン病，パーキンソン病など，それぞれを同定した臨床医の名の
ついている疾患の報告が相次ぎ，臨床医学は高い水準にあった。
　天然痘は古くから人類にとって重大な疾病であった。ジェンナー（Jenner, E.,
図1-5）は1798年，「牛痘の原因と効能に関する研究」を完成した。牛痘種痘法は
ワクチン療法の先駆で，その成功は人類を天然痘の脅威から救った。わが国に伝え
られたのは1849（嘉永2）年である。

Ⅷ　近代医学の発展－現代医療の基盤

　19世紀に入り，その半ば頃から，医学は基礎医学を中心に各分野で急速な進歩を
示した。

Ⓐ　生　理　学

　ミュレル（Muller, J. P.）はベルリン大学で解剖学，生理学，病理学を担当し，
広い領域で活躍したが，特に生理学では神経と感覚器，解剖学では生殖器の研究で
大きな業績をあげた。門下から優れた多くの学者が輩出したが，その1人であるヘ
ルムホルツ（Helmholtz, H. L. F.）は，神経伝導速度の測定，検眼鏡の発明，視覚

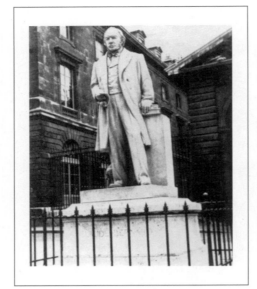

図1-6●ベルナール

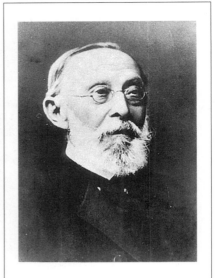

図1-7●ウィルヒョウ

や聴覚などの感覚生理学の分野で多くの業績を残した。アイントホーフェン（Einthoven, W.）は，心臓の活動電位*を記録する方法を案出し，これが今日の心電図や筋電図の開発へとつながった。

　フランスのベルナール（Bernard, C., 図1-6）は，肝臓からグルコースが放出されることを証明し，肝臓に蓄えられている糖質をグリコーゲンと命名したほか，糖代謝の中枢調節を立証した。彼の『実験医学序説』は実証科学としての医学研究の必要性を論じた不朽の名著である。

　ロシアのパブロフ（Pavlov, I. P.）は，唾液や胃液の分泌には２種類の反射機構があり，訓練や連想による精神的刺激から起こる条件反射が存在することを立証し，その後の大脳生理学に強い影響を与えた。

　ベルガー（Berger, H.）は脳の活動に伴う電気的変動（脳波）をとらえ，脳の生理学と臨床病理に新しい研究手段を提供した。

Ⓑ 病理学・組織学

　19世紀に入り，顕微鏡の解像力の向上，ミクロトーム*の発明，組織の固定・包埋技術などの開発，組織切片の染色法の改良などによって，組織学は著しく進んだ。なかでも注目されるのはシュワン（Schwann, T.）による細胞（cell）の発見であり

＊**活動電位**：細胞膜の興奮に伴って起こる，すべてか無の性質をもつ膜電位の変化。これに伴う膜電流を活動電流という。この活動電流によって生じた電位の変化も活動電位とよぶ。
＊**ミクロトーム**：病理組織学的検査の際，組織片を薄切りにする器械。

（1839年），生体の基本的単位として正確にとらえた意義は極めて大きい。彼は細胞の核を記載したが，やや遅れて原形質の概念が登場し，細胞の形態学は順次確立された。シュワンは，細胞は生体内のいわば粗材料から組み立てられると考えたが，同門のウィルヒョウ（Virchow, R., 図1-7）は "Omnis cellula e cellula"（すべての細胞は細胞から）で，細胞は分裂して増殖すると主張した。彼の『細胞病理学』（1858年）は現代病理学の礎石となった名著である。臓器・組織の単位としての細胞の由来，変性の形態学を正確に記述し，病気を病的刺激による細胞の変化としてとらえ，病理学の新しい出発点となった。ウィルヒョウ門下からは多くの優れた病理学者が輩出された。

Ⓒ 細菌学・微生物学とその関連領域

1. 微生物研究の発展

　人類に大きな惨禍をもたらし続けた疫病の原因は微小な生物ではないかとの考えもあった。19世紀に入りイタリアのバッシイ（Bassi, A.）はカイコの伝染病は微生物によることを立証し，おそらくは人間の疫病も同じであろうと推論したが，医学界の注目するところとならなかった。

　パスツール（Pasteur, L., 図1-8）は，アルコール発酵やブドウ酒の腐敗も空気中の微生物によることを証明した。その後，鶏コレラの病原菌の培養実験から，弱毒性菌ワクチン療法を開発し，鶏コレラの予防法を完成した（1881年）。さらに狂犬病にかからせたウサギの脊髄を取り出し，乾燥・減毒したものからワクチンを

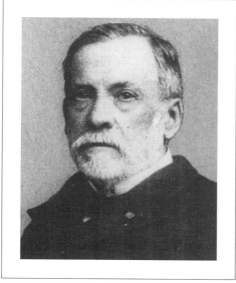

図1-8●パスツール

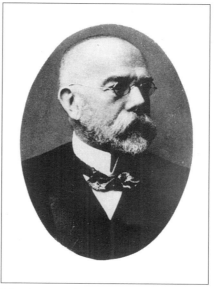

図1-9●コッホ

作り，狂犬病の予防に成功した（1885年）。

　ドイツのコッホ（Koch, R., 図1-9）は1877年，自ら創案した細菌検査法を発表。翌年には破傷風菌を発見し，細菌学を確立した。すなわち，病原細菌学におけるコッホの3原則は，①特定の伝染病には特定の微生物が必ず存在する，②その微生物を分離し，培養できる，③分離した微生物で特定の伝染病を起こすことができる，ことである。この3原則とコッホの開発した技術により，彼の門下生が中心になって20年間に次々と病原体が発見された。

2．コッホと門下生の活躍

　ナイセル（Neisser, A. L. S.）は淋菌（1879年）を，ハンセン（Hansen, A. G. H.）はらい菌（1880年）を，ガフキー（Gaffky, G. T. A.）はチフス菌（1880年）を，コッホは結核菌（1882年）を，フェールアイゼン（Fehleisen）は丹毒のレンサ菌（1883年）を，クレブス（Klebs, T. A. E.）らはジフテリア菌（1883年）を，コッホはコレラ菌（1883年）を，フレンケル（Frenkel, A.）は肺炎菌（1884年）を，ワイクセルバウム（Weichselbaum）は髄膜炎菌（1887年）を，北里柴三郎とエルザン（Yersin, A. E. J.）はペスト菌（1894年）を，志賀潔は赤痢菌（1897年）を発見した。

　コッホは結核菌の発見に続き，1890年に培養結核菌ワクチン（ツベルクリン）を作り，結核の治療に用いて有効であろうと期待されたが，効果はなかった。ツベルクリンは結核の診断に役立ち，パスツール門下のカルメット（Calmette, A. L. C.）が作ったウシ結核菌ワクチン（BCG）は結核の予防に効果をあげた。

3．血清療法と血清反応

　北里は破傷風菌の純培養に成功すると，ベーリング（Behring, E.）と共同して，その毒素をウサギに注射して得た抗毒素が破傷風の治療と予防に有効であること（血清療法）を発見（1890年），ベーリングはジフテリアについて同様な血清療法に成功した。

　血清反応の特異性は，腸チフスのウィダール反応，梅毒のワッセルマン反応など，伝染病の臨床診断法にも活用された。

4．細菌以外の病原体の発見

　病原体は細菌とは限らない。ラベラン（Laveran, A.）は1880年，マラリアの病原体として単細胞のラベラン粒子を，シャウディン（Schaudinn, F. R.）とホフマン（Hoffmann, E.）は梅毒の病原体としてスピロヘータ・パリーダ（1905年）を，稲田龍吉らはワイル病の病原体としてのレプトスピラ（1915年）を，リケッツ（Ricketts, H. T.）は発疹チフスの病原体としてリケッチアを発見した。日本のツツガムシ病も一種のリケッチア・オリエンターリスによって起こることが判明した。

5．ウイルスの確認

　天然痘や狂犬病の病原体は，顕微鏡では見えない極めて小さい微生物であることは先に述べたが，イワノフスキー（Ivanovski, D.）はタバコモザイク病＊の病原体が細菌濾過器を通す微細なもの（ウイルス）であることを確かめた（1892年）。黄熱，デング熱，日本脳炎，インフルエンザ，麻疹，ポリオ，ヘルペスその他多くの疾患がウイルスによって発症することが判明した。濾過性のほか，組織培養，電子顕微鏡，血清反応などによって多くのウイルスが明確に分離同定されるようになったのは，1930年以降である。

6．化学療法の創始

　エールリッヒ（Ehrlich, P.）と秦佐八郎は，細菌などの病原体に対し強い親和力をもち，人体に影響の少ない化学物質を探し求め，ついに1910年，梅毒の特効薬であるサルバルサンを発見し，化学療法の輝かしい第一歩を踏み出した。1935年，ドイツのドマーク（Domagk, G.）が，スルホンアミド系のフロントジルが溶血性レンサ球菌を殺すことを発見し，引き続き同系のサルファ剤が作られ，多くの細菌性疾患の治療に優れた効果を収めた。

7．抗生物質の登場

　これより先，1928年，イギリスのフレミング（Fleming, A.）は，細菌を培養したとき，たまたま空中から入り込んだ青カビの一種であるペニシリウムが繁殖して，培養中の細菌の生育を強く抑制していたことを認めた。この研究は10年間埋もれていたが，第2次世界大戦中にその青カビの成分から多くの細菌性疾患に著効を示すペニシリンが本格的に生産された。いわゆる抗生物質の登場である。1944年，ワックスマン（Waksman, S. A.）が土壌中の菌からストレプトマイシンを作り，結核の治療に威力を発揮した。その後相次いで細菌感染に有効な多数の抗生物質が登場し，細菌感染症に一大変貌をもたらした。抗生物質のあるものは悪性新生物にも有効であることが判明した。

8．生ワクチンの開発

　抗生物質はウイルス疾患には無効である。炭疽や狂犬病が弱毒化したワクチンによって予防あるいは治療されることは先に述べたが，ポリオに対し，ホルマリン不活化ワクチン〔ソーク（Salk, J.），1954年〕，ラット中枢神経系通過によって弱毒化された生ワクチン〔コプロフスキー（Koprowski, H.）ら，1952年〕，組織培養で弱

＊**タバコモザイク病**：タバコ・トマトなどの栽培植物に斑紋ができる病気。この病気を起こすタバコモザイク・ウイルスは，アメリカのスタンレー（Stanley, W. M.）によって病葉から純粋に摘出され，結晶の形で取り出された。このウイルスは，正確な化学組織と構造が明らかにされた最初のウイルスである。

毒化された生ワクチン*〔セービン（Sabin, A.），1955年〕が相次いで開発され，優れた予防効果が確認された。しかし今日でも有効な治療法の確立されていないウイルス疾患は数多い。

外科手術の進歩を支えた麻酔・消毒などの開発

1．全身麻酔による初の手術

華岡青洲がマンダラゲやウズなど数種のものを調合して全身麻酔を行い，乳がんの手術を行ったのは1805（文化2）年であった。

2．吸入麻酔

手術に際し，患者を眠らせて痛みを感じないようにすることは古くから試みられたが成功しなかった。エーテルは16世紀に作られていたが，1842年，アメリカのロング（Long, C. W.）やクラーク（Clark, W. E.）がエーテル吸入麻酔に成功し，1846年，歯科医モールトン（Morton, W. T. G.）の使用以来，本格的な麻酔薬として用いられるようになった。同じ頃，ウェルズ（Wells, H.）は笑気ガスの麻酔に成功した。クロロフォルム吸入麻酔は1847年，エジンバラの産婦人科医シンプソン（Simpson, J. Y.）によって始められた。

3．局所麻酔法，腰椎麻酔法

1884年，眼科医コラー（Koller, C.）はコカインによる局所麻酔法を，またビール（Bier, A. K. G.）は腰椎麻酔法を開発した。さらに気管内麻酔法その他が案出されて，手術は完全な麻酔のもとに長時間にわたって行い得るようになった。また麻酔専門医が誕生して麻酔学はいっそう進歩した。

4．殺菌法の誕生

麻酔法にやや遅れて殺菌法が生まれた。ゼンメルワイス（Semmelweis, I. F.）が手を塩化カルシウム液につけてから診察することによって，産褥熱が著しく低下することを認めた（1844年）が，殺菌法を進めたのはイギリスのリスター（Lister, J.）である。複雑骨折は化膿すると決まっていたが，石炭酸を傷につけることによって化膿は抑えられた（1867年）。殺菌法は無菌法に変わった。術者の手や衣類，外科器具を完全に消毒すれば化膿は防止し得ることがベルグマン（Bergmann, E.）によって示され，その門下から蒸気滅菌法のシンメルブッシュ（Schimmelbusch, C.）が出た。

---

*生ワクチン：病原性を弱めた変異株（生菌，生ウイルス）を含むワクチン，不活化ワクチンでは十分な免疫が得られないような感染症の予防に用いられる。

5．無菌法の発達

　　無菌法の発達は手術効果を大きく向上させた。手術室に滅菌空気を送り込むクリーンルーム化や，抗生物質の開発と相まって術後の化膿防止を一段と進めた。

6．外科学の進歩

　　診断技術の向上，輸液・輸血などの術中・術後管理の向上，人工心肺装置などの開発は，手術術式の工夫と相まって，これまで行い得なかった脳・心臓・肝臓の外科を著しく発展させた。顕微鏡下に微細な手術が行われ，さらに腎臓を初めとする臓器移植も行われるようになった。

Ⓔ 物理学・工学の進歩と医学への応用

1．X線の発見と活用

　　1895年，ドイツのレントゲン（Röntgen, W. K., 図1-10）によってX線が発見され，速やかに医学に導入された。すなわち，骨折や胃疾患の診断，弾丸やその破片などの異物の存在の判定などに用いられたが，その後，胸部疾患の診断に応用された。さらに造影剤の開発や造影技術の進歩と相まって，消化管，胆囊，腎臓，尿路，心血管系，さらに血管を介して多くの臓器の造影が可能となり，異常の有無や病変の性質が観察できるようになった。さらに連続撮影（映画）によって諸臓器の動的

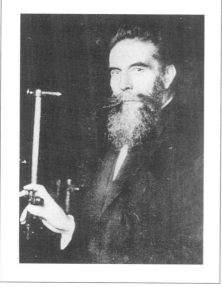

図1-10◉レントゲン

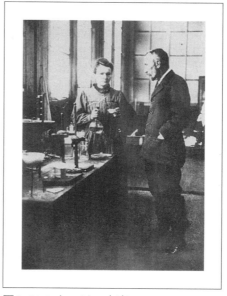

図1-11◉キュリー夫妻

観察が可能となった。X線はがんの治療にも広く用いられる。

2．ラジウムの発見と活用

　1898年，キュリー夫妻（Curie, P.&M.,　図1-11）によってラジウムが発見され，がんの治療に大いに貢献した。放射性同位元素すなわちラジオアイソトープ（radioisotope；RI）が，サイクロトロンや原子炉でいろいろな元素から人工的に作られるようになってから，臨床的にはがんやバセドウ病の治療に用いられた。また体内に注射して臓器への取り込みを調べるシンチグラムや，生体内における物質の移行や代謝を知るためのトレーサー*として活用される。さらに放射免疫測定（radioimmunoassay）に用いられ，従来，極めて測定の困難であった微量のホルモンや活性物質を，正確かつ多量に，容易に測定できるようになり，内分泌・代謝学をはじめ医学の進歩に貢献している。

3．物理学の進歩と医療機器の開発

　物理学の進歩によって新しい医療機器が開発された。体内諸臓器の異常を発見するための超音波エコーグラムや，コンピューターを使って全身の断層撮影を行うCTスキャン（computed tomography scan）は診断に威力を発揮している。

　CT技法の開発に伴い，RIを用いた生体機能計測はsingle photon emission CT（SPECT）や，ポジトロン核種を用いたポジトロン断層撮影法（positron emission CT；PET）などのCT画像診断法に活用されている。

　超伝導技術の開発による強磁場発生の応用として，核磁気共鳴（nuclear magnetic resonance；NMR）を利用した磁気共鳴画像法（magnetic resonance imaging；MRI），磁気共鳴スペクトル（magnetic resonance spectroscopy；MRS），および磁気共鳴血管造影法（magnetic resonance angiography；MRA）がある。

4．医用電子工学

　医学と電子工学との結合によって近年発達した領域に医用電子工学*（medical electronics）がある。診断や治療に有効な電気機械や装置を作るだけでなく，医学に電子工学的理論を導入して，医学の基礎的発達に寄与するものである。

5．コンピューターの活用

　コンピューターやインターネットの利用は医学情報の処理・解析と普及，医療の向上・推進に大きな役割を果たしている。

＊**トレーサー**：元素または化合物の行動を追跡するために添加する物質をいう。
＊**医用電子工学**：医学に用いられる電子工学のこと。病院では生理機能分野を中心として著しい発達を遂げた。X線，心電図，心音図，脈波，脳波，筋電図，超音波，基礎代謝，呼吸機能，血液ガスなどの測定に電子工学を応用した機械を用いて患者の病態を把握することができる。

内分泌学

　ホルモンの存在について最初に暗示したのはドイツのベルツホルド（Berthold, A. A.）である（1849年）。彼はヒナドリの精巣を摘出し，これをヒナの体の別の部位に移植したところ，普通のオンドリとまったく変わらない発育を示したので，おそらく精巣から何らかの物質が血液中に出て，性的発育を促すと考えた。一方同じ頃，臨床的には，今日，内分泌疾患とされるバセドウ病（1840年），アジソン病（1855年），粘液水腫（1882年）が記載され，1889年にメーリング（Mehring, J. von）とミンコフスキー（Minkowski, O.）がイヌの膵臓を摘出して実験的糖尿病を作った。

1．内分泌疾患の記載

　内分泌という言葉を初めて使ったのはベルナールであるが（1885年），イギリスのスターリング（Starling, E. H.）とベーリス（Bayliss, W. M.）は，十二指腸粘膜からセクレチンとよぶ特殊な化学物質が血液中に分泌され，膵臓に達して膵液分泌を促す事実を認め，このように正常細胞内に生産され，血液によって運ばれ，ほかの臓器の働きを刺激する物質をホルモンとよんだ（1902年）。

2．各種ホルモンの抽出

　1895年，オリバー（Oliver, G.）らは副腎髄質に著明な血圧上昇物質の存在することを指摘したが，1900（明治33）年，高峰譲吉はその有効物質を純粋に取り出し，アドレナリンと命名した。1921年，カナダのバンチング（Banting, F. G.）とベスト（Best, C. H.）は膵臓から抗糖尿病作用をもつインスリンの抽出に成功し，それまで死の病であった糖尿病の治療は一大進歩を遂げた。次いで性ホルモンの研究が進み，やがて下垂体前葉・後葉，甲状腺，副甲状腺，副腎皮質，髄質，膵臓，性腺のホルモン過剰症・欠乏症・不応症の診断と治療法が確立してきた。

3．ホルモンの役割の明確化

　電子顕微鏡によって内分泌細胞の微細構造が明らかにされ，化学の進歩によってホルモンの微量分析や分子構造が，また，アイソトープ*を応用してホルモンの生成過程と代謝，ホルモンの作用機構としてのホルモン受容体の構造と機能ならびにその異常が，放射免疫測定法を応用してホルモンの血中動態や分泌調節機序がそれぞれ明らかにされた。さらにホルモンによる代謝調節も解明され，生体機能における神経調節と相まってホルモンの重要な役割が明確にされてきた。

＊アイソトープ：同位元素。原子核は陽子と中性子からなるが，陽子の数と中性子の数の和（質量数）は，元素は同じでも異なる核種がある。この質量数の異なる核種をアイソトープ（同位元素）とよぶ。

1 医学・医療のあゆみ

2 健康と疾病

3 医学と医療

4 わが国の医療供給体制

5 現代医療における諸問題

Ⓖ　栄養，ビタミン，代謝

1．栄養学の誕生

　栄養学，ビタミン学，代謝学の進歩も近代医学の特徴である。20世紀に入ってルブナー（Rubner, M.）は，人体から失われる熱量と，食物に含まれる熱量を測定して，栄養学の基礎を築いた。

2．ビタミンの発見

　白米を常食とする地域に脚気が多発した。エイクマン（Eijkman, C.）は脚気に類似したニワトリの多発性神経炎は，白米で飼育したニワトリに起こり，玄米や糠を与えると起こらないことを知った。糠が脚気を防ぐことから，1911（明治44）年，鈴木梅太郎はその有効成分としてオリザニンを分離した。同年，フンク（Funk, C.）は酵母から同じ成分を得てビタミンと命名した。今日のビタミンB_1であり，その後多くのビタミンが発見された。

3．代謝地図の作成

　生体の代謝は神経系，内分泌系，酵素系の調節を受ける動的な流れである。物質代謝の流れを示す代謝地図（metabolic map）が作られてきた。

4．摂取不足・過剰と疾患

　低栄養，たんぱく質の摂取不足，必須アミノ酸，必須脂肪酸，ビタミンの摂取不足による種々の欠乏症，微量ではあるが必要な金属の欠乏，無機物質の不足，水分の摂取不足などで様々な病態が起き，また過剰が特定の病態と深く関連することなどが明らかにされてきた。近年，先進工業国ばかりでなく途上国においても，過食，運動不足，肥満と糖・脂質代謝の異常，それに基づく疾患（糖尿病，脂質異常症，動脈硬化など）が生活習慣病として大きな問題となってきた。

5．先天性代謝異常

　さらに特定の酵素の遺伝的欠損による先天性代謝異常が数多く発見されている。疾病を臓器・組織の異常としてのみでなく，代謝異常*としてとらえ，代謝の面から追究し，治療を行う傾向が進んでいるのも現代医学の一つの特徴である。

＊**代謝異常**：生命を維持するために栄養素を食物として摂取し，消化・吸収して体成分とし，またエネルギー源として蓄える。一方，適宜それらを分解し，各種の生体活動を行っている。このような現象を代謝とよぶ。この代謝活動が円滑に行われなくなった状態。

Ⓗ 腫 瘍 学

1．発がん機構の究明

　がんの原因は反復する刺激であると主張したのはウィルヒョウであったが，山極勝三郎（図1-12）と市川厚一はウサギの耳にコールタールを繰り返し塗り，皮膚がんを発生させることに成功した〔1915（大正４）年〕。また佐々木隆興と吉田富三はオルトアシド・アゾトルオールを米に混ぜてネズミを飼育し，例外なく肝臓がんが起こり，肺に転移することを発見した〔1932（昭和７）年〕。

　発がんの原因となる化学物質やウイルス，発がん要因としての遺伝素因，発がんの機構，がんの自然歴，がんの増殖と転移など，広範な研究が行われている。特に発がん機構は遺伝子レベルの研究が進み，複数のがん遺伝子やがん抑制遺伝子の変異が蓄積して，がんが多段階に発生・進展していくという多段階発がん説が注目されている（第２章Ⅱ-C-9「細胞の病的増殖─腫瘍」参照）。

2．がんの診断・治療法の開発

　がんを早期に診断し，手術によって除去する方法は，内視鏡，超音波エコーグラム，CTスキャン，細胞診，生検法の発達によって，消化器系のがん，肺がん，子宮がんなどでは大きな成果をあげている。放射線治療，化学療法薬による治療，温熱療法もみるべき成果を収めてきた。最近，肝がんに対する血管閉塞療法の成果が

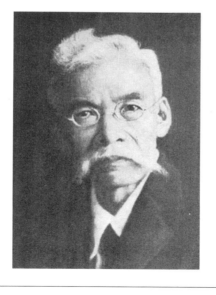

図1-12●山極勝三郎

確認されてきた。

IX　今後の医学・医療の方向

 遺伝学・ゲノム医療

　近年の分子生物学，分子遺伝学の飛躍的進歩によって，これまで解明できなかった様々な生命現象が解析され，病気の原因も分子レベル，遺伝子レベルで解明されるようになった。

1.　遺伝子－その本態はDNA

　受精卵から出発して生体となる過程すなわち発生（development）を統御し，操作する主役は，父親と母親から伝えられた遺伝物質であり，そのなかで最も重要なのが，遺伝子（gene）である。父親と母親由来の2個の遺伝子〔対立遺伝子（allele）〕は，染色体上の一定の位置〔遺伝子座位（genetic locus）〕に並んで存在する。ヒトが備えているすべての身体的・精神的な性質・特徴〔形質（charactor）〕が，親から子，子から孫へと伝わるのは，それを支配する遺伝子が染色体の一定の位置にあって，秩序正しく，何千回，何万回となく自己複製（replication）して，子孫に伝えているからである。遺伝子に起こる質的または量的変化を突然変異（mutation）という。突然変異遺伝子（mutant gene）は，もとの遺伝子より生体にとって不利な形質を発現してくることが大部分である。

　遺伝子の存在を予測したのは1865年のメンデル（Mendel, G. J.）にさかのぼるが，遺伝子の本態はDNAであることをエイブリー（Avery, O. T.）が（1944年），DNAは二重らせん構造を示すことをワトソン（Watson, J. D.）とクリック（Crick, F.）が（1953年）提唱し，アミノ酸の暗号（コドン）の解読に成功した（1965年）。1973年には初めて組み換えDNAが作製され，さらに1980年代に入るとポリメラーゼ連鎖反応（polymerase chain reaction；PCR）法*が開発されて微量のDNAからの遺伝子解析が可能となり，遺伝子医学は新たな時代を迎えた。

2.　ヒトゲノムプロジェクト

　「生命の設計図」として注目されるヒトの全遺伝子（DNAの全塩基配列）の解読を目的としたヒトゲノムプロジェクト（Human　Genome　Project）が，1990年，

*****PCR法**：特定のDNA領域を，2種類のプライマーと基質ヌクレオチドおよび耐熱性DNA合成酵素（fagポリメラーゼ）を用いてin vitroでDNA合成反応を繰り返し行うことにより，微量の試料からその特定のDNA領域を10万倍に増幅して取り出す方法。

表1-1● ゲノム配列から推定される遺伝子数

ヒ ト	32,000	線 虫	18,256
シロイヌナズナ	25,706	酵 母	6,144
ショウジョウバエ	13,338	大腸菌, 枯草菌	4,000

出典／服部正平：ヒトゲノムプロジェクト―全解読へのカウントダウン，Medicina，39：390，2002.

アメリカ，イギリス，日本，フランス，ドイツ（プラス中国）の計 6 か国の国際プロジェクトとして発足し，各国協力のもとに2005年の完全解読を目標とした。この動きに対し，アメリカのセレラ・ゲノミックス社は1998年 5 月，単独で2001年までに「ヒトゲノムの全塩基配列を決定する」と宣言した。同社は企業の論理で，データは非公開，データを知ろうとするものは情報使用料を支払うことなどを条件としたため，24時間以内にデータの公開を義務づけていた公共国際プロジェクトチームの反発をかった。そこで両者が歩みより，2000年 6 月，共同記者会見でヒトゲノム概要版が公にされ，半年後の2001年 2 月，両者は別々に論文を発表した。ヒトゲノムに含まれる遺伝子数は長い間，10万個程度というのが定説となっていたが，予想に反して 2 万6000個から 3 万9000個程度であることが判明した（表1-1に各生物の遺伝子数を示した）。一方，転写産物（mRNA）は約12万ほどとされていたことから，各遺伝子は複数のmRNAを転写していることが示唆され，1 遺伝子＝ 1 たんぱく質の概念は否定された。ヒトゲノム概要版は30億塩基からなると推定されたヒトゲノムをすべて明らかにさせたわけではなかったが，その完全解読は各国の協力体制のもと2003年にほぼ完了した。

3．ポストゲノム研究の展望

1 遺伝疾患の解明

　遺伝疾患は，染色体異常，単一遺伝子病，多因子疾患に加え，がんなどの体細胞遺伝疾患に大別される。

1）染色体異常

　各染色体上には数百～数千の遺伝子が位置しており，染色体の部分または全体の欠損や挿入の結果起こるのが染色体異常である。その症状は主に発育障害，精神遅滞，奇形などだが，最もよく知られているのはダウン症候群で，21番目染色体が 1 本余剰に存在することによって起こる。性染色体以外の大きな異常は，自然流産の原因となることが多い。

2）単一遺伝子病

　単一遺伝子病の数は約8000種で，そのなかで責任遺伝子が判明している疾患は約3000種である。臨床的に遺伝疾患とされてきた疾患，あるいは遺伝疾患であろうと強く疑われた疾患はもとより，同じ疾患とみなされながら何らかの特徴を備えていた疾患の遺伝子解析から，責任遺伝子が同定され，単一遺伝子病とされた疾患であ

表1-2●単一遺伝子異常による糖尿病

インスリン遺伝子
インスリン受容体遺伝子
MODY遺伝子
HNF-4α遺伝子（MODY1）
グルコキナーゼ遺伝子（MODY2）
HNF-1α遺伝子（MODY3）
1PF-1遺伝子（MODY4）
HNF-1β遺伝子（MODY5）
セルロプラスミン遺伝子
ウォルフラム遺伝子（ウォルフラム症候群）
ヘリケース遺伝子（ウェルナー症候群）

る。糖尿病は古くから遺伝的疾患とみなされ，かつ単一の疾患でないことも順次明らかにされてきていたが，遺伝子解析によって単一遺伝子異常による糖尿病の存在が確認されてきた（**表1-2**）。単一遺伝子異常による糖尿病はわが国の場合，全糖尿病の2％程度にすぎないが，今後もインスリン分泌や作用機序の解明に伴って発見される可能性は残されている。

　単一遺伝子病であっても，1つの遺伝子が2つ以上の遺伝病と関係している場合もあり，発症機構の多様性が示唆されている。また単一遺伝子病も多くの症例で遺伝子解析が行われると，病気の重症度や予後と遺伝子変異との関係が単純でないことも指摘されている。

3）多因子疾患

　臨床疫学的研究によって，メンデル遺伝則には従わないが，遺伝的要因が重要な役割を演じていると考えられていた多くの疾患があった。これらの疾患は，単独では小さい効果しか示さないが，発症には複数の疾患感受性遺伝子が相互作用していることからポリジーン性（polygenic），複数の遺伝子と環境因子とが相互作用することから多因子性（multifactorial）ともよばれている。多因子疾患の遺伝的背景の解明に向け，各個人のもつ1塩基の遺伝多型（single nucleotide polymorphorism；SNP）を体系的に収集し，正常群と疾患群の比較研究が進められている。

　本態性高血圧症を例に取り上げてみよう。

　本症は複数の遺伝子によって決定される遺伝素因（genetic predisposing factor）に，過食，肥満，高塩分，過度の飲酒などの環境要因が加わって発症すると考えられており，候補遺伝子の探究から多くの遺伝子異常が報告されてきた（**表1-3**）。現時点では，水・電解質代謝系〔レニン-アンギオテンシン（R-A）系，Na利尿ペプチド系，ステロイド代謝酵素系など〕，交感神経系（交感神経β受容体など），インスリン抵抗性関連（インスリン受容体，LDL受容体など），電解質チャネル関連などの遺伝子多型である。アンギオテンシノーゲン遺伝子多型は，食塩摂取量と関係し，β_2アドレナリン受容体多型は肥満と関係して，血圧上昇を招くことなどが

表1-3● 主として既知遺伝子の多型の検討（candidate gene approach）によっ
　て報告された高血圧遺伝子

染色体座位	遺伝子名
1p36.2	ANP
1q32	レニン
1q42-q43	アンギオテンシノーゲン
3q21-q25	AT$_1$受容体
4p16.3	α-アデュシン
5q31	糖質コルチコイド受容体
5q32-q34	β$_2$受容体
7p15-p13	グルコキナーゼ
7q36	eNOS
8p22	LPL
8p12-p11.2	β$_3$受容体
8q21	アルドステロン合成酵素
10q24-q26	α$_2$受容体
11p15.5	チロシン水酸化酵素
12p13	Gたんぱくβ$_3$サブユニット
16p13.11	SA（遺伝子発現研究から発見）
16p13-p12	Naチャネルβサブユニット
17q23	ACE
17q25	グルカゴン受容体
19p13.2	インスリン受容体
19p13.2-13.1	LDL受容体
19q13.3	グリコーゲン合成酵素
19q13.3	PGI$_2$合成酵素
19q	カリクレイン

指摘されている。

　今後の研究によって，疾患感受性遺伝子の同定や，各個人の発症リスクの推定が
可能になるであろう。

4）体細胞遺伝疾患

　がんは遺伝子変異を基盤に発症する疾患であるが，その変異は特定の体細胞だけ
に認められ，ほかの体細胞には存在せず，メンデル遺伝則に従わない。この点につ
いては第2章II-C-9「細胞の病的増殖─腫瘍」を参照されたい。

2　薬物代謝と遺伝子多型

　薬物の効果と副作用の発現には時に大きな個体差が認められるが，これには薬物
代謝が関連している。薬物代謝は薬物の投与法と吸収，年齢，性，病態，食事，遺
伝などによって影響されるとされてきたが，そのなかで最も重要なのは遺伝的要因，
特に薬物代謝に関与する酵素の遺伝子多型であると考えられてきた。

　薬物代謝酵素の異常により，薬物代謝が正常の範囲から逸脱して低い者（poor
metabolizer；PM），逆に異常に亢進している者（ultra rapid metabolizer；UM）

表1-4●遺伝的多型の知られている主要なヒト薬物代謝酵素

チトクロムP450（CYP） CYP1A1，CYP1A2，CYP1B1，CYP2A6，VYP2B6，CYP2C8，CYP2C9， CYP2C18，CYP2C19，CYP2D6，CYP2E1，CYP3A4
N-アセチルトランスフェラーゼ（NAT）
スルフォトランスフェラーゼ（ST）
アルコールデヒドロゲナーゼ（ADH）
UDP-グルクロノシルトランスフェラーゼ（UGT）
グルタチオン-S-トランスフェラーゼ（GST）
フラビン含有モノオキシゲナーゼ（FMO）
アルデヒドデヒドロゲナーゼ（ALDH）
ジヒドロピリミジンデヒドロゲナーゼ（DPD）
カテコール-O-メチルトランスフェラーゼ（COMT）
チオプロン-S-メチルトランスフェラーゼ（TPMT）
カルボキシルエステラーゼ（CES）

がある。薬効が薬物そのものによる場合にはUMでは効果は低下し，ＰＭでは副作用を生じやすく，薬効か薬物の代謝産物によるものである場合には，ＰＭでは予想した効果は得られない。

　薬物代謝には種々の酵素があり（表1-4），それに対する基質（薬物）も知られている。なかでも多くの薬物の代謝に関与するのが，肝細胞の小胞体に存在するチトクロム P 450（cytochrome P450；CYP）である。CYPには表1-4に示したように多くの分子種があり，遺伝子多型が存在する。これらの薬物代謝酵素の遺伝子多型が薬物の効果と副作用に関連することが判明してきた。

　また，薬物代謝酵素は誘導される性質がある。その誘導にはいくつかの核内レセプターが関与し，その核内レセプターにも遺伝子多型のあることが判明してきており，薬物代謝の個体差は遺伝的にも複雑なものと考えられている。

　さらにCYPなどは薬物だけではなく，生体内物質の代謝にかかわることや，多くの遺伝疾患とも関連していることがわかってきた。

3 オーダーメイド医療への展開

　これまで述べたように，新しい研究技術の開発によって，多くの疾患の発症における遺伝要因の役割の実態が解明されてきた。それに伴って疾患の遺伝子診断*，遺伝子治療*という新しい診断法や治療法への道が拓かれ，ゲノム創薬ともよばれる理論的な薬物開発の構想が具体化している。これらの成果は，これまで病名・病態に則って行われてきた医療（いわば集団的医療）に代わって，オーダーメイド医療あるいはテーラーメイド医療とよばれる，個人の特質に適切に対応する個人化医療へと，医療のあり方が大きく変革されることが想定される。

***遺伝子診断**，**遺伝子治療**：その概説は第３章Ⅲ-A「疾病の診断と治療」を，およびこれらをめぐる倫理は第５章Ⅰ-D「先端医療と倫理問題」を参照。

B 再生医学・再生医療

1. 再生医学・再生医療とは

　組織や臓器には，本来ある程度の再生・修復機能があるが，その能力の限界を超えて非可逆的な機能不全に陥った場合，失われた機能を移植その他の方法によって再獲得させようとする努力がなされてきた。それが広義の再生医学・再生医療といわれる領域である。

　広義の再生医療の一部は，移植という方法（移植医療）で行われてきた。腎臓や肝臓などの生体移植や脳死・臓器移植がそれである。

　移植医療の多くは，ドナーの存在を前提としているため，多くの問題が残されている。そのためドナーの存在を考慮することなく行えるよう，必要な組織・臓器を人工材料によって作り出そうとするのが再生医工学であり，各種の人工組織・人工臓器がすでに臨床使用されてきた（第3章Ⅲ-A-2「疾病の治療─治療学」参照）。たとえば，人口の高齢化が進み，骨関節の障害で日常生活に支障をきたす人の数が年々増加し，関節に不可逆的障害を生じる人が増えた。それらの人々のために，人工関節が年間約5万個使用され，大きな成果をあげている。しかし，長期間使用するにはいくつかの問題があり，平均10年で再手術が必要となるのが現状である。

　近年大きな関心を集め，活発に研究されているのが，図1-13に示したように，多くの基礎部門からなる再生医工学と再生医生物学である。これらを活用して，幹細胞から分化誘導した組織や臓器の再生・再構築をする（再生医学）ことによって，機能障害や欠損・不全に陥った組織・臓器の治療を目指すのが**再生医療**である。

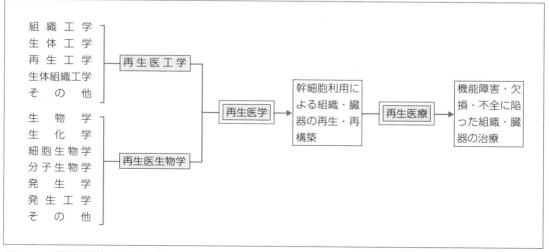

図1-13●再生医学・再生医療の概要

2．幹細胞の種類と性質

1 幹細胞とは

　　幹細胞には次に述べるような種類があり，その性質は様々であるが，共通の性質として，①多くの細胞へと分化できる多分化能をもつこと，②その多分化能を保ったまま，自己複製して未分化な状態を保つことができること，の2点があげられる。

2 胚性幹細胞

　　生体は多種多様な組織・臓器から構成されているが，もともとは1つの受精卵から発生したものである。個体発生の初期には，生体を構成するあらゆる系列の細胞に分化できる能力（全能性）をもつ未分化細胞が存在する。この細胞を株化し，試験管内で培養できるようにしたのが**胚性幹細胞**（embryonic stem cell：ESC）である（図1-14）。マウスのES細胞は胚盤胞の内部細胞塊から1981年に，ヒトのES細胞は1998年にウィスコンシン大学のトムソン（Thomson, J. A.）らによって樹立され，現在まで世界で約60のヒトES細胞が樹立されている。

　　ES細胞はあらゆる細胞系列に分化する全能性をもち，未分化性を維持したまま継代培養できる。ES細胞は，試験管内でも様々な細胞系列に分化する。マウスのES細胞から，神経細胞，上皮細胞，血液細胞，心筋細胞，軟骨細胞，脂肪細胞，インスリン分泌細胞（β細胞）などが分化誘導されている。ES細胞から分化誘導されたインスリン分泌細胞は，マウスのβ細胞と同じくグルコースに反応してインスリンを分泌し，これを糖尿病マウスに移植すると高血糖を数か月にわたって正常化する。

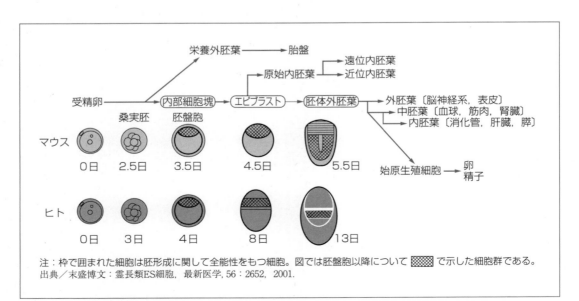

注：枠で囲まれた細胞は胚形成に関して全能性をもつ細胞。図では胚盤胞以降について ▨▨ で示した細胞群である。
出典／末盛博文：霊長類ES細胞，最新医学，56：2652，2001.

図1-14●初期の胚発生と細胞系譜

3　組織幹細胞（成体幹細胞，体性幹細胞）

　受精卵は卵割により性質の異なる細胞へと分化し，外胚葉，中胚葉，内胚葉の各臓器を形成する。細胞分化が進むほどそれぞれの細胞の機能は特殊化され，分化能も限定されていく。

　成体の各臓器・組織を形成する細胞のなかに，いくつかの細胞へと分化する細胞（組織幹細胞）が存在することは知られていたが，未分化な状態を維持したまま，ES細胞ほどの全能性はないが，発生学のこれまでの常識からは考えにくい可塑性を示唆する知見が近年明らかにされてきた。このような多能性組織幹細胞は骨髄，脳，神経，皮膚，骨格筋，心筋，小腸，肝臓，腎臓，膵臓などに広く認められる。さらに，たとえば骨髄中の造血幹細胞は骨格筋細胞のほか胚葉を超えて神経細胞や肝細胞へ分化することが明らかにされた。

4　間葉系幹細胞

　現在注目されている幹細胞の一つに，間葉系幹細胞（mesenchymal stem cell；MSC）がある。骨髄に存在するMSCから骨細胞，軟骨細胞，脂肪細胞，筋細胞，心筋細胞，神経細胞などが分化し，心筋に存在するMSCから心筋細胞，骨細胞，軟骨細胞，脂肪細胞が分化し得る。骨髄のMSCから分化誘導した心筋細胞は，自己拍動性があり，周囲の細胞と連結して同期して収縮する。再生心筋細胞は，心臓に移植することによって，心不全の新しい治療につながるものと期待されている。

5　iPS細胞

　iPS細胞（induced pluripotent stem cell；iPS）は2006（平成18）年に京都大学の山中伸弥教授によって作り出された人工多能性幹細胞である。組織幹細胞とは異なり，iPS細胞もES細胞と同様，からだの中のどの細胞にも分化することができる。ES細胞が胚（胚盤胞の内細胞塊）から作られるのに対して，iPS細胞は体細胞から作られる。山中教授は皮膚線維芽細胞に4つの遺伝子（Oct 3 / 4，Sox 2，Klf 4，c-Myc）を導入して作製したが，その他の方法でも作製可能である。

　iPS細胞も再生医療に応用される。ES細胞を再生医療に用いる場合には，患者には他人の受精卵から作られた細胞や組織が移植されるため，拒絶反応が起こる可能性があるが，iPS細胞は患者本人の細胞から作ることができるので，拒絶反応が起こらないとされ，iPS細胞の利点に数えられている。だが，一人ひとりからiPS細胞を作ることは時間的・経済的に困難なので，いろいろなタイプのiPS細胞を作ってバンクに保存する方法がとられている。

　またiPS細胞は，再生医療のほか，病態解明，薬の効果や副作用の評価，新薬の開発などへの利用が期待されているが，がん化する可能性があり，臨床応用されるには至っていない。

3．再生医療と幹細胞

　再生医療に用いられる可能性が考えられる幹細胞ソースとして，上述のようにES細胞，組織幹細胞，MSCがある。ES細胞を用いる再生医療は倫理問題や安全性

の問題で実用化には時間がかかると予想されるが，ほかの2種の幹細胞を用いた臨床応用に関しては，すでにいくつか有用性が報じられている。特にMSCは骨髄から採取可能であり，目的とする細胞への分化誘導も可能であり，患者自身のMSCを使うことが可能である。移植医療で問題となるドナー不足，免疫拒絶の問題，倫理問題なども解決できる。MSCはES細胞ほどの全能性はないとしても，多能性であり，拒絶反応も弱いことから，同種移植を行う可能性があり，再生医療に活用できる有力な細胞として期待されている。

4．生体組織工学

　幹細胞は特定の細胞系列に分化できるが，その分化増殖を促すには適切な場（細胞外マトリックス）の構築と細胞増殖因子の存在が不可欠で，それを研究するのが生体組織工学（再生医工学）であり，その進歩なくして再生医療に還元することはできない（図1-15）。

　生体組織工学（tissue engineering）は，再生を行う場によって体内（in vivo）と体外（in vitro）に分けられる。生体では細胞外マトリックスが細胞・組織再生の足場となるが，それが欠損している場合には仮の足場（人工細胞外マトリックス）が必要である。さらに再生の場において細胞増殖因子の有効濃度を必要な期間保たねばならない。それがドラッグデリバリーシステム（DDS）であり，足場との組み合わせによって組織再生が可能となる。

　患者のための再生医療の実現には，技術的連携，臨床医との共同研究，実用化のための国としてのルールの整備が必要不可欠である。

　再生医療の倫理問題については第5章Ⅰ-D-4「再生医学へ向けての倫理問題」を参照。

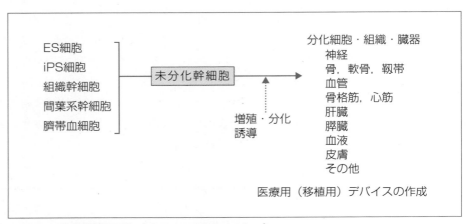

図1-15●**生体組織工学**（tissue engineering）

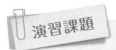演習課題

1　古代・中世の医学の特徴を要約してみよう。

2　現代医療の基礎を築いた19世紀の生理学，病理学などの研究者と，その業績をまとめてみよう。

3　遺伝学，ゲノム医療の発展が，今後の医療にどのような影響を与えるか話し合ってみよう。

4　再生医学，再生医療の核となる幹細胞について理解しておこう。

1 医学・医療のあゆみ

2 健康と疾病

3 医学と医療

4 わが国の医療供給体制

5 現代医療における諸問題

第2章
健康と疾病

この章では

● 健康の定義，健康と疾病の関係について理解する。

● 疾病の概念を知り，身体上・精神上のどのような原因から，どのような疾病が生じるかを学ぶ。

● 生活環境が健康に与える影響を知り，健康づくりの基本と健康づくり対策について学ぶ。

I 健康の概念

 ## WHOの健康の定義

　現在，世界で最も広く認められている健康の定義は，1946年，世界保健機関（World Health Organization；WHO）によってなされたものである。すなわち，「健康とは肉体的，精神的および社会的に完全に調和のとれた状態であって，単に病気でないとか，身体が弱くないとかいうことではない（Health is a state of complete physical, mental and social well-being and not merely the absence of disease or infirmity）」。

　このWHOの健康の定義は，健康を身体的側面，生物学的側面からみるだけではなく，精神的・社会的な側面からも考えるという点で，ホリスティック（全人的）な見方であり，画期的なものとして評価されている。また，健康を「肉体的，精神的および社会的に完全に調和のとれた状態」としてとらえ，健康を個人的なものにとどめず，社会的に保証されるべきものと考えている点も評価されている。

　だが他方，この定義はあまりに理想的であり，具体的現実をもって理解できないという批判もなされてきた。社会的に完全に良好な状態といっても健康観は地域や文化により様々であり，一つの世界的基準がつくられるわけではない。また完全に良好な状態とは，十分な資金，投票権，女性，子ども，障害者，外国人，マイノリ

---

column

WHOの「健康の定義」の検討

　1998年のWHO執行理事会（総会の下部組織）において，WHO憲章の見直しを行い，そのなかで健康を以下のように改める提案を行った（採択されてはいない）。

　「Health is a <u>dynamic</u> state of complete physical, mental, <u>spiritual</u> and social well-being and not merely the absence of disease or infirmity.」

　ここでは，「ダイナミック」「スピリチュアル」が追加されている。「ダイナミック」は健康と疾病（しっぺい）が連続したものであるという認識を示すものであり，「スピリチュアリティ」は，人間の尊厳の確保やQOLを考えるために必要で本質的なものとされる。このスピリチュアリティをどう解釈するか，果たしてわが国の現状に適合するものであるのか，訳語の問題も含めて，現在も議論が行われている。

ティーの平等な処遇，教育などがなければならないはずであるから，WHOの定義では抽象的すぎることになる。

 # 健康のとらえ方と健康

　健康とはどのような状態か。健康の概念は，人間をどのように理解するか，そのうえで健康をどのようにとらえるかによって自ずと異なるし，時代に伴っても変わってきた。

　人間は構造的にも機能的にも統一された身体的存在であり，遺伝，生活体験，知識，感情，信条，思想，人格など，他と異なる精神的存在であり，それぞれの環境のなかで共同生活を営む社会的存在である。人間をこのように理解したうえで，医学的立場から，「健康とは，生体を構成するすべての臓器がよく調和して円滑な機能が営まれ，生体の置かれている環境によく適応して生活し，生命力が充実し，その活動が社会的にも十分に発揮されている状態」ととらえてきた。

　近年，健康についての考え方に大きな変化が生まれた。それには，

①慢性疾患・生活習慣病が主要な健康問題となってきた，

②精神的・心理的な要因がかかわる健康問題が増加してきた，

③高齢化に伴う健康問題の比重が増してきた，

④女性，消費者，高齢者，あるいは病者，障害者など，これまで社会的に弱い立場にいた人々の意識が高まった，

などが要因としてあげられている。

1．医学，特に疾病との関連からとらえる健康

　疾病や症状あるいは身体障害のある場合は，健康状態ではなく，これらを治療したり，予防することが健康につながるという，健康を疾病などと関連・対比してとらえるのが，主として従来の臨床医学の立場からの考え方であった。健康に関するこの考え方は，国民の健康に対する意識とかなり異なることが国民生活基礎調査によって示された。同調査は国民の保健，医療，福祉，年金，所得など，国民生活の基礎的事項を世帯面から総合的に把握(はあく)するため，1986（昭和61）年度より行われているもので，健康についても3年ごとに調査されている。

　発足当初は，病気の有無を指標として健康状態を判断していたが，傷病をもっていても日常生活にまったく支障のないものも多いことに注目した調査が，1989（平成1）年から行われてきた。

　2019（令和元）年の調査では，入院者を除く6歳以上の者の健康状態をみると（図2-1），「自覚症状，通院，日常生活影響いずれともなし」45.5％，「いずれかあり」42.1％，「いずれともあり」9.2％であった。一方，入院者を含まない6歳以上の者の健康意識をみると（図2-2），「よい」が21.1％，「まあよい」が18.5％，「ふつう」

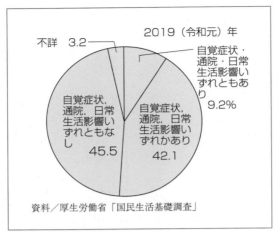

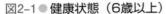

資料／厚生労働省「国民生活基礎調査」

図2-1●健康状態（6歳以上）

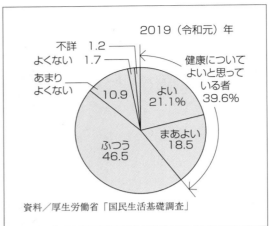

資料／厚生労働省「国民生活基礎調査」

図2-2●健康意識（6歳以上）

が46.5％，「あまりよくない」が10.9％，「よくない」が1.7％であった。このように，健康状態に問題がないと思われる者が45.5％であるのに，健康について「よい・まあよい」と思っている者は39.6％にとどまる反面，自覚症状があったり，通院していて健康状態に問題があると思われる者が51.3％であるのに，健康状態が「よくない・あまりよくない」と思っている者は12.6％にすぎない。このように健康状態と健康意識には乖離があり，傷病をもつ者がすなわち「病人であり，健康でない」という認識は，もはや適切ではなくなったと考えてよい。

2．健康と疾病の統一的なとらえ方

　国民の健康意識調査から読みとれるように，「疾病をもつ者すべてが健康でない」というわけではなく，「疾病などをもたない者すべてが健康である」と意識されているわけでもないのである。

　今日，いわゆる生活習慣病といわれる多くの疾患が，国民生活のうえで大きな意義をもってきた。40歳以上の国民の25％を超える高血圧や，約7％に発症する2型糖尿病では，生活習慣を是正したり，適切な薬物の服用によって，自・他覚症状はもちろん，検査を行っても健常者と異なることのないよい状態を保ち，社会活動を完全に遂行している人たちは多い。特定の疾病をもっているので，先に述べた従来の考え方からすれば健康体とは言いがたいが，健常な人々と変わらぬ体力を保ち，十分な社会活動を行い，変わらぬ余命を全うする人たちは健康体としてよい。このことは，高齢者や身体障害者にも共通する健康の積極的な考え方として受け入れてよい。

3．疾病にとらわれない健康のとらえ方

　経済的発展，工業化，物質的拡大などに伴って変貌した生活環境，生活様式への反省から，環境の改善，余暇ややすらぎの重視，人間性の回復，生きがいの追求が

なされてきた。健康についても，疾病のみにとらわれない，生きていくことの意味や質が問われ，種々の角度から論じられてきた。そのなかで注目される2つを取り上げた[1]。

1 心身の全体的健康－ホリスティック・ヘルス

　生活・生命の質〔クオリティ・オブ・ライフ（quality of life；QOL）〕を高め，心身全体が健康（ホリスティック・ヘルス）であることこそ健康であるというとらえ方である。具体的には，QOLに関し，身体に関する意識・心理，食欲，睡眠，排便・排尿，身体的苦痛，対人関係，生活信条，性生活，環境との関係，社会的役割の充実，家庭生活，生活全体への満足感などの各項目ごとに尺度をつけて評価し，全人的な健康状態をとらえようとする立場である。生活環境の改善のみならず，各人が目指す主観的な充実感，満足感が問われており，当然のことながら，当事者の主体的・自主的な取り組み（セルフケア）が重視される。

2 健康増進－ヘルス・プロモーション

　1986年11月，カナダのオタワ市で開かれた第1回ヘルス・プロモーション国際会議において，健康増進に関し，「ヘルス・プロモーションとは，人々が自らの健康をコントロールし，改善させようとするプロセスである。十分な身体的，精神的，社会的によい状態に達するためには，個々人やグループは向上心を自覚し，実現しなければならない。……環境を変え，それと対処しなければならない。健康は毎日の生活を送る一つの資源であって，生きていることの目的ではない。健康は身体的能力であると同時に，社会的ならびに個人的な資源であることを強調する積極的な概念である。それゆえ，ヘルス・プロモーションは健康的なライフスタイルから，よりよい状態へと進むものなのである」とした。同会議は，その後も，健康増進に対する公的・社会的施策の役割や責任，支援的環境づくりの重要性などを提唱している。

健康をめぐる今後の課題

　医学・医療の進歩によって多くの疾患が克服され，人類に幸福をもたらした。今後も疾患の治療や予防は人類にとって極めて重要なことであることに変わりはない。

　疾病からの回復，健康の保持・増進にあたり，医療への依存性が高まってしまったことへの反省から，医療施設に頼らない主体的な健康への取り組みが注目され，評価されてきた。健康も，医療提供者からみた健康から当事者からみた健康へと変化し，自ら生命や生存を維持し，生活の質，生き方の向上を目指す方向に進んできた。

　健康は，生活環境や生活様式に大きく左右されることから，職場における労働状況，社会全般の文化様式，環境問題が注目され，適切な対応が求められている。

　WHOの健康の定義を含め，「健康」はよいものであり，これを目指すべきであるとされている。その結果，「健康」が神聖視され，ヘルシズム（healthism）すなわち健康至上主義に陥る可能性がある。「健康」は人生において重要であるが，「健康」にあまりにも高い価値を付与し過ぎると，人々の生き方が逆に狭められたり，「健康でない」とされる人々が生きにくさを感じざるを得ない社会にもなりかねない。病気がない状態であると定義される「健康」を求めてやまない社会よりも，病気や障害があっても普通に生きていける社会のほうが，「豊かで健康な社会」ではないだろうか。

II　疾　　病

疾病の概念

　疾病とは，肉体的にも精神的にも，また器質的にも機能的にも，あるいはそれらの一部が健康状態から逸脱し，しかもその状態が自覚的または他覚的に認識される状態をいう。英語のdiseaseは，くつろぎを奪われた（removed from ease）状態を意味している。

　しかし，健康と疾病とを，常に明確に区分しうるとは限らない。患者は自己の判断から健康でないと訴え，医師はその訴えと他覚的な所見によって，これが健康状態からいかに逸脱しているかを判断する。患者の訴えと医師の判断とが一致している場合もあり，また一致しない場合もあるが，ともに病的状態ということができる。近年，病的状態を早期に発見しようという試みから，広く行われる検診＊によって，自らは健康状態から逸脱しているという自覚はないのに，病的状態にあることがしばしば発見されるようになった。

わが国における疾病構造の変化

　人類は地球に誕生したときから病に侵されてきた。罹患する疾患も死因となる疾患も，時代とともに多くの要因の変化を受けて大きく変貌（疾病構造の変化）し，今日に至った。

　わが国においては第2次世界大戦後の経済の発展，工業化，それに伴う生活環境・生活様式の変化，人口の高齢化，医学・医療の進歩などによって，疾病構造は大き

＊**検診**：ある集団で，潜伏状態の病気の徴候を積極的に探し出すこと。

く変化した。図2-3は，1950（昭和25）年以降の主要死因別にみた死亡率の年次推移である。1950年頃までは死因の第1位は結核であったが，結核による死亡は急速に減少し，1951（昭和26）年頃になると脳血管疾患（脳出血と脳梗塞）が死因の第1位となった。悪性新生物（がんなど）は戦後，増加の一途をたどり，1953（昭和28）年には脳血管疾患に次いで第2位，1977（昭和52）年頃からは第1位となり，引き続き今日まで増加を続けている。脳血管疾患は1965（昭和40）年頃をピークに減少し始め，昭和50年代後半には第3位となり，これに代わってそれまで増加を続けてきた心疾患（心筋梗塞，心不全など）が第2位となった。

　死因となった疾病の年次推移とは別に，筆者が奉職していた東京大学医学部附属病院第三内科へ入院した患者の疾患の年次推移をみてみよう。この内科は日本で最も古い内科（教室）で，入院病歴はほぼ完全に保管されている。1905（明治38）年から筆者が定年退官した1982（昭和57）年までに入院した患者5万余名の病歴について，WHO疾病分類法で分類した疾病群をみると（図2-4），まず感染症の割合が第2次大戦後に急速に低下したことがわかる。感染症には急性感染症と結核，梅毒が含まれる。急性感染症（腸チフス，細菌性赤痢などの腸管感染症，ジフテリア，猩紅熱，丹毒などの細菌疾患，急性灰白髄炎，麻疹などのウイルス性疾患，マラリ

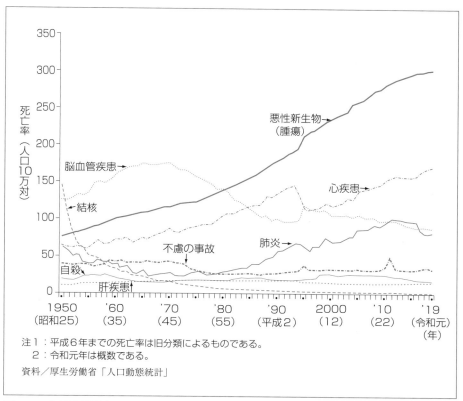

注1：平成6年までの死亡率は旧分類によるものである。
　2：令和元年は概数である。

資料／厚生労働省「人口動態統計」

図2-3●**主要死因別にみた死亡率（人口10万対）の年次推移**

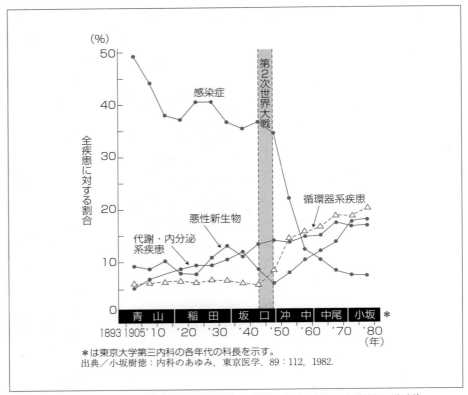

図2-4 ● 全疾患中の主要臓器系疾患の割合の推移（Ⅰ）（東京大学第三内科）

ア，その他）は，公衆衛生の向上と，第2次世界大戦後の抗生物質の登場によって
急激に減少し，死亡する者も少なくなった。

　結核は大戦前，わが国では国民病とよばれ，若者を死に追いやる重大な疾患であ
った。図2-5にみるように大戦まで増加し，約30％が死亡，有熱のまま退院した者
を含めると死亡＋不変率は50％にも達していたが，1944年のストレプトマイシンの
開発と，その後の化学療法薬の登場によって，入院患者も死亡率も急減した。

　循環器系疾患（ここでは脳血管障害を含む）の割合は，戦前は5％前後を推移し
ていたが，戦後は著しく増加した。昭和初期まで心疾患の中心は弁膜症であったが，
戦後は先天性心疾患の一時的増加と，虚血性心疾患の著しい増加がある。

　代謝・内分泌系疾患の割合は，戦中と戦後の一時期に減少し，戦後は増加したが，
これらの動きは糖尿病によるもので，戦前に比べると合併症をもつ糖尿病の入院の
増加が顕著となった。

　悪性新生物の占める割合は増加を続けていた。その内訳をみると（図2-6），食道・
胃がんの減少，悪性リンパ腫・白血病・多発性骨髄腫ならびに気管支・肺がんの増
加であった。胃がんの割合が著しく減少したのは，外来で胃内視鏡などの精査が行
われ，診断が確定した場合は内科に入院することなく，外科に手術を委ねるように
なったことが特に大きく影響していた。大腸がんの増加が今日注目されているが，

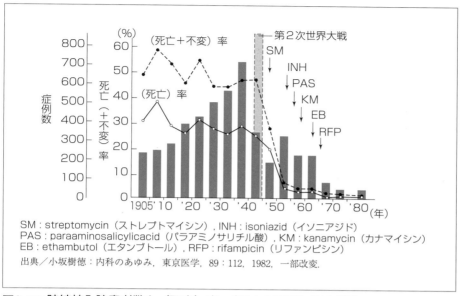

図2-5●肺結核入院患者数と（死亡）率，（死亡＋不変）率の推移

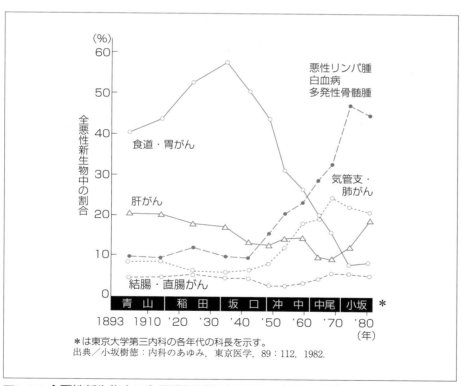

図2-6●全悪性新生物中の主要臓器別悪性新生物の割合の推移（東京大学第三内科）

この調査ではその動きはまだ認められなかった。

　図2-7にみるように，精神・神経疾患の割合は戦後の一時期に高率となったが，

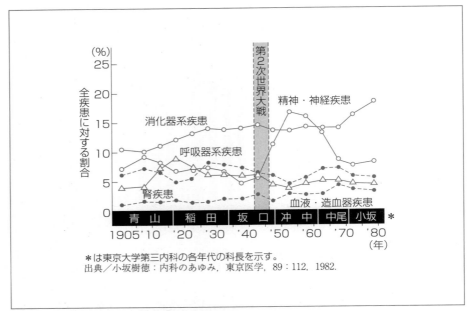

図2-7 ● 全疾患中の主要臓器系疾患の割合の推移（Ⅱ）（東京大学第三内科）

　これは，積極的に神経学の向上を目指して取り組んだことによるもので，神経内科の独立〔1965（昭和40）年〕とともにその割合も元に戻った。

　消化器系疾患（がんを除く）は，全時代を通じて高率であり，1960年代後半から増加しているが，それは主として肝疾患（ウイルス性肝炎，肝がんなど）の増加によるもので，胆石症，胆囊・胆管炎などの胆道疾患と膵疾患は全期間を通じて一定していた。

　悪性新生物，脳血管障害，虚血性心疾患，糖尿病，高血圧性疾患などの発症・予後に対しては，生活習慣が強くかかわっていることから，1996（平成8）年，「生活習慣病」という概念が導入され，その克服に向かって，体制の整備が図られているが，これについては本章Ⅲ-C「健康づくりの概要」を参照されたい。

疾病の成り立ち－原因

　病気の原因を研究する学問を病因学（etiology）という。子は親からすべての遺伝子を受け継いで生まれる。生まれた後，生体（ヒト）は，外部環境は変化しても内部環境を恒常に維持し（ホメオスタシスの機構），自己と非自己とを認識する（免疫機構）という基本的機能をもち，多彩な環境のなかで成長し，成熟し，年老いていく。病気はその過程のなかに発症してくる。

　ヒポクラテスは2000年も前に，病気は食事その他の不摂生，不健康な職業，季節，不順な天候などによって起こるほか，遺伝や体質も関係するとした。科学として発

達してきた今日の医学でも，病気の原因を外因と内因とに大別する。外因は外部から身体に加わる要因であり，内因は主として親から遺伝的に受け継いだものである。外因だけで，あるいは内因だけで発症する病気もあるが，多くの病気は内因と外因が重なって発病する。

1. 遺伝と疾病

受精卵から出発していろいろな段階を経て生体となる過程を**発生**（development）という。発生の過程を統御し，操作する主役は，父親と母親からその個体へ伝えられた**遺伝物質**（hereditary substance）であり，遺伝物質のなかで最も重要なものは，細胞の核の中の染色体上の一定の位置〔**遺伝子座**（genetic locus）〕に並んでいる**遺伝子**（gene）である。遺伝子は遺伝現象をつかさどる重要な基礎単位であり，生体（ヒト）が生存していくのに必要なすべての生命現象の担い手である。

生体（ヒト）が備えているすべての身体的・精神的な性質・特徴を**形質**（character）という。身体の形態的特徴はもちろん，性別，心身の発育速度，体質，寿命，罹病性などはすべて形質である。形質は遺伝物質と与えられた環境によって決定され，これらの一方または両方に異常が起こると**形質の変異**（variation）が起こる。

1865年，メンデル（Mendel, G. J.）は初めて遺伝子の存在を予測した。遺伝子の本体が**DNA***であることは，1944年，アベリー（Avery, O. T.）によって明らかにされ，1953年，ワトソン（Watson, J. D.）とクリック（Crick, F. H. C.）はDNAの二重らせん構造を提唱した。DNAはあらゆる生命現象の根幹をなす分子で，その中に記録された情報を保存し，新たな個体に伝える遺伝の担い手として働き（DNAの複製），その情報を個体における形質として発現し（RNAへの転写—形質の発現），その個体の特徴を決定したり，生命を維持する働きをしている。

遺伝子の構造あるいは機能の異常（遺伝子異常）によって遺伝病が発症するばかりでなく，正常な生命現象にも破綻を招く。遺伝子が決定している形質が環境次第では疾病に深くかかわる。疾病は遺伝と環境との相互作用によって発症するとする考え方が近年強力になってきた。このような考え方に立てば，疾病は大きく，次のように分類される。

1 単因子疾病

1対の相同座位の変異遺伝子が主要効果を発現している疾患，言い換えれば，主遺伝子効果の顕著な疾患である。単一遺伝子病は約8000種であり，そのなかで責任遺伝子が判明している疾患は約3000種である。

2 多因子疾病

主遺伝子というものはなく，多数の異常遺伝子（疾病感受性遺伝子）と環境とが複雑に作用し合って発症する疾患で，高血圧，糖尿病，脂質異常症，がんなど多くの疾病（生活習慣病など）が含まれる。

---

*DNA：デオキシリボ核酸。5炭糖であるデオキシリボースが5′−′3のリン酸結合で連なる鎖状の分子で，通常は互いに逆方向に向かう鎖が2本絡まって二重らせん構造をとる。

1 医学・医療のあゆみ

2 健康と疾病

3 医学と医療

4 わが国の医療供給体制

5 現代医療における諸問題

3　環境が主因となる疾病

　その個体の遺伝がそれほど大きな決定要因とならず，ある特定の環境に曝露されるとそれが主因となって発症する疾患で，病原体や有害物質などの外部環境要因が主因となっている疾患がこれにあたる。

　「生命の設計図」として注目されるヒトの全遺伝子（DNAの全塩基配列）の解読を目的とした**ヒトゲノムプロジェクト**（Human Genome Project）は，1990年に発足し，2000年6月，ヒトゲノム概要版が発表された。ヒトゲノムに含まれる遺伝子数はこれまで10万個程度というのが定説となっていたが，2万6000個から3万9000個程度らしいことが判明し，完全解読は2003年にほぼ完了した。

　ヒトDNAの全塩基配列の解明に伴い，ゲノムの機能解析が進められ，その結果と疾患との関連に関する研究が今後，急速に進展するであろう。その結果，単一遺伝子の異常によって起こると考えられている先天性遺伝疾患のみならず，多数の遺伝子異常によって起こると考えられている高血圧，糖尿病，脂質異常症，がんなど，生活習慣と関連する諸疾患の発症の機序が次々と明らかになってくるものと，大きな期待が寄せられている。特に多因子疾患の解明に向け，各個人のもつ1塩基の**遺伝子多型**（single nucleotide polymorphism；SNP）を体系的に収集し，正常群と疾患群とを比較する研究が進められている。この種の研究によって，多因子疾患の疾患感受性遺伝子の同定や，各個人の発症リスクの推定が可能となるであろう（いわゆる生活習慣病の発症および発がんにおける遺伝の関与については後述する）。このような研究の進展は，疾患の発症機序の解明にとどまらず，疾患の予防，診断の確定，治療法の決定，特定の薬物に対する感受性や副作用の出現予測などについても一大進歩をもたらすものと期待されている。

2．体質と疾病

　体質（constitution）の概念には従来2つの立場があった。すなわち，多くの遺伝子の集合が表現する**遺伝子型**（genotype）のみを体質と解釈し，個体が生存中に環境から受けて獲得した特性を状態（condition）として区別する考え方と，この区別は現実には極めて困難であるので，両者を包括して体質とする考え方である。近年は後者の立場をとる学者が多く，体質を単に遺伝子型に限ることなく，遺伝によって受け継がれた特性が母体で発育し，出生し，乳児期，幼児期，少年期，青年期，壮年期，老年期に至る各時期における個体の特徴，すなわち**表現型**（phenotype）を体質としている。

　このように体質は，多くの遺伝因子と環境因子との相互作用のもとに形成される多因子形質で，形態的性質（形質），機能的性質〔**素質**（disposition）〕および精神的・心理的性質（気質）によって構成される。これらのうち，素質は刺激に対する生体反応の個体差であることから最も重視され，刺激に対して人なみ以上に強い反応を示す過敏性体質，普通のもの，普通以下の低反応体質に分けられる。

　過敏性体質のうち炎症（滲出）性体質は，種々の物理的刺激（寒冷，温熱，気象

条件など）や，化学的刺激（薬物，発汗，細菌成分など）に対し，皮膚・粘膜が過敏性を示す。**アレルギー体質**は，アレルギー疾患にかかりやすい体質で，遺伝的にも後天的にも起こる。家系に多発する傾向があり，また同一個体に多くのアレルギー疾患が重複して起こる場合も少なくない。血管痙攣性体質は，血管収縮神経中枢が血管拡張神経中枢より優位にある状態で，わずかな外的刺激（寒冷，気象条件など）や，内的刺激（疼痛，精神興奮，不安，葛藤など）によって，全身の細動脈が過度に収縮する傾向がある。

　生体は，交感神経と迷走（副交感）神経の緊張状態が平衡を保っている。前者の緊張状態が強い場合を**交感神経緊張症**（sympathicotonia），後者のそれを**迷走神経緊張症**（vagotonia）という。自律神経不安定体質は両神経系の緊張が不安定の場合である。

3．胎生期異常と疾病

　胎児がある種の侵襲を受けた場合にどのような異常が起こるかは，侵襲の強さ，侵襲に対する個体の感受性のほか，侵襲を受けた胎生の時期が特に重視されている。

　胎児期に形成される先天異常の原因は複雑で，母体の疾病との関係も異論が多い。梅毒に感染している妊婦から生まれた子どもにハッチンソンの3徴候（特異な前歯変形，角膜炎および難聴）をはじめ諸種の病変が起こる。胎児のくる病が妊婦の重症骨軟化症によって起こる。

　よく治療されていない糖尿病妊婦では，流・早・死産や新生児死亡，巨大児・奇形児が高率である。妊娠初期の風疹罹患により，子どもに白内障を主とする眼異常，心室中隔欠損や動脈管開存などの心血管系異常，聴覚障害，小頭症，精神発育障害などの先天異常が生じることが注目されている。サイトメガロウイルスも胎盤を経由して胎児感染を起こし，小頭症，精神遅滞，網膜脈絡膜炎，ヘルニアその他を起こすことが知られている。

　妊婦に投与されたサリドマイドによって，子どもに四肢奇形をはじめ重篤な奇形が誘発された。薬物の催奇形作用*は従来に増して強い関心をよんでいる。Ｘ線照射や抗がん剤は，細胞分裂の旺盛な胎児組織に異常を起こす可能性が高い。

4．加齢と疾病

■1 加齢による変化

　乳幼児，学童，青年，壮年，老年の各時期に，それぞれ特定の病気にかかりやすい傾向がある。麻疹は乳児より幼児がかかる。幼児や学童は急性腎炎，ネフローゼ，リウマチ熱にかかりやすく，結核は青年期にかかりやすい。高血圧，糖尿病，がんは壮年期より多くなり，老年期にはがんや，動脈硬化に基づく血管障害（心筋梗塞や脳梗塞など）が高率となる。

＊**催奇形作用**：薬品や環境中の化学物質などが，妊娠中の母体に作用したとき，胎児に奇形が生じることがある。そのときこの物質には催奇形作用があるといわれる。

1 医学・医療のあゆみ

2 健康と疾病

3 医学と医療

4 わが国の医療供給体制

5 現代医療における諸問題

●**加齢とは**　加齢（aging）は，成長・成熟・退縮という3つの過程を含むが，臨床医学的には退縮期，すなわち生理的老化の時期にみられる過程が重要である。年齢が進むと個体差は著しくなるが，ほぼ年齢に相当した特徴がみられる。

　　加齢に伴って体構成成分は変化する。実質組織，骨組織，細胞内水分量は減少し，細胞外水分量は変化なく，脂肪組織はむしろ増加する。特に「老化は乾燥への過程である」といわれるように，身体の水分量は若年者（61％）に比べ老年者では低下（57％）している。

　　臓器重量の変化は臓器によって一様ではないが，加齢に伴って一般に緩やかに減少する。心重量のみはやや増加するが，老年者で高血圧の頻度が高いためと考えられている。

　　重量減少とともに，主要臓器の機能は程度の差はあるが，多くは緩やかに進行性に低下する。各臓器はかなりの生理的予備力をもっているので，機能不全を示すことはないが，種々のストレスや疾病に対する抵抗力は弱くなり，受けた障害に対する回復力も減弱することが老年者の重要な特徴である。

●**加齢による臓器組織の変化**　加齢に伴う臓器組織の変化のなかでも内分泌臓器，結合組織，循環器，神経系の変化が大きい。内分泌臓器のうち，老齢に達すると重量低下と萎縮*が強くみられるのは性腺である。結合組織の変化は皮膚の乾燥，しわの増加，白髪化として現れ，骨はもろくなり，筋肉も萎縮してくる。コラーゲンやエラスチンに変化が起こり，ムコ多糖類が減少し，カルシウム量が増加する。動脈壁では脂質，ことにコレステロールが増量し，動脈の粥状硬化の発生を促す。血清リポたんぱく，トリグリセリド，コレステロールは増加することが多い。老人の神経細胞やその他の臓器に現れる褐色色素（リポフスチン）は，リン脂質の不飽和脂肪酸が自動酸化されてたんぱく質と結合したもので，老化現象の証拠の一つと考えられている。

●**退縮期の区分**　ヒトの退縮期は次の3期に区分される。

　　①**初老期**（40〜59歳）：それまで自覚されていなかった加齢による身体的変化が，外見上も，機能上も，精神的にも，次第に明らかになってくる時期である。

　　②**老年期**（60〜79歳）：加齢に伴う生理的機能の低下は，全組織・器官で多少とも明らかになるが，その程度は様々で，個体差も著しい。

　　③**高年期**（80歳以上）：生理的機能は成年期のほぼ半分に低下し，多くの人々に動脈硬化の進展が認められ，臓器の退行変化も明らかとなる。成年期には容易に克服しうるような疾病によっても生命の危険にさらされやすい。

2　加齢と老化

　　老化は加齢と密接に関連している。老化はすでに成熟期に始まるとの考えもあるが，なぜ老いるのかという疑問のなかには素朴な願望や想像のほか，ある程度合理

---

*萎縮：身体，臓器組織または細胞の体積の減少をいう。萎縮は，いったん正常に発達した組織，臓器の体積が後に減少することを意味し，初めから不全な場合の低形成とは区別される。また生理的萎縮は退縮といい，病的萎縮と区別する。

的な思考もあった。しかし近年，自然科学的研究によって老化の機構の解明にも進歩がもたらされた。老化学説には個体レベルの学説と細胞レベルの学説とがある。

個体レベルの老化学説としては，

①腸内細菌が産生する物質が生体に中毒作用を及ぼして老化を促進するという自家中毒説，

②自分自身の生体組成が変質し，その変質に対する免疫現象が老化を促進するとする自己免疫説，

③視床下部－脳下垂体－内分泌系の老化促進に対する役割を重視する神経内分泌学説，

などがある。

今日では，次の２つの細胞レベル学説が重視されている。

1）プログラム説（遺伝説）

生物の発生，分化，成熟が遺伝的に規定される一定のプログラムに従って進行するように，老化の過程もプログラムによって進むという学説で，動物がそれぞれ異なる最大寿命をもっている事実とよく符合する。ヒトの正常な細胞はどんなよい条件で培養しても，一定の分裂後（胎児細胞では50～60回）に分裂は停止することが最近の研究で確認された。この分裂回数は，種の最大寿命や細胞を取り出した個体の老若とも一定の関係のあることが確かめられた。このように，細胞の寿命は有限であり，遺伝的に規定された一定のプログラムに従うというのが老化のプログラム学説（遺伝説）である。

2）エラー説

第２の説は，種々の外的・内的障害因子が細胞内に蓄積して細胞の機能が障害され，老化が促進されるというエラー説である。すなわち，細胞に加えられた障害によって，たとえばDNAの複製にエラーが生じると正しい複製が行われなくなり，遺伝子の障害は突然変異を起こし，その集積で細胞機能が障害されるなどの変化によって老化は促進されるという考え方である。

3）その他の説

老化に関する細胞レベルの研究には，リポフスチンの生成と沈着，活性酸素の役割，結合組織（なかでも膠原線維）の変化を重視するなどの諸学説があり，上記のプログラム説やエラー説では説明しにくい諸現象を説明するものとして注目されている。

このように老化の機構は近年，科学的に研究されてきたとはいえ，なお多くの未知の分野が残されている。

5．ホメオスタシスの破綻と疾病

1　**ホメオスタシス**

1）生体の構成

生体は糖質，脂質，たんぱく質，アミノ酸，核酸，無機物質，それに生物活性の

強いビタミン，ホルモンと大量の水から成り，一定の形態と調和のとれた機能を維
持している。

2）ホメオスタシスの維持

　ベルナールは，血清の組成は食物の影響をほとんど受けることなく，常に安定し
ていることを見出し，この「内部環境の恒常維持」こそ生命保持の条件であると指
摘した。キャノン（Cannon, W. B.）はこの機構をホメオスタシス（homeostasis）
とよび，この機構における特に神経系と内分泌系の役割に注目した。恒常性を保つ
血糖，血漿電解質，血清たんぱくをはじめ，体温の維持などは，ホメオスタシスの
みごとな現れである。

　生体はホメオスタシスを維持するため，神経系や内分泌系など比較的高次の調節
機能はもとより，臓器・細胞レベルにおいても巧みな調節が行われている。

2 細胞レベルの代謝調節

1）細胞膜の作用

　細胞膜は，外界の変化に対して細胞内の恒常性を保つ機能と同時に，細胞内外の
物質の通過をつかさどる。すなわち，細胞内へ物質をそのまま通過させることもあ
るが，選択的な特定の物質のみを運搬する場合もあり，逆に細胞内物質を外へ出す
作用ももっている。

2）酵素活性の作用

　細胞内で営まれる代謝の調節機構において，中心的な役割を演じているのは**酵素
活性**である。酵素活性は，酵素の量，酵素の濃度，接触能力の変動によって調節さ
れる。物質代謝の多くは細胞質で営まれ，嫌気的解糖系やその他の糖質，脂質，ア
ミノ酸の代謝に関与する物質と酵素は大部分この分画に存在し，終末産物によるフ
ィードバック機構*などによって代謝の速度が調節される。上記のほか，核，リボ
ゾーム，ミトコンドリア，リソゾームの機能も相互に関連し合って細胞の機能は営
まれ，ホメオスタシスの維持に役立っている。

3 ホルモンによる代謝調節

1）ホルモンの分泌調節

　代謝調節におけるホルモンの役割のなかで，まず問題になるのはホルモン自体の
分泌調節であろう。ホルモン分泌の調節には複雑ないくつものタイプがあるが，各
ホルモンはホメオスタシス維持のため，合目的的な巧みな調節機構によって血中に
放出される。血中に放出されたホルモン動態は，たんぱくとの結合など血中におけ
る存在様式，代謝的不活性化，排泄など種々の要因によって規定される。

2）ホルモンの作用

　ホルモンは最終的にはそれぞれの標的臓器の特異な受容体と結合して，特異な生
物作用を発揮する。したがって，内分泌臓器の変性，炎症，腫瘍やホルモン合成酵

---

*フィードバック機構：生体や機械におけるシステムが，ある一定の目的をもって外界の対象に働きかける
とき，その結果を観察して，働きかけの仕方を修正すること。自動制御の機構ともよばれ，人間や高度の
動物に備わっている。

素欠損などによる分泌異常，分泌調節系の異常による分泌障害，血中の存在様式や標的臓器の異常などによってホルモン作用が障害されると，ホメオスタシスは乱れ，種々の病態が引き起こされる。

◼4　神経系による代謝調節

●**自律神経系の作用**　代謝調節にあずかる神経系はほとんど自律神経系で，不随意的・反射的性格をもっている。外部環境の変化は，体液性および神経性の求心性経路によって中枢に伝達されて，そこで調節を受け，また情緒的刺激の場合は中枢から直接的に，遠心性反応を惹起する。自律神経調節は内分泌調節と密接な関連をもつほか，神経系自体にも内分泌性類似の調節機構があることが知られている。神経体液性伝導（neurohumoral transmission），神経分泌（neurosecretion）がそれであり，神経系細胞からホルモン類似の活性物質を遊離し，血中に分泌したり，標的組織*に直接作用して代謝調節にあずかる。

　以上の機構によって，生体内に起こった変動は正確にとらえられ，その情報は臓器組織に伝達され，適切な反応が起こる。エネルギーの産生，構成成分の分解と合成，分泌，浸透圧の維持などの生体活動は，代謝がその背景となっている。

　ホメオスタシスがある限界を超えて乱れたとき病態が成立し，疾病が引き起こされる。

6．外部環境要因と疾病

◼1　病原微生物と疾病（感染症）

　「医学の起源は人類の誕生とともに古い」といわれるように，人類の誕生と同時に病気は始まり，細菌など病原微生物に侵されてきたことは想像にかたくない。ヒポクラテスは自然環境，生活環境と疾病の関係を重視すべきことを教えた。

●**感染症の歴史**　ローマ時代には水道が造られ，都市衛生が図られた。中世には民族の大移動があり，戦争が繰り返され，らい（ハンセン病），ペスト，痘瘡，ジフテリア，麻疹，炭疽病，結核など，いろいろな感染症，伝染病*が流行した。ペストは14世紀半ばから17世紀にかけて何度も大流行した。特に1347年，地中海沿岸に発しヨーロッパに大流行したときは，人口の1/4（2500万人）以上が死亡するという大惨事となった。伝染病の流行を防ぐため，イタリアでは患者が隔離され，これが公衆衛生の源ともいわれた。

　19世紀には細菌学が勃興し，ワクチン療法も始められた。1940年代には強力な抗生物質が開発され，感染症も大きく変貌したが，依然として多くの問題が残っている。

＊**標的組織**：ホルモンが作用する組織を指す。たとえば甲状腺刺激ホルモン，副腎皮質刺激ホルモンは，それぞれ甲状腺および副腎皮質を標的組織とする。

＊**感染症，伝染病**：病原体が宿主の体内に侵入して増殖し，寄生状態が成立したことが感染と定義される。この感染が次々に伝えられてゆく状態を伝染とよぶ。伝染という表現は実体がつかめないものに対して漠然と用いられてきた経緯があるが，病原体の発見をはじめ，より科学的な根拠が得られたものは感染と置き換えて用いるようになった。

1 医学・医療のあゆみ

2 健康と疾病

3 医学と医療

4 わが国の医療供給体制

5 現代医療における諸問題

●**感染症発症の機序**　病原微生物が生体内に侵入して，増殖すると，いろいろな障害が起こる。これが感染症である。感染症の原因となる微生物は，細菌，真菌，リケッチア，ウイルス，原生動物など数多い。微生物は宿主[*]の防御機構にうちかって侵入し，定着し，増殖し，宿主に一定の障害を起こすようになるが，一方，宿主は微生物を排除したり，局所に限定したり，無害なものに変化させるなどの反応を示す。この反応は常に合目的的とは限らず，かえって生体を障害する（アレルギーなど）こともある。このように，感染症は微生物と宿主の相互干渉の結果として現れるものである。

　宿主の栄養・代謝状態は感染症の経過を大きく左右する。また，糖尿病，腎不全，悪性新生物などでは感染症は増悪しやすい。免疫担当細胞の機能によって感染症は強い修飾を受ける。

　強力な抗生物質が開発されて多くの感染症は克服され，大きく変貌した。しかし，抗生物質も不適切に用いると，不顕性の遷延感染や耐性菌の出現による耐性感染症への移行，菌交代症を起こす。

　特に**メチシリン耐性黄色ブドウ球菌**（methicillin resistant *staphylococcus aureus*；MRSA）による感染症は，院内感染症（ことに術後感染症）の代表として近年大きな問題となっている。1996（平成8）年から4年間にわたり，腸管出血性大腸菌O157による集団食中毒が各地に発生し，死亡者も出た。汚染源，汚染経路としての可能性をもった施設，生産材料などの調査が行われ，発生予防対策が強力に進められた。

●**結核への対応**　かつては国民病といわれた結核は，第2次大戦後の化学療法の進歩と，1951（昭和26）年の結核予防法の改正による公費負担医療制度の導入などによって罹患率は著しく低減していたが，1997（平成9）年，新規結核登録患者数，罹患率が増加に転じた（表2-1）。そこで，1999（平成11）年，「結核緊急事態宣言」が出され，健康診断，予防接種，患者管理，結核医療など，一貫した対策が行われた。2002（平成14）年3月の「結核対策の包括的見直しに関する提言」を受け，結核対策をより合理的，有効的にするため，2004（平成16）年6月，健康診断の対象者・方法の見直し，BCG接種前のツベルクリン反応の廃止などをはじめ，国・都道府県の結核対策にかかわる計画の策定などを内容とする結核予防法の一部改正が行われた。

●**ウイルスの感染**　ウイルスは，その形態や化学的性状に特異な性質が認められるほか，感染様式，細胞内における増殖，病変の種類など，ほかの微生物にはみられない特徴がある。ウイルスは基本的には核酸とたんぱく質であることのほか，細胞適合性があり，強い親和性をもつ細胞の中で拡大再生される形で増殖し，自らも細胞の影響を受けてその性質を変えながら，宿主細胞に変性壊死を起こしたり，細胞の性質を変えて分裂・増殖を起こす（発がんなど）など，著しい特徴がある。宿主細

＊宿主：微生物に居所を提供する側の動物または植物の総称。

表2-1●新登録結核患者数および罹患率の年次推移

年	全結核			
	実数		罹患率（人口10万対）	
		前年比		前年比
1996（平成8）	42,472	△606	33.7	△0.6
1997（　　9）	42,715	243	33.9	0.2
1998（　　10）	41,033	△1,682	32.4	△1.5
1999（　　11）	43,818	2,785	34.6	2.2
2000（　　12）	39,384	△4,434	31.0	△3.6
2001（　　13）	35,489	△3,895	27.9	△3.1
2002（　　14）	32,828	△2,661	25.8	△2.1
2003（　　15）	31,638	△1,190	24.8	△1.0
2004（　　16）	29,736	△1,902	23.3	△1.5
2005（　　17）	28,319	△1,417	22.2	△1.1
2006（　　18）	26,384	△1,935	20.6	△1.6
2007（　　19）	25,311	△1,073	19.8	△0.8
2008（　　20）	24,760	△551	19.4	△0.4
2009（　　21）	24,170	△590	19.0	△0.4
2010（　　22）	23,261	△909	18.2	△0.8
2011（　　23）	22,681	△580	17.7	△0.5
2012（　　24）	21,283	△1,398	16.7	△1.0
2013（　　25）	20,495	△788	16.1	△0.6
2014（　　26）	19,615	△880	15.4	△0.7
2015（　　27）	18,280	△1,335	14.4	△1.0
2016（　　28）	17,625	△655	13.9	△0.5
2017（　　29）	16,789	△836	13.3	△0.6
2018（　　30）	15,590	△1,199	12.3	△1.0

注：1997（平成9）年までは菌塗抹陽性肺結核である。1998（平成10）年以降は新活動性分類による。
資料／厚生労働省「結核登録者情報調査」

胞に変性壊死を起こすウイルスは多いが，細胞の増殖を起こすものとして，Ｂ型肝炎ウイルス，Ｃ型肝炎ウイルスによる肝細胞がんの発症，Ｃ型RNAウイルスであるHTLVによる成人Ｔリンパ性白血病の発症などが明らかにされた。また，日和見感染症とカポジ肉腫を多発し，高い死亡率を示し，治療法のないまま急増しつつある**後天性免疫不全症候群**（acquired immuno deficiency syndrome；**AIDS**）すなわちエイズは，**ヒト免疫不全ウイルス**（human immuno deficiency virus；**HIV**）の感染によって引き起こされ，世界の関心を集めている。

●**エイズの流行状況**　世界各地域のエイズ患者は逐年増加した。表2-2は2018年末現在の感染者数である。WHOは，1988年に世界的レベルのエイズまん延防止と，患者・感染者に対する差別，偏見の解消を図ることを目的として，12月1日を「世界エイズデー」と定め，エイズに関する啓発活動などの実施を提唱した。

　図2-8は，わが国のHIV感染者およびエイズ患者報告数の年次推移である。2017（平成29）年12月31日現在のHIV感染者，エイズ患者の累計届け出状況は，それぞれ１万9896人，8936人であり，累積死亡者数は1695人である。わが国のエイズ流行状況は以下のとおりである。

　①2018（平成30）年の新規HIV感染者は940人であった。新規HIV感染者は，日本人男性で，同性間性的接触を感染経路とするものが引き続き多数を占めてい

表2-2●世界の地域別HIV感染者数（推定中央値）（2018年末現在）

	HIV感染者推計数（万人） （成人・子供）
総数	3790
東部・南部アフリカ	2060
ラテンアメリカ・カリブ海沿岸	224
西部・中央アフリカ	500
アジア太平洋	590
東欧・中央アジア	170
中東・北アフリカ	24
西欧・中欧・北アメリカ	220

注：各地域を合計しても総数とは合わない。
資料／UNAIDS（国連合同エイズ計画）：Fact sheet 2019 statistics.

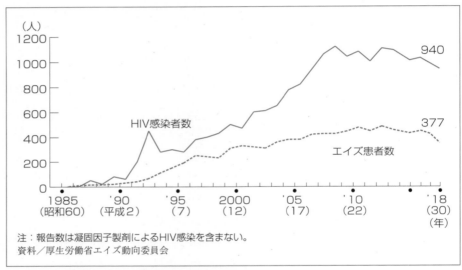

注：報告数は凝固因子製剤によるHIV感染を含まない。
資料／厚生労働省エイズ動向委員会

図2-8●わが国の新規HIV感染者・エイズ患者報告数の推移

る。なお，これまでの最高は2008（平成20）年の1126人である。

②新規エイズ患者の報告件数は377人で，過去14位であった。

③新規HIV感染者の88.0％は性的接触であり，なかでも同性間性的接触が71.3％を占め，異性間性的接触は16.7％となっている。

④新規HIV感染者は，東京都を含む関東・甲信越ブロックの報告が多数を占める（53.0％）。

●**わが国のエイズ対策**　わが国のエイズ対策は，1989（平成1）年に施行された「後天性免疫不全症候群の予防に関する法律」，いわゆる「エイズ予防法」のほか，厚生労働省による，検査体制，医療機関確保，研究・国際協力などの対策の強化をはじめ，啓発活動を国民レベルで強力に推進してきた。

　1999（平成11）年の「感染症法」の施行に伴い，「エイズ予防法」は廃止され，以後の総合的な対策を講じるために策定された「後天性免疫不全症候群に関する特

定感染症予防指針」に基づき，人権や社会的背景に配慮しつつ，HIV感染の予防，適切な医療の提供などの計画的エイズ対策が推進されている。

2 化学物質および物理的要因と疾病

　動物は自己の生命を制約する環境の特殊性に順応し，自らの器官を特別に進化させてきた。人類は自然に順応し，馴化し，抵抗し，征服し，破壊しつつ，繁栄してきた。他の動物が祖先と同じ生活様式を繰り返すのに対し，人類は文明・文化を発達させ，祖先と違った環境と生活様式を子孫に伝えた。人類にとって古くは農業，近くは科学・工業技術の発達が重要な意味をもった。経済的発展は生活を豊かにし自由にした反面，人為によって自然環境は汚染され，工業化と都市化によって社会環境も複雑化し，健康を害することが憂慮されている。さらに，地球温暖化，オゾン層破壊，酸性雨，熱帯林減少，海洋汚染，砂漠化など，地球規模の問題があるが，ここでは比較的身近な問題を取り上げる。

1）化学物質と医薬品

　科学技術は多くの新しい化学物質や医薬品を開発した。これらは人間生活に多くの便益をもたらしたが，同時に有害作用をも引き起こしている。

(1)　医薬品以外の化学物質

●**農薬**　BHCによる牛乳や母乳の汚染，有機リン農薬による中毒，DDTによる自然生態系の変化などが問題となる。農薬はこれに接触した人に起こる急性中毒以外に，農作物に残留して食物汚染の原因となり，さらに空気，水，土壌を汚染し，取り込んだ魚介，鳥獣が危険食品となるなど，多くの問題を起こしている。

●**大気汚染物質**　二酸化硫黄，一酸化炭素，二酸化窒素，浮遊粒子状物質（大気中に浮遊する粒子状物質であって，その粒径が10μm以下のもの）および光化学オキシダントなどの大気汚染物質は，粘膜への刺激，呼吸器への悪影響（気管支喘息の誘発など）を与え，発がん性も懸念されている。

●**ダイオキシン類**　ダイオキシン類については，急性毒性，発がん性，催奇形性などについて動物実験学による指摘があったことから，食品や人体（母乳，血液など）への汚染状況に関する調査も進められ，1999（平成11）年6月，その安全性を評価する指標として耐容1日摂取量（tolerable daily intake；TDI）4 pg/kg/日と定められた。これまでのところ，特に具体的な問題は起きていないが，ダイオキシン類削減対策が推進されている。

●**水質汚染物質**　健康阻害のおそれのある水質汚濁物質に，全シアン，アルキル水銀，鉛，カドミウム，六価クロム，ヒ素，ポリ塩化ビフェニル（PCB），トリクロロエチレンなどの有機塩素化合物，チウラムなどの農薬，その他がある。

●**揮発性有機化合物質**　近年，ホルムアルデヒドなど多くの揮発性有機化合物質が，樹脂加工剤，防菌・防かび剤，防虫加工剤，洗浄剤，噴射剤，あるいは溶剤として家庭用品に用いられ，健康に対する影響が問題視されてきた。これらはシックハウス症候群の原因として取り上げられ，安全な住宅確保の面から一定の規制基準が定められている〔2002（平成14）年4月〕。

●**環境ホルモン**　また，微量の化学物質が「内分泌かく乱化学物質（環境ホルモン）」として，生物生態系に作用し，特定の生物種においてその生殖機能に影響していることが指摘され，このような化学物質が人の内分泌系や生殖機能に何らかの影響を及ぼしているのではないかと調査研究が進められている。

●**アスベスト**　職業性疾病のうち，化学的要因によるものにじん肺，有毒ガス中毒，有機溶剤中毒，重金属中毒がある。

　特に昨今注目されたのがアスベスト（石綿）である。アスベストは天然産の繊維状ケイ酸塩鉱物で，耐熱性など種々の特性を生かし，多くの製品に使用された。繊維が極めて細いため容易に吸い込まれ，長い年月（15〜40年）を経た後にアスベスト肺，悪性中皮腫（胸・腹膜など），肺がんが発生することから1978（昭和53）年，労災認定された。これより先，1975（昭和50）年，代替化が進んだ製品については製造，使用が禁止された。近年の中皮腫増加の事態に的確に対応するため，2003（平成15）年，認定基準が改正された。2004（平成16）年には，アスベスト含有建材，摩擦材，接着材などの使用が禁止され，さらに2005（平成17）年には，建築物の解体作業における曝露防止対策などの充実を図った「石綿障害予防規則」が制定された。

(2)　**医　薬　品**

　今日の医療における優れた成果は，多くの医薬品に支えられている。医薬品の国家承認には，厳しい臨床試験による有用性と安全性が求められている。さらに市販後も，副作用に関する情報収集など，医薬品の安全対策が強く規定されている。それでも医薬品による有害作用が問題となる。この項では化学物質ではない医薬品を含めて述べる。

●**嗜癖，依存症，中毒**　まず，嗜癖や依存性ないし中毒の点で問題となるものに，広義の麻薬がある。アルカロイド系，非アルカロイド系および合成麻薬，覚醒剤（覚醒アミンなど），各種の睡眠薬，精神安定薬や有機溶剤（いわゆるシンナー）などが問題となる。

●**一般的副作用**　医薬品にしばしばみられる一般的副作用としては，消化障害，肝臓・腎臓・神経障害，アレルギー反応，皮膚症状，骨髄低形成（特に顆粒球減少と血小板減少），溶血などである。薬剤によっては，それぞれ特異な副作用・中毒作用を示すものもある。

　抗生物質では過敏症，肝臓・腎臓・血液・神経障害が，抗腫瘍薬では造血器，粘膜，皮膚，毛髪，精巣・卵巣，神経系への障害と免疫抑制が問題となる。ヨード系造影剤の重篤な副作用としてショック，失神，肺水腫，心停止がまれに起こる。

●**血液製剤の危険性**　血液製剤には，保存血液や新鮮血液などの全血製剤，赤血球製剤や血漿製剤などの血液成分剤，ヒト血清アルブミン，免疫グロブリンなど，ヒト血漿を化学的に分画した血漿分画製剤がある。これらの血液製剤では，梅毒，肝炎ウイルス，HIV（エイズ）感染が問題となる。かつて血友病に使用された血液製剤は，多くはアメリカ人の血漿をプールして製造された非加熱血液製剤で，その中に

HIV感染者の血液が混入していたことから，血友病患者の多くにHIV感染を起こしてしまう事態を招いた。

２）物理的要因

　気象，天候，季節変動，日周期変動も人体に影響を与える。気圧が下がり酸素が不足すると高山病に，高度の気圧下では潜水病になる。高温，暑熱で熱中症が，低温，低冷で凍傷，凍瘡が起こる。

●**熱傷**　比較的しばしば起こるのが熱傷で，発赤と疼痛を主とする第１度，水疱を発生する第２度，組織の壊死を伴う第３度，炭化に至る第４度に分類される。熱傷の場合は，局所の変化の程度よりは，その範囲が予後に重大な影響を及ぼす。広い体表面積が熱傷となると，その部位の血管が麻痺したり，血漿が組織的に滲出し，循環血液量が急激に減少してショックとなり，死亡することさえある。

●**その他の損傷**　紫外線に当たり過ぎると，皮膚には熱傷の第１度・第２度に相当する変化，眼には球結膜充血・表層角膜炎，全身症状として発熱，頭痛，不眠，興奮などが起こる。光感作物質を含む医薬品，化粧品の使用後には皮膚障害が惹起されることがある。

　自動車，電車，船，飛行機に乗って起こる動揺病（乗物酔），感電による電撃傷，爆発による傷害，工具，機械などの振動による白ろう病などが起こる。さらに交通事故，高所よりの転落，スポーツによる傷害，刀，銃，その他による外傷もある。その形により，切創，刺傷，爆創，挫滅創などとよぶが，創を伴わないときでも打撲傷，捻挫などがあり，骨折を伴うことがある。

　放射線障害として，熱傷，潰瘍，脱毛，白内障，造血障害，白血病やがんの発生，奇形児の出産，加齢の促進などが起こることがある。

7．免疫・自己免疫・アレルギーと疾病

❶　免疫の機能

●**非自己の認識と機能**　生体は，細菌，ウイルスなどの病原微生物の侵入を受けると，白血球を動員したり，CRP（C反応性たんぱく），その他の非特異防御機構を促進して防衛する。さらに病原体を非自己と認識して，これと特異的に作用する抗体を産生して防御する。この現象を**免疫**という。病原体に対する免疫は，感染症の予防と治癒に大きな働きをする。**免疫担当細胞**には，骨髄由来のB細胞と胸腺由来のT細胞の2種類がある。B細胞はT細胞の調節を受けながら体液性抗体を産生し，T細胞は細胞性抗体をもつ細胞に分化し，遅延性アレルギー，臓器移植などに重大な関係をもつ。このように免疫には抗体を介するもののほか，細胞を介するものがある。免疫は病原体に対して起こるだけでなく，異種動物の成分，自己以外の同種動物の成分に対しても起こる。

❷　自己免疫

●**自己免疫の発生機序**　バーネット（Burnet, S. M.）は，**自己免疫**という概念を提唱した（1956年）。自己免疫とは「自己の正常な成分に対して，ある条件のもとで起

こる免疫」である。自己免疫の発生機序は，①抗原*が抗体産生組織から隔離されているため寛容性が得られないもののほか，②抗原の修飾によるもの，③抗体産生組織の側の異常によるものがあるが，結局，生体が自己の体成分に対してもっている寛容性が破れ，それにより血中抗体，感作されたリンパ球のいずれか，あるいは双方によって対応する臓器や組織が障害されるに至るものである。

　自己免疫の考え方は広く受け入れられ，橋本病，後天性溶血性貧血，特発性血小板減少性紫斑病，エリテマトーデス，アジソン病，重症筋無力症，ある種の糖尿病（1型糖尿病）など，多くの疾患が自己免疫に由来するものとみなされている。これまで原因不明であった疾患のなかには，自己免疫に由来することが推定されるものも少なくなく，今後の解明が期待されている。

■3 免疫のもつ不利な現象

　免疫は生体にとって有利な現象ばかりでなく，**アレルギー反応**など不利な現象となることがある。アレルギー反応は，ある抗原に対して生体が感作され，免疫学的機序によって組織傷害を招く過敏反応である。アレルギー反応は，発症に関与する免疫学的機序の違いによりI〜IV型に分類される。

1）I型アレルギー反応

　I型アレルギー反応は，アナフィラキシー型反応ともよばれ，IgE免疫グロブリンが関与する過敏症である。IgE抗体が抗原と反応することにより，好塩基球，肥満細胞からヒスタミン，セロトニン，ブラジキニンなどのアレルギー反応伝達物質が放出され，平滑筋収縮，血管拡張，透過性亢進をもたらし，アナフィラキシー，気管支喘息，アレルギー性鼻炎，蕁麻疹などを起こす。

2）II型アレルギー反応

　II型アレルギー反応は，細胞表面に対する抗体によって起こる反応で，補体活性化による細胞溶解のほかに，IgG-FcレセプターあるいはC3レセプターを介しての網内系細胞による捕捉，IgG-FcレセプターをもつK細胞による抗体依存性細胞性細胞傷害によって細胞が破壊される。血液型不適合輸血，Rh型不適合による新生児黄疸，自己免疫性溶血性貧血などがこの型に属する。

3）III型アレルギー反応

　III型アレルギー反応は，免疫複合体による組織傷害で，可溶性免疫複合体の沈着によって起こる血管炎，腎炎（溶血性レンサ球菌感染後糸球体腎炎）などである。

4）IV型アレルギー反応

　IV型アレルギー反応は遅延型アレルギーともよばれ，マクロファージの集積，肉芽腫形成を起こす。サルコイドーシス，結核，接触皮膚炎などがある。

***抗原**：非自己の物質が体内に侵入した場合，免疫応答を特異的に誘起する物質。通常，血清中に抗体が出現し，認められる。一般に分子量が約1万以上のたんぱく質，たんぱく多糖の複合体，または脂質との複合体などが抗原となる。

8．生活習慣要因と疾病

　　第2次世界大戦後のわが国の疾病構造と死因が大きく変貌したことは先に示した。ここでは広い意味の生活環境と生活習慣，なかでも重要な食生活の変化をみておこう。

　　図2-9は，第2次世界大戦後の荒廃した日本経済が立ち上がり，離陸した1955（昭和30）年を基点に，横軸に年次を，縦軸には1955年を100とした場合の種々の要因の推移を示したものである。曲線1は後で述べる生活習慣病のなかの重要な疾病である糖尿病患者の死亡数であり，曲線3は電話の回線数であるが，1と3との間にはきれいな相関関係がある。糖尿病死亡数は，曲線4の自動車台数，曲線6の砂糖の年間消費量など，ここにかかげたいずれの要因とも相関している。この研究成果を認めた根岸ら[2]は，糖尿病（死亡数）の増加は，日本経済の発展，工業化，生活習慣の西欧化などの進み方など，社会環境，生活環境の変化と深く関係すると解釈した。

　　図中の糖尿病（死亡数）は心筋梗塞や脂質異常症あるいは一部のがんに置きかえても，なんら支障なくあてはまる。次に述べる生活習慣病や近年注目されてきたメタボリックシンドロームを予見する成績として貴重な指摘であった。

　　表2-3は，厚生労働省の国民健康・栄養調査の結果で，1965（昭和40）年から

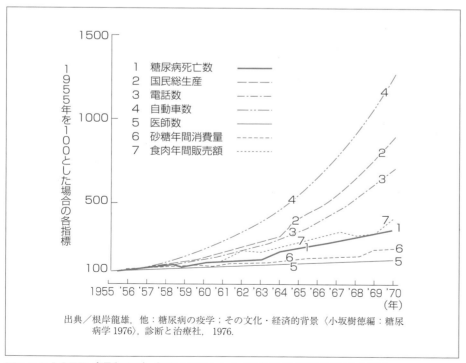

出典／根岸龍雄，他：糖尿病の疫学；その文化・経済的背景〈小坂樹徳編：糖尿病学 1976〉，診断と治療社，1976.

図2-9●1955（昭和30）年を100とした場合の各指標の増加の傾向

表2-3●栄養摂取量（全国1人1日当たり，栄養の種類・年次別）

		1965 (昭和40)	1970 (45)	1975 (50)	1980 (55)	1985 (60)	1990 (平成2)	1995 (7)	2000 (12)	2005 (17)	2010 (22)	2015 (27)	2018 (30)
エネルギー	kcal	2184	2210	2188	2084	2088	2026	2042	1948	1904	1849	1889	1900
たんぱく質 { 総量	g	71.3	77.6	80.0	77.9	79.0	78.7	81.5	77.7	71.1	67.3	69.1	70.4
{ 動物性	g	28.5	34.2	38.9	39.2	40.1	41.4	44.4	41.7	38.3	36.0	37.3	38.9
脂　肪 { 総量	g	36.0	46.5	52.0	52.4	56.9	56.9	59.9	57.4	53.9	53.7	57.0	60.4
{ 動物性	g	14.3	20.9	27.4	27.2	27.6	27.5	29.8	28.8	27.3	27.1	28.7	31.8
炭水化物	g	384	368	337	313	298	287	280	266	267	258	258	251

注：昭和40，45年は「三訂日本食品標準成分表」をもとに作成。
資料／厚生労働省「国民健康・栄養調査」

　2018（平成30）年までの国民1人当たりのエネルギー，たんぱく質，脂肪，炭水化物の摂取量を示している。エネルギー摂取量は減少傾向から近年は横ばい傾向となっている。たんぱく質は総量，動物性たんぱく質摂取量とも，一時増加したが近年は減少傾向を示している。脂肪は総量，動物性脂肪摂取量とも近年は増加傾向を示している。さらに炭水化物は年を追うごとに徐々に減り，2018（平成30）年には1965年の約2/3となっている。

　図2-10は，摂取エネルギーに占める各栄養素のエネルギーの割合で，近年，糖質によるエネルギー量が減り，脂質によるエネルギー量の増加がはっきり読みとれる。アメリカでは脂肪の占めるエネルギーの割合は35％を超え，特に動物性脂肪が多く，肥満，脂質異常症，糖尿病，心血管疾患を多発させている。また後で述べるように，脂肪，特に動物性脂肪の摂取量は代謝疾患や虚血性心疾患との関連が強いこ

	たんぱく質	脂質	炭水化物	
1975（昭和50）年	14.6	22.3	63.1	2188kcal
1980（55）年	14.9	23.6	61.5	2084kcal
1985（60）年	15.1	24.5	60.4	2088kcal
1990（平成2）年	15.5	25.3	59.2	2026kcal
1995（7）年	16.0	26.4	57.6	2042kcal
2000（12）年	15.9	26.5	57.5	1948kcal
2005（17）年	15.1	25.3	59.7	1904kcal
2010（22）年	14.7	25.9	59.4	1849kcal
2015（27）年	14.7	26.9	58.4	1889kcal
2018（30）年	14.9	28.3	56.8	1900kcal

資料／厚生労働省「国民健康・栄養調査」

図2-10●エネルギーの栄養素別摂取構成比（年次推移）

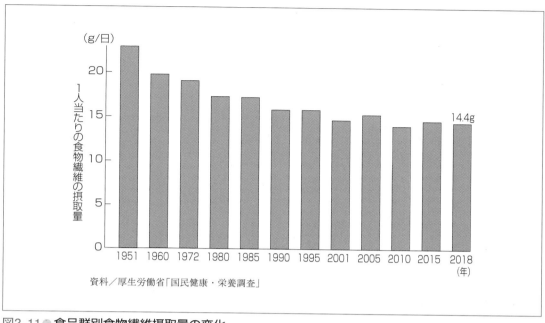

（g/日）

１人当たりの食物繊維の摂取量

14.4g

1951　1960　1972　1980　1985　1990　1995　2001　2005　2010　2015　2018
（年）

資料／厚生労働省「国民健康・栄養調査」

図2-11●**食品群別食物繊維摂取量の変化**

とから，今後の推移に関心が寄せられる。

　食品については，図2-11にみるように，わが国の食物繊維*摂取量が近年漸減（ぜんげん）し，成人１日の目標量18〜21ｇ以上を割っていることは危惧（きぐ）される。

■1 **「成人病」から「生活習慣病」へ**

　第２次世界大戦後，国民の疾病（しっぺい）構造が大きく変貌（へんぼう）したことを受け，厚生省（現厚生労働省）は昭和30年代初頭，「脳卒中，心疾患，がんなど，40歳前後から急に死亡率が高くなり，しかも死因のなかでも高位を占める40〜60歳の働き盛りの疾病」を「**成人病**」（行政用語）とよび，早期診断・早期治療（２次予防）を推進した。健康診査の普及と相まって一定の成果をあげたが，脳血管障害，虚血性心疾患などの動脈硬化に基づく血管障害，およびそれを促進する高血圧，脂質異常症，糖尿病，がんは増加が続いた。これらの諸疾患の発症は，生活環境・生活習慣に深く関係する（life style related）ことから，厚生省は，国民に生活習慣の重要性を喚起（かんき）し，健康に対する自発性を促し，生涯を通じた生活習慣の改善のための個人の努力を社会全体で支援する体制を整備するため，1996（平成８）年12月，公衆衛生審議会の答申を受け，「**生活習慣病**」という行政用語を導入した。これまでの「成人病」対策として２次予防に重点を置いた対策に加えて，生活習慣の改善による発症予防（１次予防）対策を強力に推進することにした。

■2 **生活習慣が関与する主要な疾病・病態**

　地球上の一部の国・地域では，今日においても食糧不足，貧困，劣悪な生活環境

＊**食物繊維**：人間の消化酵素では加水分解を受けにくく，大腸で一部または大部分が腸内細菌によって加水分解を受ける植物成分。

が健康に深刻な影響を及ぼしている。長期にわたる栄養不足は健康を極度に害している。感染症にかかりやすく，重症化し，死に至る。

　一方，多くの先進国では，過食と運動不足などの生活習慣が多くの重要な疾患の発症を促進しており，将来に向かっていっそう深刻な問題となっている。

1）肥満とその問題点

　生物は生きていくために，また活動するためにエネルギーを必要とする。必要とするエネルギーは食物から摂取し（摂取エネルギー），生活活動によってエネルギーは消費される（消費エネルギー）。摂取エネルギーが消費エネルギーより多い場合（過食と運動不足がこれにあたる），余分となったエネルギーは脂肪として体に蓄えられる。「体脂肪が普通の人より過剰に蓄積した状態」が肥満である。肥満の判定は身長に対する体重の割合によるのが一般的であり，現在，国際的に広く用いられているのがボディーマス指数（body mass index；BMI）である。

　　BMI ＝（体重kg）／（身長m）^{2}

このようにBMIの算出は簡便であり，かつ体脂肪量と比較的よく相関する。

　表2-4は，BMIによる**肥満の判定基準**で，日本肥満学会の基準はWHOより厳しいものになっている。これは，日本人は先進国のなかで肥満の頻度および程度が最も低い民族であることのほか，肥満に関連する多くの疾病（後述する。表2-5参照）の発症を抑制しようとする意図によるものと考えてよい。

　図2-12は，日本人の第2次世界大戦後の年齢別のBMI（平均）の推移である。男性では，戦後間もない1947（昭和22）年は若年層のBMIが高く，高年齢者で低くなっているが，その後10年きざみの推移をみると，BMIは全年齢層で高くなり，1988（昭和53）年には40歳代，50歳代では23kg/m^{2}を超えている。一方，女性は，1957（昭和32）年に比べ1967（昭和42）年には各年齢層ともBMIは高くなっているが，その後は若年層でBMIは異常に低く，中年以降，急激に高くなっている。若い女性にみられるこの現象は，筆者の調べたところでは日本女性に特有で，おそらくは極端なダイエットによるものと推測される。

●**肥満のタイプ**　近年，肥満の程度だけでなく脂肪が身体のどの部位に蓄積しているかが問題になってきた。図2-13はその点を模式化したもので，西洋梨とリンゴの

表2-4 ● BMIによる肥満の判定

BMI（kg／m^2）	日本肥満学会	WHO
＜18.5	低体重	under weight
18.5〜＜25	普通体重	normal range
25 〜＜30	肥満（1度）	preobese
30 〜＜35	肥満（2度）	obese class 1
35 〜＜40	肥満（3度）	obese class 2
40 〜	肥満（4度）	obese class 3

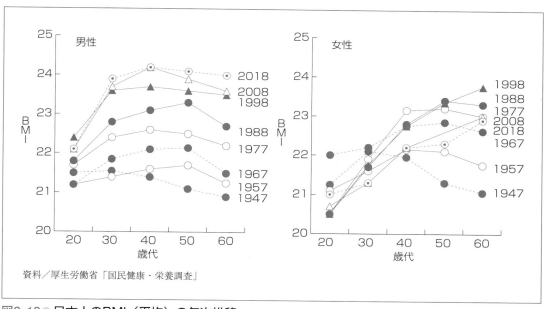

資料／厚生労働省「国民健康・栄養調査」

図2-12● 日本人のBMI（平均）の年次推移

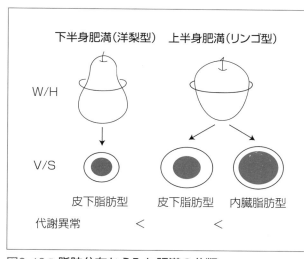

図2-13● 脂肪分布からみた肥満の分類

表2-5● 肥満と疾患

・糖尿病，脂質異常，高尿酸血症などの代謝疾患
・高血圧，動脈硬化性心・脳・腎血管障害などの循環器疾患
・脂肪肝，胆石症などの消化器疾患
・睡眠時無呼吸症候群などの呼吸器疾患
・変形性膝関節症などの整形外科疾患
・月経異常，不妊症などの産婦人科疾患
・がん
・交通事故，自殺，その他

モデル図の真ん中の輪は臍の高さを示す。**上半身肥満**は腹部を中心に脂肪が蓄積するタイプで腹部型肥満，リンゴ型肥満，男性型肥満ともよばれる。**下半身肥満**は下半身から尻にかけて脂肪のたまるタイプで，殿部型肥満，洋梨型肥満，女性型肥満ともよばれる。この両者の区別はウエスト/ヒップ比（W/H比）で判定する。W/H比が男性では1.0以上，女性では0.9以上の場合は上半身肥満と判定する。さらに最近では，上半身肥満のなかでも脂肪が腹腔内臓器の周囲にたまる**内臓脂肪型肥満**か，皮下にたまる**皮下脂肪型肥満**かを区別するようになった。

　　肥満が医学上問題になるのは，個人差はあるが，肥満の程度の強いほど，また上半身肥満，内臓脂肪型肥満ほど，表2-5に示すような種々の疾患を合併（発症）する頻度が高くなるからである。医学的見地から，治療を必要とする肥満を「肥満症」とよんでいる。現在のところ肥満に伴う健康上の問題がなくても，そのまま放置していると将来，合併症を起こす可能性の特に高いと予想される肥満を「**ハイリスク肥満**」とよび，上半身肥満や内臓脂肪型肥満がこれに入る。肥満と判定する基準を満たさなくても，上半身肥満や内臓脂肪型肥満はやはり問題の合併症の発生率が高いことが判明してきたので，ハイリスクの状態にあるものと判断して，「**かくれ肥満**」とよんでいる。

2）肥満によって発症を促進される疾患としての糖尿病

　　表2-5に示したように肥満と関係する多くの疾患があるが，ここでは糖尿病を取り上げ，生活習慣要因と疾病との関係を述べる。

　　第2次世界大戦後の日本経済の発展と糖尿病死亡数の相関についてはすでに述べた。糖尿病，特に2型糖尿病は遺伝的に規定されている疾患であるが，発症は生活習慣要因と深く関連し，増加の一途をたどっている。肥満は2型糖尿病を促進する因子として最も注目されている。図2-14は，40歳以降に発症した2型糖尿病患者と，某企業の40歳以上の健康な職員について，過去の最大肥満度を調べたものである。2型糖尿病では，発病前に肥満していた者が非糖尿病者に比べ明らかに多く，肥満の程度も著しく強かったことがわかる。

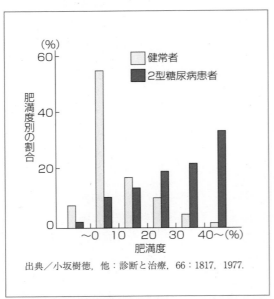

出典／小坂樹徳，他：診断と治療，66：1817，1977.

図2-14●40歳以降に発病した2型糖尿病患者と健常者の肥満度

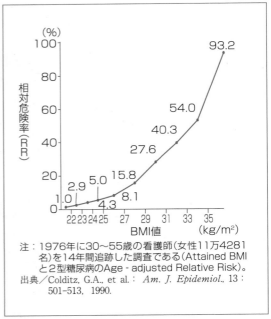

注：1976年に30～55歳の看護師（女性11万4281名）を14年間追跡した調査である（Attained BMIと2型糖尿病のAge - adjusted Relative Risk）。
出典／Colditz, G.A., et al.: *Am. J. Epidemiol.*, 13：501-513, 1990.

図2-15●アメリカの看護師の肥満度調査

　図2-15は，アメリカの有名なNurse's Health Study〔コルディッツ（Colditz, G. A.）らの調査（1990年）〕で，30〜55歳の看護師11万4281名を14年間追跡した際の２型糖尿病の発症の相対危険率（relative risk；RR）を，追跡開始時のBMI 22kg/m²未満を基準にして示したものである。２型糖尿病発症の相対危険率（RR）は，BMI 24kg/m²台であった者ですでに５倍，その後もBMIの高かった者ほど高率であったことが示されている。過食と運動不足，それに伴う肥満は２型糖尿病の最も強い発症促進因子であることは，その他の多くの研究調査で明示されている。

３）生活習慣・危険因子と血管障害

　図2-16は，動脈硬化性血管障害の遠因ともなっている生活習慣要因，その生活習慣によって発症が促進された危険因子としての諸疾患とその他の危険因子，それらの危険因子の集積から発病する血管障害という一連のつながりをまとめたものである。生活習慣要因としては高エネルギー，高脂肪，高塩分などの食事の問題と，運動不足，過剰なストレスなどが特に問題であり，それらによって高血圧，脂質異常症，肥満，糖尿病の発症が促進されて危険因子となる。危険因子にはこれとは別に遺伝，年齢，性がある。これらの危険因子が重複すれば動脈硬化は促進され，虚血性心疾患，脳卒中，腎不全へと進展する。

　動脈硬化とそれに基づく血管障害の研究は，従来，糖代謝異常，脂質代謝異常，高血圧など個々の危険因子とその集積として行われてきたが，近年これらの危険因子が集簇して存在する病態の重要性が指摘され，表2-6のように**メタボリックシンドローム**（metabolic syndrome）として注目されている。表2-7はメタボリックシンドロームの代表的な診断基準を比較したものである。この症候群の背景には，複数の遺伝子が関与し，生活習慣のひずみによって形成されるものと考えられ，その実態の解明とその対策が進められている。

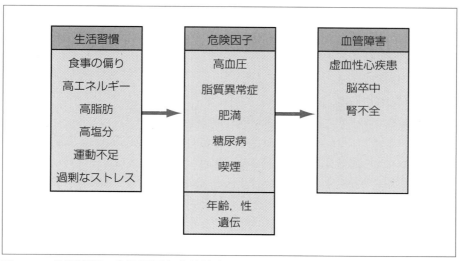

図2-16●生活習慣・危険因子と血管障害

表2-6● メタボリックシンドローム

syndrome X （X症候群） Reaven, G. M., 1988	インスリン抵抗性 高インスリン血症 耐糖能異常 高トリグリセリド血症 低HDLコレステロール血症 高血圧
deadly quartet （死の四重奏） Kaplan, N. M., 1989	上半身肥満 耐糖能異常 高トリグリセリド血症 高血圧
syndrome of insulin resistance （インスリン抵抗性症候群） DeFronzo, R. A.ら，1991	肥満 2型糖尿病 高血圧 動脈硬化性疾患 脂質代謝異常 高インスリン血症
visceral fat obesity （内臓脂肪型肥満） 藤岡，松沢ら，1987	内臓脂肪蓄積 肥満 耐糖能異常 高脂血症 高血圧
visceral fat syndrome （内臓脂肪症候群） 中村，松沢ら，1994	内臓脂肪蓄積 耐糖能異常 高脂血症 高血圧

9. 細胞の病的増殖－腫瘍

　組織・細胞の一部が生体の統御を破って異常に増殖し，腫瘤を形成したものを腫瘍という。腫瘍には良性と悪性とがある。悪性腫瘍は一般に発育が速く，周囲に浸潤性に増殖し，また遠隔臓器に転移する。

　悪性腫瘍のうち，上皮性細胞から発生したものが**がん**，非上皮性細胞から発生したものが**肉腫**である。

1 発がんとその機構

　正常細胞ががん化することを**発がん**（carcinogenesis）という。

　医学の進歩により，①がんは遺伝子の病気であること，②がんは生活のなかで発がん物質によって特定の遺伝子に異常が惹起されて発生すること，がわかってきた。このような見方からすれば，がんは生活習慣病としてとらえることができる。

　がんは遺伝子変異を基盤に発症する疾患であるが，同じように遺伝疾患とされる染色体異常，単一遺伝子病，多因子疾患とは異なる点がある。がん以外の遺伝疾患の遺伝子型は性細胞を含む身体の全細胞に共通であり，次世代に受け継がれる。これに対し，がんにおける遺伝子変異は特定の体細胞だけに認められ，ほかの体細胞

表2-7 ● メタボリックシンドロームの代表的な診断基準の比較

	WHO*1 (1999)	NCEP-ATPⅢ*2 (2001)	IDF*3 (2005)	日本*4 (2005)
定義	糖尿病，空腹時高血糖，耐糖能障害，またはインスリン抵抗性が必須項目 上記に加え下記5項目から2項目以上	下記のうちから3項目以上	中心性肥満（民族別のウエスト周囲長で男女別に定義）が必須 上記を除く下記4項目から2項目	中心性肥満（ウエスト周囲長）が必須 上記を除く下記4項目から2項目以上（トリグリセリドとHDL-Cはどちらか一方でも満たせば1項目とする）
肥満	ウエスト・ヒップ比＞0.85（女性）＞0.90（男性）またはBMI＞30kg/m²	ウエスト周囲長＞88cm（女性）＞102cm（男性）	ウエスト周囲長を民族別に定義 アジア系は≧80cm（女性），≧90cm（男性） 日本人は≧90cm（女性），≧85cm（男性）	ウエスト周囲長または内臓脂肪面積≧90cm（女性）≧85cm（男性）または内臓脂肪面積≧100cm²
トリグリセリド（mg/dL）	≧150	≧150	≧150 または薬物治療中	≧150 または薬物治療中
HDL-C（mg/dL）	＜39（女性）＜35（男性）	＜50（女性）＜40（男性）	＜50（女性）＜40（男性）または薬物治療中	＜40 または薬物治療中
血圧（mmHg）	≧140／90	≧130／85	≧130／85 または薬物治療中	≧130／85 または薬物治療中
尿中アルブミン	尿中アルブミン排泄率≧20μg/分，またはアルブミン・クレアチニン比≧30mg/g			
空腹時血糖（mg/dL）	空腹時血糖だけでなく，上記の耐糖能に関する異常のいずれかが必須項目	≧110	≧100 または2型糖尿病	≧110 または薬物治療中

＊1：World Heath Organization
＊2：National Cholesterol Education Program Adult Treatment Panel Ⅲ：Circulation
＊3：International Diabetes Federation
＊4：メタボリックシンドローム診断基準委員会（日内会誌，94：794，2005）

には存在せず，メンデル遺伝は示さない。がん細胞中の遺伝子には，染色体異常のような大きな変化から点変異に至る多様な変化が認められ，その多様性ががんの個性を作り出すと考えられている。

2 細胞の突然変異とがん化

1）細胞の突然変異

　細胞の突然変異は，100万個当たり1〜10個の割合で常に起きているといわれる。人体の細胞は60兆個とされているから，単純計算すると，常時，数百万〜数千個の細胞が突然変異を起こしていることになる。遺伝子に異常が起こって細胞が変異し

ても，小さな変異（傷）の場合にはそれは修復されて元の正常な細胞に戻るが，大きな変異（傷）の場合は細胞は死滅する。がん細胞は突然変異を起こした細胞であるが，細胞の突然変異が，すべてがん細胞になるわけではない。

2）がん遺伝子とがん抑制遺伝子

　ある遺伝子，その遺伝子は本来，がんになるように働いている遺伝子ではなく，細胞の分化・増殖に関与する遺伝子であるが，その遺伝子が活性化されるとがんの発生に関係してくることから，このような遺伝子を**がん遺伝子**とよんでおり，現在までに約100種類発見されている。がん遺伝子は活性化することによってがん化に結びつく遺伝子であるので，1対の遺伝子のうち一方に異常が起こると，活性化されて，がん化に結びつく。

　これに対して，ある遺伝子が機能を失うとがん化に結びつくことがわかってきた。このような遺伝子は本来，細胞のがん化を抑えている遺伝子であることから，**がん抑制遺伝子**とよばれ，現在までに約10種類以上発見されている。がん抑制遺伝子は，失活したときがん化に結びつくので，1対の遺伝子の一方に異常が起きても，片方が働いていればがん化に結びつかず，両方が失活したとき初めてがん化に結びつく（図2-17）。

3）細胞のがん化の機構

　細胞のがん化は上述のように特定の遺伝子の1つの異常によって起こるのではなく，いくつかの遺伝子異常が重なり合って起こってくることが明らかになった。発がんの機構は大腸がんで最も詳しく研究された（図2-18）。それは，大腸の正常粘膜からポリープが発生し，ポリープから早期がんができ，進行がんへと進行するが，それぞれの段階を内視鏡で観察することができ，それぞれの段階で切除した豊富な生検材料から分析できたからである。

　大腸の正常な粘膜細胞にAPC遺伝子（第5染色体，がん抑制遺伝子）の異常（不活性化）が起こると，正常な増殖制御システムが破綻して増殖速度が速くなるとともに，粘膜に小さな腺腫（ポリープ）ができる。遺伝子異常がAPC遺伝子に限られている間は腺腫はあまり大きくならないが，これにK-ras遺伝子（第12染色体，

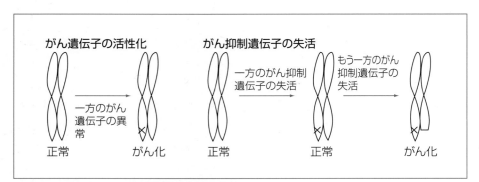

図2-17●発がんに関与する遺伝子とその変異

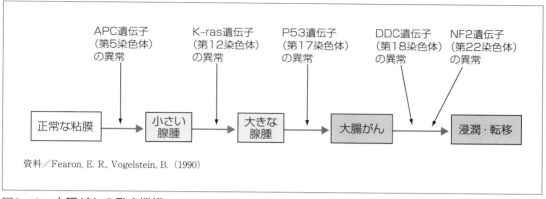

図2-18◉**大腸がんの発症機構**

がん遺伝子）の異常（活性化）が加わると，細胞の性質が変わり腺腫は大きくなる。

　この段階では腫瘍（細胞）は良性にとどまっているが，これにP 53遺伝子（第17染色体，がん抑制遺伝子）の異常（不活性化）が加わると，悪性のがん細胞となり大腸がんができる。

　さらにDDC遺伝子（第18染色体，がん抑制遺伝子），NF 2 遺伝子（第22染色体，がん抑制遺伝子）に異常（不活性化）が起こると，周りに浸潤したり転移したりする。発がんはこのようにいくつもの遺伝子異常が積み重なって起こることから，**多段階発がん**とよばれる。ほかのがんもおそらく大腸がんと同じ機構で発症してくるものと考えられている。

3 発がんにおける遺伝，個体差，加齢，環境因子などの役割

1）遺　伝

　遺伝が強くかかわっているがん（遺伝がん）は20種類ぐらい知られており，幼児や子どもに起こる特殊ながんも遺伝の関与が考えられている。家族性遺伝性がんの場合，がん細胞には様々な遺伝子変化が認められるが，ほかの体細胞では，ほとんどメンデル遺伝則に従う遺伝子変異が一方の対立遺伝子に認められる。

　すでにがん抑制遺伝子異常を親から受け継いでいる場合は，そうでない者よりがんを起こしやすい。たとえばAPC遺伝子異常をもつ者は大腸がんを，BRCA遺伝子異常があると乳がんを，またP 53遺伝子異常をもつ者は種々のがんを，それぞれ起こしやすい。

　同じ臓器がんでもタイプによって遺伝の関与の程度が違うことが知られている。たとえば肺がんのうち腺がんは環境因子よりも遺伝との関係が深く，扁平上皮がんは環境因子，特にたばことの関係が深い。大腸がんのうちポリープから起こってくるがんは環境因子の影響を受けやすく，非ポリープ型のものは遺伝とより強く関係していると考えられている。乳がんも閉経前に発症するものは遺伝との関係が深く，一方，閉経後に発症する乳がんは環境因子の関与が大きいという。

　一卵性双生児についての調査によれば，がんが同じ臓器，同じタイプ，同じ年齢

で起こることはほとんど認められず，一般にがん発生には，遺伝よりほかの因子が強く関与しているものと考えられている。

2）性差，個体差，加齢

男性は女性に比べがんを起こしやすい。その理由は不明であるが，発がん物質の非発がん化が男性で劣る，あるいは活性酸素の産生が男性で多い，などが考えられている。

発がん物質をより活性化する酵素_{こうそ}，解毒化する酵素の活性にかなりの個人差があるといわれている。

がんは加齢とともに多くなることから，がんは一種の老化病ともいわれる。図2-19にみるように，100万人当たりのがん死亡者数は加齢とともに急増し，40〜80歳までは5年ごとに2倍になるといわれている。がんが高齢者で多い理由として，①老化した細胞はがん化しやすい，②がんは多段階発症するとなると，加齢問題の遺伝子が異常を起こす機会は増し，それらが時間とともに集積され，がん化する機会が多くなる，③細胞ががん化しても，臨床的に問題になるには長い歳月がかかる，などがあげられている。

3）生活環境・生活習慣などの外的要因

遺伝性がんを除き，多くのがんの発生には，遺伝より環境因子，生活習慣の関与が大きいと考えられている。

図2-20は，がんに関するこれまでの疫学的_{えきがく}データをもとに，イギリスのドール（Doll, R.）博士ががん発生の外的要因を推定した結果である。食事，喫煙，慢性炎症が主要な要因となっている。

日系米国人の一世，二世では，日本人に比べ胃がんは少なく，大腸がんが多くな

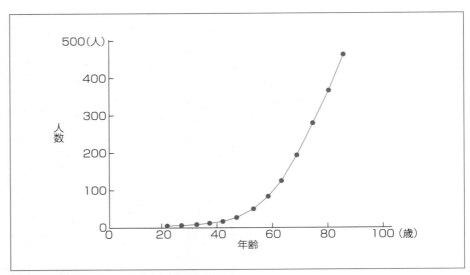

図2-19●100万人当たりの年齢別がん死亡者数

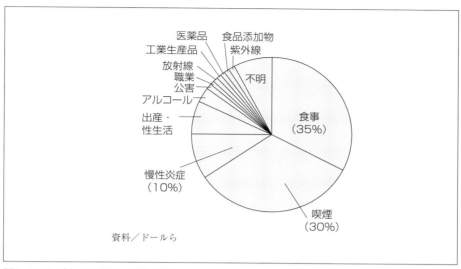

図2-20 ● がんの外的な発生要因

資料／ドールら

表2-8 ● がん予防のための食生活14か条

1. 食事内容：野菜や果物，豆類，精製度の低いでんぷん質などの主食食品が豊富な食事をする
2. 体重：BMI〔体重kg/(身長m)²〕を18.5〜25に維持し，成人期の体重増加は5kg未満とする
3. 身体活動：1日1時間の速歩を行い，1週間に合計1時間は強度の強い運動を行う
4. 野菜と果物：1日400〜800gまたは5皿以上（1皿は80g相当）の野菜類や果物類を食べる
5. その他の植物性食品：1日に600〜800gまたは7皿以上の穀類，豆類，いも類，バナナなどを食べる
6. 飲酒：飲酒は勧められない。飲むなら男性は1日2杯（＝日本酒1合），女性は1杯以下
7. 肉類：赤身の肉を1日80g以下に抑える（赤身の肉とは，牛肉，羊肉，豚肉）
8. 総脂肪量：動物性脂肪を控え，植物油を使用して総エネルギーの15〜30％の範囲に抑える
9. 塩分：塩分は1日6g以下。調味に香辛料やハーブを使用し，減塩の工夫をする（酢の使用もよい）
10. かびの防止：常温で長時間放置したり，かびが生えた食物は食べないようにする
11. 冷蔵庫での保存：腐敗しやすい食物の保存は，冷蔵庫で冷凍か冷却する
12. 食品添加物と残留物：添加物，汚染物質，その他の残留物は，適切な規制下では特に心配はいらない
13. 調理法：黒焦げの食物を避け，直火焼きの肉や魚，塩干・燻製食品は控える
14. 栄養補助食品：この勧告を守れば，あえて摂る必要はなく，がん予防にも役立たない

資料／世界がん研究財団，アメリカがん研究財団

り，白人と変わらなくなっている。近年，日本人も胃がんが減り，大腸がんが多くなっており，これには主として食生活（食品の質と量）が関係していると推定されている。表2-8は，世界がん研究財団とアメリカがん研究財団によるもので，これまでの食生活とがんに関する世界の5000余の学術論文を15名の専門家が丹念に分析

し，1997年7月に発表した，「食品・栄養とがん予防」という莫大な報告のなかから抽出した「がん予防のための食生活14か条」であり，食生活とがん発生の関係について大きな示唆を与えている。

　たばこの煙には多種類の発がん物質が含まれている。図2-21は，がんセンターの（故）平山雄疫学部長の調査結果で，喫煙者は非喫煙者に比べ，どのがんによる死亡がどの程度多いかを示したものである。これまでの多くの調査成績から，喫煙と確実に関係のあるのは口腔がん，喉頭がん，肺がん，食道がん，膵臓がん，膀胱がんであり，その他のがんの発生リスクも高めるであろうと推定されている。肺がんによる死亡率は，喫煙を始めた年齢が若いほど，また1日の喫煙本数が多いほど高い。さらに夫が家庭内で喫煙すると受動喫煙（自分は喫煙しないのに，たばこの煙を吸うこと）を強いられている妻の肺がん発生リスクは，夫の喫煙量に応じて増加することも指摘されている。

　慢性炎症の発がんとの関連が注目されている。特にウイルス感染が問題で，HTLVによる成人T細胞白血病，C型およびB型肝炎ウイルスによる肝細胞がんの発症については本章Ⅱ-C-6「外部環境要因と疾病」を参照されたい。近年，胃潰瘍で高率に検出されるヘリコバクター・ピロリによる胃がんの発生が指摘されている。

　排気ガスには発がん性のあるカーボンブラックやディーゼル粒子が含まれており，ダイオキシンにも発がん性がある。診断や治療に用いられる放射線，広島，長崎に投下された原子爆弾による放射能は白血病や悪性リンパ腫の発生を促進し，チェルノブイリの原子力発電所事故の放射能は甲状腺がんを多発させた。

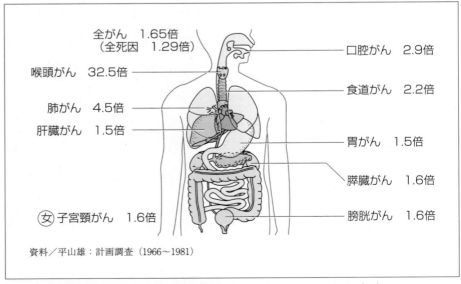

資料／平山雄：計画調査（1966〜1981）

図2-21●非喫煙者と比較した喫煙者のがんによる死亡の危険性（男）

4 **がん細胞の特性－増殖と転移**

　がんの悪性を示すものに，周囲組織への浸潤<ruby>浸潤<rt>しんじゅん</rt></ruby>と遠隔臓器への転移による調和を逸脱した異常増殖がある。

　がん細胞が周囲組織へ浸潤する機構は十分明らかにされてはいないが，がん細胞の強い増殖性と高い細胞密度による外部への進行，がん細胞の相互接着が弱く，細胞遊走が高いための浸潤性などが指摘されている。これに対する宿主<ruby>宿主<rt>しゅくしゅ</rt></ruby>側の反応性，抵抗性，受容性も問題である。

　原発巣から遊離したがん細胞の多くは，リンパ球などによって破壊されるが，脈管内に侵入したがん細胞は血流やリンパ流に乗って臓器脈管内に付着した後，脈管外へ脱出し，そこで増殖するのが**がんの転移**である。転移するのはがん細胞の特性である。

　がん細胞が増殖し，発育を続けるには酸素と栄養分の供給を受けることが不可欠で，そのための血管形成がないと，がんは径１cm以上に発育することはないといわれている。図2-22は，がんが血管（腫瘍血管）を新生する様式<ruby>様式<rt>ようしき</rt></ruby>を模式的に示したものである。血管が新生されると，がんは急速に増殖する。血管新生が強いほど増殖は速やかで，より悪性である。血管新生には，多くの血管新生因子と血管新生抑制因子が関与するが，最も注目されているのが，血管内皮細胞増殖因子（vascular endothelial growth factor；VEGF）である。このVEGFが出現しているがんは，出現していないがんに比べ，発育が速やかで悪性度が高く，予後不良であることが，

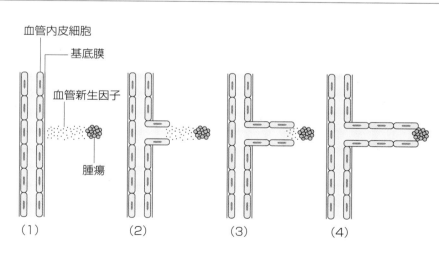

(1)：腫瘍細胞や周囲の間質から血管新生因子が産出され，がん周囲の血管内皮細胞に作用する
(2)：内皮細胞を取り囲んでいる基底膜が局所的に破壊され，内皮細胞が形態を変化させて周囲の間質に侵入していく
(3)：内皮細胞が増殖する
(4)：内皮細胞は互いに強く結合し，新しい管腔を形成する

図2-22●腫瘍血管の形成様式

多くのがんで立証されている。血管新生因子を阻害して血管新生を抑制すれば，抗がん効果が期待できる。多くの血管新生抑制薬が開発されつつある。

10. 心因と心身症

　精神身体医学的考えはギリシャ医学に始まったが，psychosomatic（精神身体）という言葉を医学に初めて用いたのは，ドイツの精神科医ハインロス（Heinroth, O.）であった（1818年）。その後，ドイツ医学を中心に，現在の心身症に相当する疾患群は，主として自律神経失調症に近い体質異常という立場でとらえられていた。やがて，フロイト（Freud, S.）の精神分析と，パブロフ（Pavlov, I. P.）の条件反射が，それぞれ異なる立場から**精神身体医学**に理論的基礎を与えるようになり，特に前者はアメリカにおいて精神身体医学へと発展した。アメリカのアレクサンダー（Alexander, F.）は，随意神経系に現れるヒステリーの転換症状と，自律神経系に現れる身体症状とは異なるもので，後者は無意識の欲望や思考の象徴としての意味をもつものではなく，単に情動に随伴する生理的症状にすぎないものと考えた。さらに情動と自律神経系との対応として，外界からのストレスに対する闘争ないし逃避がブロックされた場合は，エネルギーが交感神経を介して高血圧，心疾患，関節炎，甲状腺機能亢進などの病態となって現れる。他方，外界に対する依存と保護が断ち切られた場合には，エネルギーは副交感神経を介して胃潰瘍，気管支喘息，下痢・便秘などの病態に発展するものとした。

　わが国では第2次世界大戦後，アメリカ医学の影響を受けて精神身体医学が発達した。

　日本精神身体医学会の医療対策委員会によって編集された『心身症の治療指針1970』によれば，「**心身症**とは身体症状を主とするが，その診断と治療に心理的因子についての配慮が特に重要な意味をもつ病態」と定義している。この定義によれば，

　①その発病と経過に心理的因子の影響が明らかに認められるもの（狭義の心身症），

　②身体的原因によって発病したものでも，患者の性格的な歪みや，発病後に起こった精神的問題が症状を悪化させたり，必要以上に長引かせたりしており，心理面からの治療を加味することによって症状の好転が期待されるもの，

　③神経症でも身体症状を主とするもの（以上，広義の心身症），

が含まれている。

　心身症の定義において問題となるのは，器官神経症との関係である。**器官神経症**とは，心臓神経症，胃腸神経症，膀胱神経症などのように，器官症状があっても器質的障害のない場合であり，他方，心身症は器質的障害（機能的障害を含む場合もあるが）のある場合が多い。両者の間には移行があり，しばしば鑑別の困難な場合もあるので，アメリカ精神医学会では，両者をpsychophysiologic autonomic and visceral disorders（精神生理学的・自律神経および器官障害）としてまとめている。

生活と健康

Ⅲ 生活と健康

Ａ 国民の健康に関する問題の背景

1．生活環境と疾病構造の変化

　第2次世界大戦後のわが国においては，工業化の推進と経済の発展，それに伴う生活環境，生活様式の変化，人口の高齢化，医学・医療の進歩によって，疾病構造は大きく変化し，主要死因も結核を中心とした感染症に代わって心・脳血管障害と悪性新生物が重要な位置を占めることは先に示した（図2-3参照）。

　戦後のわが国の経済が自立し，大衆消費の時代に入ったといわれる1955年（昭和30年）を基準に，生活習慣病のなかで特に重要な糖尿病死亡数，心疾患死亡数，がん死亡数の推移をみると，日本経済の発展，社会環境，生活環境，食生活の変化と深く関係している。経済の発展，生活環境の整備，生活水準の向上は，人類が追求し，推進してきたところで，これらが今は最も重要とされる疾患の発症を促進していることに深く配慮し，それらの疾患の発症を抑制し，健康を保持することが今後の重要な課題なのである。

2．肥満と健康阻害

　人類は誕生以来，長い間，厳しい環境のなかで飢餓と闘って生存してきたが，やがて農耕を営み，家畜を養って生活水準を向上させた。今日，多くの先進国では，労働の軽減，身体活動の不足と，豊かな食糧事情のなかでの過食によって肥満となり，肥満こそが健康にとって深刻な問題となってきた。肥満が糖尿病，高血圧，脂質異常症を招き，これらが心・脳血管障害を促進していることは本章Ⅱ-C-8「生活習慣要因と疾病」で述べた。

　わが国は先進国のなかで肥満とは縁遠い国であったが，近年は男性の肥満の傾向が急速に進んでいる。図2-23は2018（平成30）年の国民健康・栄養調査の結果であり，20歳以上でのBMI≧25kg/m²の割合が，男性では20歳以上の年齢階級で約30年前，約20年前と比べて増加している。一方，女性では30〜60歳代で肥満者の割合が減少している。望ましいBMIが22kg/m²あるいはそれ以下であるとすると，日本人の男性は近年確実に肥満してきており，このまま移行すると，今後も肥満する傾向にあることは間違いない。さらに，メタボリックシンドローム（内臓脂肪症候群）が強く疑われる者やその予備軍と考えられる者が，40〜74歳では男性の2人に1人，女性の5人に1人であった。成人以降の体重増加の抑制による肥満の克服が，まさに健康づくりの重要な課題となっているが，肥満対策は青年期，さらに小児期から

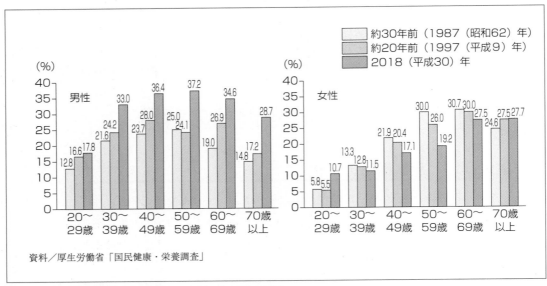

図2-23●肥満者（BMI≧25）の割合（20歳以上）

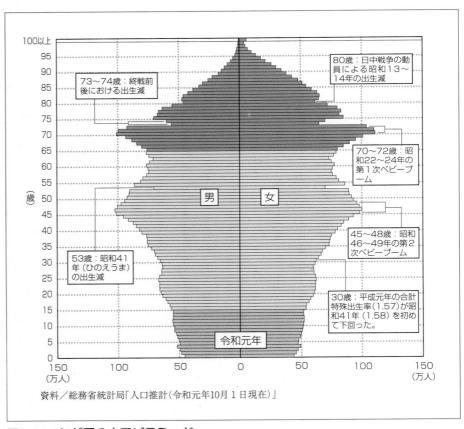

図2-24●わが国の人口ピラミッド

講じる必要があることが指摘されている。

3．人口の高齢化

　2019（令和元）年10月1日現在の人口推計によると，わが国の総人口は1億2616万7000人，男性6141万1000人，女性6475万6000人である。

　2019（令和元）年10月1日現在の**人口ピラミッド**を図2-24に示す。1971（昭和46）～1974（昭和49）年の第2次ベビーブーム期をピークとして，出生児数は年々少な

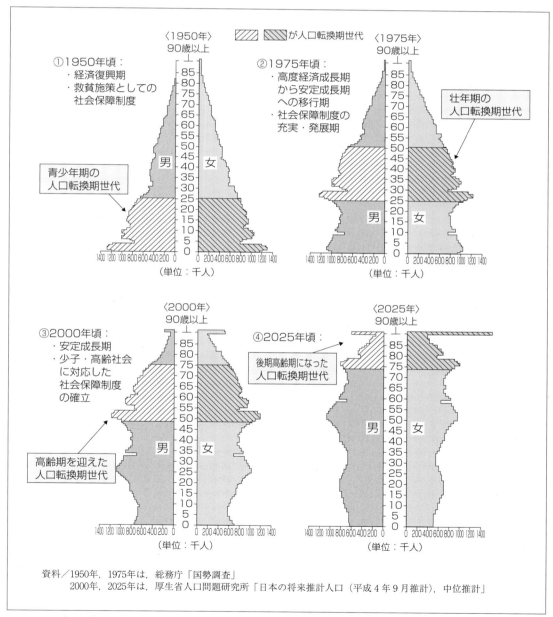

資料／1950年，1975年は，総務庁「国勢調査」
　　　2000年，2025年は，厚生省人口問題研究所「日本の将来推計人口（平成4年9月推計），中位推計」

図2-25 ● 人口ピラミッドの変化予測

くなったため，現在の人口ピラミッドは「2つの膨らみをもち，年少人口がより少ないつぼ型」を示している。世界規模でみると，先進国および一部の途上国では，経済の発展に伴って，それまでの多産多死から多産少死を経て，近代的な少産少死へという人口転換が起きた。わが国の場合，1925（大正14）～1950（昭和25）年頃に生まれた世代は，多産少死の時期に生まれたため兄弟・姉妹は4～5人と多いが，

表2-9 ● 平均寿命の推移

		男	女			男	女
昭和22*	(1947)	50.06	53.96	昭和58 (1983)		74.20	79.78
23	(1948)	55.6	59.4	59 (1984)		74.54	80.18
24	(1949)	56.2	59.8	60*(1985)		74.78	80.48
25	(1950)	58.0	61.5	61 (1986)		75.23	80.93
25～27*	(1950～1952)	59.57	62.97	62 (1987)		75.61	81.39
26	(1951)	60.8	64.9	63 (1988)		75.54	81.30
27	(1952)	61.9	65.5	平成元 (1989)		75.91	81.77
28	(1953)	61.9	65.7	2* (1990)		75.92	81.90
29	(1954)	63.41	67.69	3 (1991)		76.11	82.11
30*	(1955)	63.60	67.75	4 (1992)		76.09	82.22
31	(1956)	63.59	67.54	5 (1993)		76.25	82.51
32	(1957)	63.24	67.60	6 (1994)		76.57	82.98
33	(1958)	64.98	69.61	7* (1995)		76.38	82.85
34	(1959)	65.21	69.88	8 (1996)		77.01	83.59
35*	(1960)	65.32	70.19	9 (1997)		77.19	83.82
36	(1961)	66.03	70.79	10 (1998)		77.16	84.01
37	(1962)	66.23	71.16	11 (1999)		77.10	83.99
38	(1963)	67.21	72.34	12*(2000)		77.72	84.60
39	(1964)	67.67	72.87	13 (2001)		78.07	84.93
40*	(1965)	67.74	72.92	14 (2002)		78.32	85.23
41	(1966)	68.35	73.61	15 (2003)		78.36	85.33
42	(1967)	68.91	74.15	16 (2004)		78.64	85.59
43	(1968)	69.05	74.30	17*(2005)		78.56	85.52
44	(1969)	69.18	74.67	18 (2006)		79.00	85.81
45*	(1970)	69.31	74.66	19 (2007)		79.19	85.99
46	(1971)	70.17	75.58	20 (2008)		79.29	86.05
47	(1972)	70.50	75.94	21 (2009)		79.59	86.44
48	(1973)	70.70	76.02	22*(2010)		79.55	86.30
49	(1974)	71.16	76.31	23 (2011)		79.44	85.90
50*	(1975)	71.73	76.89	24 (2012)		79.94	86.41
51	(1976)	72.15	77.35	25 (2013)		80.21	86.61
52	(1977)	72.69	77.95	26 (2014)		80.50	86.83
53	(1978)	72.97	78.33	27*(2015)		80.75	86.99
54	(1979)	73.46	78.89	28 (2016)		80.98	87.14
55*	(1980)	73.35	78.76	29 (2017)		81.09	87.26
56	(1981)	73.79	79.13	30 (2018)		81.25	87.32
57	(1982)	74.22	79.66	令和元 (2019)		81.41	87.45

注1：＊印は完全生命表である。
　2：昭和20年，昭和21年は，基礎資料が不備につき，本表から除いてある。
　3：昭和47年以降は沖縄県を含めた値であり，昭和46年以前は同県を除いた値である。
資料／厚生労働省「簡易生命表」「完全生命表」

自身の子どもは２人という少産少死への人口転換を担った世代（人口転換期世代）である。図2-25は，この人口転換期世代に注目した人口ピラミッドの変化および変化予測で，急速な高齢化がさらに進行することを示唆している。

　表2-9は**平均寿命**の推移である。戦後，平均寿命は男女とも確実に延び，女性は1960（昭和35）年に70年，1971（昭和46）年に75年，1984（昭和59）年に80年，2002（平成14）年に85年を超え，2019（令和元）年に87.45年に達した。男性は1971（昭和46）に70年，1986（昭和61）年に75年，2013（平成25）年に80年を超え，2019（令和元）年に81.41年に達した。

　平均寿命の推移を主要な国々と比較すると，図2-26のように，わが国の平均寿命の延びは急であり，男女とも世界有数の長寿国となっている。

　65歳以上（老年）人口が総人口に占める割合は，2015（平成27）年では26.6％であったが，国立社会保障・人口問題研究所が2017（平成29）年に推計した将来人口（表2-10）によると，2035（令和17）年には32.8％，2065（令和47）年には38.4％に急増し，一方，15歳未満の年少人口の割合は1990（平成２）年の18.2％から減少を続けており，2065（令和47）年には10.2％となり，また生産年齢人口は1995（平成７）年の69.2％以降，長期にわたって減少するものとされている。このことは，今後，

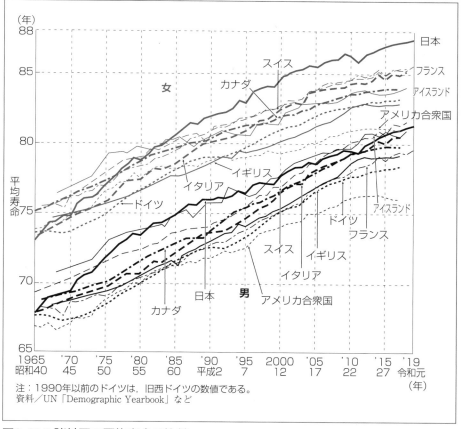

注：1990年以前のドイツは，旧西ドイツの数値である。
資料／UN「Demographic Yearbook」など

図2-26●諸外国の平均寿命の比較

表2-10 ● 将来推計人口（中位推計）〔2015～2065（平成27～令和47）年〕

	人口（千人）		年齢3区分別割合（%）			指数		
	総数	うち65歳以上	0～14歳	15～64歳	65歳以上	年少人口	老年人口	従属人口
2015（平成27）	127,095	33,868	12.5	60.8	26.6	20.6	43.8	64.5
2025（令和 7）	122,544	36,771	11.5	58.5	30.0	19.6	51.3	70.9
2035（　17）	115,216	37,817	10.8	56.4	32.8	19.2	58.2	77.4
2045（　27）	106,421	39,192	10.7	52.5	36.8	20.4	70.2	90.6
2055（　37）	97,441	37,042	10.4	51.6	38.0	20.1	73.7	93.8
2065（　47）	88,077	33,810	10.2	51.4	38.4	19.8	74.6	94.5

注：年齢3区分割合は，年齢不詳をあん分補正した人口を分母として算出している。
資料／国立社会保障・人口問題研究所「日本の将来推計人口（平成29年推計）」

　生産年齢人口が扶養する年少人口と老年人口を合わせた従属人口指数がかなり急速に高まり，特に老年者の有病率（糖尿病，高血圧，脂質異常症，心・脳血管障害，がんなどの生活習慣病の有病率）が高いことを考えると，老人保健・医療・福祉が今後さらに重大な問題になることが容易に予想されるところで，各年齢層の健康づくりに積極的に取り組むことが極めて肝要であることを教えている。

4．少子化の状況と取り組み

　人口の高齢化とともに近年特に注目されてきたのが少子化である。図2-27にみるように，0～14歳の人口に占める割合は第2次世界大戦後，減少を続け，2019（令和元）年には12.1％となり，主要国のなかで最低となっている（表2-11）。少子化は出生率と大きく関係する。図2-28は第2次世界大戦後の出生数と合計特殊出生率*

---

column

未婚化と晩婚化

● **未婚化**　2015（平成27）年の30～34歳の未婚率は男性47.1%，女性34.6%で，それぞれ15年前より4.2ポイント，8.0ポイント増加した。
　25～29歳の女性の有配偶率は1975（昭和50）年は70～80%であったが，2015（平成27）年には36.3%に低下した。
　50歳で未婚である者の割合（生涯未婚率）は1980（昭和55）年は男性2.6%，女性4.5%であったが，2015（平成27）年にはそれぞれ23.4%，14.1%となった。
● **晩婚化**　女性の平均初婚年齢は，1980（昭和55）年頃までは24～25歳で推移していたが，2015（平成27）年では29.4歳となった。

＊**合計特殊出生率**：出生力の主な指標で，その年次の年齢別出生率が続くと仮定した場合に，1人の女性が生涯に生む子どもの数を意味する。

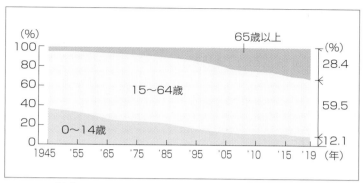

図2-27●戦後の年齢別人口の推移

表2-11●**主要国の15歳未満人口の下位5国の割合**

順位	国名	割合（%）
1	日本	12.0
2	韓国	12.4
3	イタリア	13.4
4	ドイツ	13.5
5	スペイン	14.6

調査年は，日本は2020年4月1日推計，韓国，スペインは2019年，イタリア，ドイツは2018年。

資料／総務省「我が国のこどもの数」

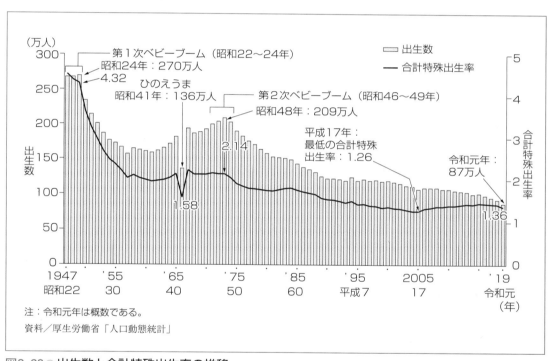

図2-28●**出生数と合計特殊出生率の推移**

である。両者とも1975（昭和50）年以降は低下傾向を示しており，合計特殊出生率は2005（平成17）年には1.26と過去最低となった〔2019（令和元）年は1.36まで上昇している〕。欧米の多くの国でも，1965年以降低下し，2018年の合計特殊出生率は，イギリス1.68，フランス1.88，スウェーデン1.76，ドイツ1.57，イタリア1.29，アメリカ1.73であった。

　わが国の出生率の低下（傾向）は，未婚化・晩婚化という結婚行動の変化と，結婚した夫婦が生む子どもの数が減少傾向にあるという出生行動の変化が原因と考えられている。

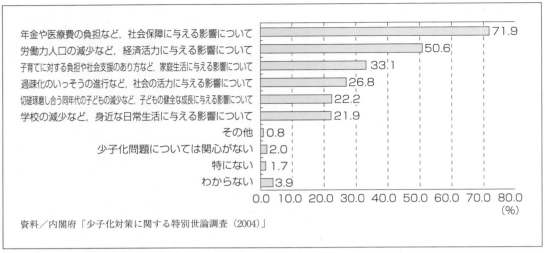

資料／内閣府「少子化対策に関する特別世論調査（2004）」

図2-29 ● 少子化が与える影響（複数回答）

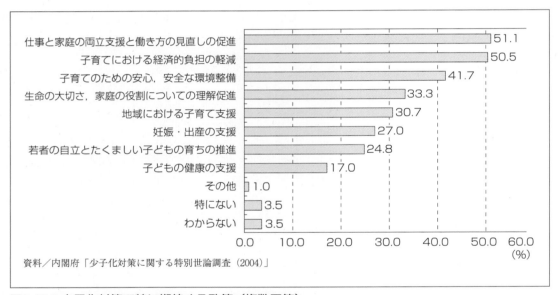

資料／内閣府「少子化対策に関する特別世論調査（2004）」

図2-30 ● 少子化対策で特に期待する政策（複数回答）

　　少子化問題は，国民の大きな関心事となっている。2004（平成16）年9月に行わ
れた内閣府の「少子化対策に関する特別世論調査」によると，低い出生率が続くこ
とについて，わが国の将来に危機感を感じると答えた人は77％にのぼっており，少
子化が与える影響（図2-29）としては，「年金や医療費の負担など，社会保障に与
える影響（72％）」や「労働力人口の減少など，経済活力に与える影響（51％）」が
懸念されており，それに対して「仕事と家庭の両立支援と働き方の見直しの促進
（51％）」や「子育てにおける経済的負担の軽減（51％）」などの政策が求められて
いる（図2-30）。

　このような状況のもと，2005（平成17年）からは，国・各地方自治体や事業者は
「次世代育成支援対策推進法」に基づき，行動計画を策定し，実施しつつある。

　少子化対策について国が本格的に取り組み始めたのは，1990（平成2）年以降と
いえる。1990（平成2）年の「1.57ショック」（それまでの合計特殊出生率の最低
値を記録したこと）を受けて，仕事と子育ての両立支援など，子どもを生み育てや
すい環境の整備として，対策の検討がなされ，1994（平成6）年にエンゼルプラン
が策定された。

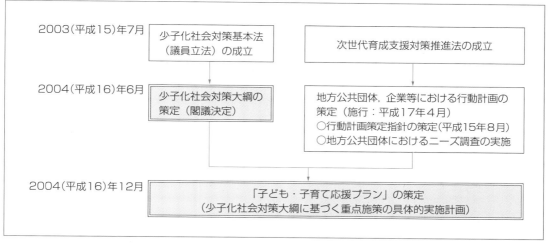

図2-31 ● 次世代育成支援対策の推進

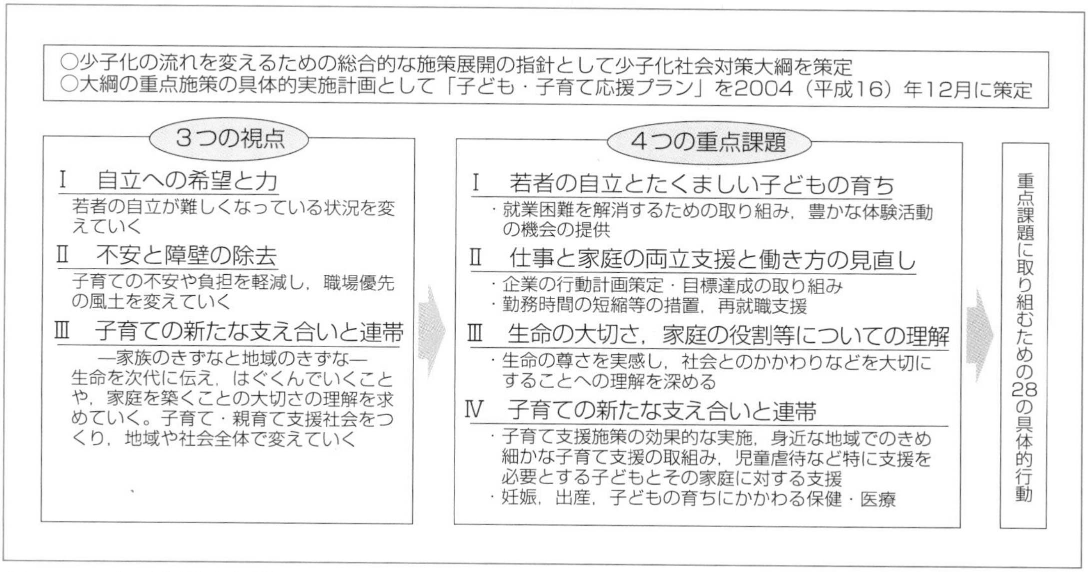

図2-32 ● 少子化社会対策大綱（2004年6月，閣議決定）

　その後は，1999（平成11）年に少子化対策推進基本方針が策定され，それを受けて新エンゼルプランが策定された。2001（平成13）年には，「仕事と子育ての両立支援策の方針について」が閣議決定され，そのなかで「待機児童ゼロ作戦」などが実施されてきた。

　2002（平成14）年1月には国立社会保障・人口問題研究所が新しい人口推計を公表し，よりいっそうの少子化の進行が見込まれたことを受け，同年9月には「少子化の流れを変える」ためのもう一段の対策として「少子化対策プラスワン」が内閣総理大臣に報告され，翌年7月には「次世代育成支援対策推進法」と「少子化社会対策基本法」が成立し，法律に基づいて国が少子化対策に取り組んでいく方向性が示された。

　さらに，2004（平成16）年6月に「少子化社会対策大綱」が閣議決定され，これを受け，同年12月に「子ども・子育て応援プラン」が策定された（図2-31，32）。

　さらに，少子化社会対策基本法に基づいて設置された少子化社会対策会議（会長：内閣総理大臣）のもとに，2005（平成17）年10月，少子化社会対策推進会議（内閣官房長官主宰，関係閣僚と有識者で構成）が設けられた。

B 国民健康づくりのあゆみ

　わが国において積極的な健康増進を図るための施策が講じられるようになったのは，1964（昭和39）年の東京オリンピック終了後で，健康・体力づくりのムードが高まり，国民の健康・体力増強策について閣議決定がなされた頃からであった。

　1970（昭和45）年からは保健所の保健栄養学級において，正しい栄養・運動・休養のとり方について具体的な指導が行われた。また1972（昭和47）年からは，地域における健康増進の拠点として，健康増進モデルセンターの設置が進められた。同センターは，1995（平成7）年から健康科学センターと名称を変更し，整備が図られた。

　1978（昭和53）年からは，本格的な長寿社会の到来に備え，明るく活力ある社会の構築を目標に，第1次**国民健康づくり対策**が開始された。その内容は，

①生涯を通じての健康づくりの推進策として，妊産婦，乳幼児，家庭婦人などの健康診査に加え，老人保健事業を総合的に実施し，生涯を通じて予防・検診の体制を整備していくこと，

②健康づくりの基盤整備として，市町村保健センターなどの設置と，保健婦（当時）等のマンパワーの確保を推進していくこと，

③健康づくりの啓発普及策として，財団法人健康・体力づくり事業財団などによる活動を推進していくこと，

などであった（表2-12）。

　その後の10年間で，運動不足による体力の低下，エネルギー過剰摂取，労働時間

表2-12●健康づくり対策の変遷

第1次国民健康づくり対策 1978（昭和53）～ 1988（昭和63）	第2次国民健康づくり対策 1988（昭和63）～ （アクティブ80ヘルスプラン）	健康日本21 2000（平成12）～ （21世紀における国民健康づくり運動）
（基本的考え方） 1. 生涯を通じる健康づくりの推進 （成人病予防のための 1次予防の推進） 2. 健康づくりの3要素（栄養，運動，休養）の健康増進事業の推進（栄養に重点）	（基本的考え方） 1. 生涯を通じる健康づくりの推進 2. 栄養，運動，休養のうち，遅れていた運動習慣の普及に重点を置いた，健康増進事業の推進	（基本的考え方） 1. 生涯を通じる健康づくりの推進 （「1次予防」の重視と 生活の質の向上） 2. 国民の保健医療水準の指標となる具体的目標の設定および進展度評価に基づく健康増進事業の推進 3. 個人の健康づくりを支援する社会環境づくり
（施策の概要） ①生涯を通じる健康づくりの推進 ・乳幼児から老人に至るまでの健康診査・保健指導体制の確立 ②健康づくりの基盤整備等 ・健康増進センター，市町村保健センター等の整備 ・保健婦・栄養士等のマンパワーの確保 ③健康づくりの啓発・普及 ・市町村健康づくり推進協議会の設置 ・栄養所要量の普及 ・加工食品の栄養成分表示 ・健康づくりに関する研究の実施　　　　　　　　　　　　　　等	（施策の概要） ①生涯を通じる健康づくりの推進 ・乳幼児から老人に至るまでの健康診査・保健指導体制の充実 ②健康づくりの基盤整備等 ・健康科学センター，市町村保健センター，健康増進施設等の整備 ・健康運動指導者，管理栄養士，保健婦等のマンパワーの確保 ③健康づくりの啓発・普及 ・栄養所要量の普及・改定 ・運動所要量の普及 ・健康増進施設認定制度の普及 ・たばこ行動計画の普及 ・外食栄養成分表示の普及 ・健康文化都市および健康保養地の推進 ・健康づくりに関する研究の実施　　　　　　　　　　　　　　等	（推進方策の概要） ①多様な経路による普及啓発 ②各種保健事業の効率的・一体的事業実施の推進 ③地方自治体・関係団体等における取り組みの支援 ④推進組織の整備
（指針等） ・健康づくりのための食生活指針〔1985（昭和60）年〕 ・加工食品の栄養成分表示に関する報告〔1986（昭和61）年〕 ・肥満とやせの判定表・図の発表〔1986（昭和61）年〕 ・喫煙と健康問題に関する報告書〔1987（昭和62）年〕	（指針等） ・健康づくりのための食生活指針〔対象特性別，1990（平成2）年〕 ・外食栄養成分表示ガイドライン策定　〔1990（平成2）年〕 ・喫煙と健康問題に関する報告書（改定）〔1993（平成5）年〕 ・健康づくりのための運動指針〔1993（平成5）年〕 ・健康づくりのための休養指針〔1994（平成6）年〕 ・たばこ行動計画検討会報告書〔1995（平成7）年〕 ・公共の場所における分煙のあり方検討会報告書〔1996（平成8）年〕 ・年齢対象別身体活動指針〔1997（平成9）年〕	（指針等） ・食生活指針〔2000（平成12）年〕 ・分煙効果判定基準策定検討会報告書〔2002（平成14）年〕 ・健康づくりのための睡眠指針〔2003（平成15）年〕 ・食事バランスガイド〔2005（平成17）年〕

出典／厚生労働省編：厚生労働白書，平成17年版，ぎょうせい，2001，p.414.

表2-13● 「健康日本21」の概要(1)

生活習慣の改善

（栄養・食生活）

◎20〜40歳代の1日当たりの平均脂肪エネルギー比率を減少（27.1%→25%）

◎成人の1日当たりの平均食塩摂取量を減少（13.5g→10g）

◎成人の1日当たりの平均カリウム摂取量を増加（2.5g→3.5g）

◎成人の1日当たりの野菜の平均摂取量を増加（300g→350g）

◎カルシウムに富む食品（牛乳・乳製品，豆類，緑黄色野菜）の成人の1日当たりの平均摂取量を増加（牛乳・乳製品107g→130g，豆類76g→100g，緑黄色野菜98g→120g）

◎自分の適正体重を認識し，体重コントロールを実践する者の割合を増加（男性62.6%，女性80.1%→90%）

◎20，30歳代男性の朝食の欠食率を減少（20代32.9%，30代20.5%→15%）

◎量，質ともに極端に偏った食事をする者の割合を減少（偏らない者56.3%→70%）

◎外食や食品を購入するときに栄養成分表示を参考にする者の割合を増加（11年調査）

◎自分の適正体重を維持することのできる食事量を理解している者の割合を増加（男性65.6%，女性73.0%→80%）

◎自分の食生活に問題があると思う者のうち，改善意欲のある者の割合を増加（男性55.6%，女性67.7%→80%）

◎職域等における給食施設，レストラン，食品売場において，ヘルシーメニューの提供比率を上げ，その利用者を増加させる（12年調査）

◎地域，職域で健康や栄養に関する学習の場を提供する機会と参加する者（特に，若年層）を増加（12年調査）

◎地域，職域で，健康や栄養に関する学習や活動を進める自主グループを増加（12年調査）

（運動・身体活動）

◎「日頃から健康の維持・増進のために意識的に運動をしている人」を増加（男性52.6%，女性52.8%→65%）

◎「散歩をしたり，速く歩いたり，乗り物やエレベーターを使わずに歩くようにしている」人を増加（男性25.7%→32%，女性32.5%→40%）

◎1日平均歩数を1000歩増加（男性8202歩→9200歩，女性7282歩→8300歩）

（休養・こころの健康）

◎ストレス

・調査前1か月間にストレスを感じた人の割合の減少（1割減少）

◎睡眠

・睡眠によって休養が十分にとれていない人の割合の減少（1割減少）

・眠りを助けるために睡眠補助品（睡眠薬，精神安定薬）やアルコールを使うことのある人の減少（1割減少）

（アルコール）

◎1日平均3合を超えて大量に飲酒する人の減少（2割減少）

◎未成年の飲酒なし

◎「危険の最も少ない飲酒」としては，1日平均1合程度である旨の知識の普及

（歯科）

◎砂糖を含む菓子類や飲料を1日3回以上飲食する習慣をもつ者を減少

◎40（35〜44歳），50（45〜54）歳における歯間部清掃用具を使用している者の割合を増加（35〜44歳19.3%，45〜54歳17.8%→40%以上）

の短縮などの国民生活の変化に加え，人生80年時代が現実化し，その質が重視されるようになった。このような変容を踏まえ，1988（昭和63）年から第2次国民健康づくり対策（アクティブ80ヘルスプラン）が実施され，健康増進のための施設の整備や人材養成（健康運動指導士など）などに一定の成果を上げた。

　2000（平成12）年度からは，新たに今後10年間に到達すべき目標を目指した健康づくり運動として「**健康日本21**（21世紀における国民健康づくり運動）」がスター

危険因子の低減

（栄養・食生活）
◎適正体重を維持するものの割合を増加
・成人の過体重者（BMI≧24.2）を減少
　（男性32.8%→25%，女性27.1%→20%）
・児童・生徒の肥満児を減少（10.7%→7%）

（たばこ）
◎成人喫煙率を全体として男女とも半減
◎未成年の喫煙をなくす
◎国民1人当たりのたばこ消費量を半減

（循環器）
◎平均最大血圧を約4mmHg 低下（生活習慣改善による推計値）

（循環器）
◎高脂血症の増加傾向を減少
・血清総コレステロール値240mg/dL 以上の者を半減

（糖尿病）
◎糖尿病有病者を減少（7.5%の減少：生活習慣改善による推計値）

検診の充実

（循環器）
◎健康診断受診者の増加
・定期健康診断，一般住民検診，人間ドックを利用する人の割合を10%増加

（がん）
◎がん検診受診率の向上

（糖尿病）
◎糖尿病検診と事後指導
・定期健康診断，一般住民検診，人間ドック利用者を増加（1割増加）
・検診後の保健指導の徹底（事後指導受診率67〜75%→10%引上げ）

（歯科）
◎定期的に歯石除去や歯面清掃を受けている者の割合を増加（3%→15%以上）
◎定期的に歯科検診を受けている者の割合を増加（16.4%→30%以上）
◎3歳までにフッ化物歯面塗布を受けたことのある者の割合を増加（39.6%→50%以上）
◎学齢期におけるフッ化物配合歯磨剤使用者の割合を増加（45.6%→90%以上）
◎学齢期において過去1年間に個別的歯口清掃指導を受けたことのある者の割合を増加（12.8%→30%以上）

疾病等の減少

（循環器）
◎循環器病の減少（結果の予測値）
・脳卒中死亡率，罹患率，脳卒中による新たなADL 低下者数を減少（男性約56%，女性約18%，全体で約37%）
・虚血性心疾患死亡率，罹患率を減少（男性約49%，女性約19%，全体で約34%）
・総循環器疾患死亡率，罹患率を減少（男性約53%，女性約22%，全体で約38%）

（がん）
◎がん死亡・罹患者数を減少

（糖尿病）
◎糖尿病合併症の発症を減少

（休養・こころの健康）
◎自殺者を減少（3万1734人→2万2000人）

（歯科）
◎自分の歯がある者の割合を増加
・80歳における20歯以上自分の歯がある者の割合を増加（11%→20%以上）
・60歳における24歯以上自分の歯がある者の割合を増加（44.1%→50%以上）
◎3歳児におけるう歯のない者の割合を増加（59.4%→80%以上）
◎12歳児における1人平均う歯数（DMF歯数）を減少（3.6歯→1歯以下）
◎40，50歳における進行した歯周炎に罹患している者（4mm以上の歯周ポケットがある者）の割合を減少（3割低下）

図2–33 ● 「健康日本21」の概要(2)

トした。

　「健康日本21」の基本理念は，「すべての国民が健康で明るく元気に生活できる社会実現のため，壮年死亡と，健康に関連する生活の質の低下を軽減することを目指し，一人ひとりが自己の選択に基づいて健康を実現させること，そして，この一人ひとりの取り組みを，健康に関連する機能をもった社会の様々な主体が，それぞれの特徴ある機能を生かして支援する環境をつくり，全体の健康づくりが総合的に推進されること」である。生命の延長だけでなく，生命の質を重視すること，目標による管理などの経営管理手法の導入，環境づくりの重視などが特徴である。「健康日本21」は具体的には，特に「生活習慣病」の予防への対応を重視し，国民一人ひとりが，これら生活習慣病の発症に共通する要因である食生活や身体活動などの生活習慣の見直しに取り組むことを主眼とし，従来から健康づくりの3要素とされている「栄養」「運動」「休養」に，「たばこ」「アルコール」「歯の健康」を加え，さらに生活習慣病の代表である「糖尿病」「循環器病」「がん」の3疾患を加えた計9分野について，2010（平成22）年を目途とした到達すべき保健・医療の水準の目標を設定している（表2-13，図2-33）。

　「健康日本21」を推進するとともに，栄養改善を含めた国民の健康増進を図り，国民保健の向上を目的とした「健康増進法」が2003（平成15）年5月に施行された。同法は，生活習慣病を防ぐための栄養改善という視点だけでなく，運動や飲酒，喫煙などの生活習慣の改善を通じた健康増進の概念を取り入れている。

 ## 健康づくりの概要

　多くの疾病は遺伝因子と環境因子によって発症するが，厚生労働省は，そのなかで生活習慣と特に関係の深い疾病（life-style related disease）を「**生活習慣病**」（行政用語）とよぶことにした。このことは，よい生活習慣を身につけ，健康に育ち，学び，健全で幸福な家庭生活を送り，それぞれの能力に応じて社会に貢献し，健やかに齢を重ね，天寿を全うすることを願うことにほかならない。

　表2-14は，カリフォルニア大学のブレスロー（Breslow, L.）教授の「健康な生

表2-14 ● 健康な生活を送るための7つの生活習慣

1. 適正な睡眠時間をとる
2. 喫煙しない
3. 適正な体重を維持する
4. 過度の飲酒をしない
5. 定期的に運動する
6. 朝食を毎日摂る
7. 間食しない

資料／カリフォルニア大学，ブレスロー教授（1965）

活を送るための7つの生活習慣」（1965年）である。

　近年，国民の健康への関心は高まっているが，自ら日頃の生活習慣を振り返り，健康を保持・増進するための具体的な行動に結びつけることは必ずしも容易でない。健康づくりには，自らが生活習慣を是正（ぜせい）することが肝要である。

1．健康づくりのための食生活

1 日本人の栄養所要量と食事摂取基準

　第2次世界大戦後，政府〔後に厚生省（現，厚生労働省）〕はほぼ5年ごとに「日本人の栄養所要量」を改定し，公にしてきた。これは，心身を健全に発育・発達させ，健康の保持・増進と疾病予防のため，国民がどのような栄養素を毎日どれだけ摂ればよいかを，性別，年齢階級別，生活活動強度別，妊産婦・授乳婦別に示したもので，国の健康増進策，栄養改善策を樹立する際の基本となるほか，保健所，市町村，学校教育，給食施設などにおける栄養指導，栄養改善，健康づくりの資料として利用された。

　2003（平成15）年6月に発足した厚生労働省の「日本人の栄養所要量─食事摂取基準─策定検討会」は，健康な個人または集団を対象として，国民の健康維持・増進，エネルギー・栄養素欠乏症の予防，生活習慣病の予防，過剰摂取による健康障害の予防を目的として，2004（平成16）年10月，「日本人の食事摂取基準（2005年版）」を策定した。その後の改定を経て，2020～2024年度の5年間使用される「日本人の食事摂取基準（2020年版）」では，健康の保持・増進，生活習慣病の発症予防および重症化予防に加え，高齢者の低栄養予防やフレイル予防を視野に入れて策定された。

　2020年版には，エネルギーの指標はBMI，栄養素については5つの指標が示されている（図2-34）。

目的	指標
摂取不足の回避	推定平均必要量，推奨量 ※これらを推定できない場合の代替指標：目安量
過剰摂取による健康障害の回避	耐容上限量
生活習慣病の発症予防	目標量

※十分な科学的根拠がある栄養素については，上記の指標とは別に，生活習慣病の重症化予防およびフレイル予防を目的とした量を設定。

資料／厚生労働省：「日本人の食事摂取基準（2020年版）」策定検討会報告書，2019，p.3.

図2-34 ●栄養素の指標の目的と種類

① 医学・医療のあゆみ

② 健康と疾病

③ 医学と医療

④ わが国の医療供給体制

⑤ 現代医療における諸問題

●栄養素の5つの指標

- 推定平均必要量：ある集団で測定された必要量の分布に基づき，母集団（たとえば30〜49歳の男性）における必要量の平均値の推定値を示すもの。つまり，当該集団に属する50％の人が必要量を満たすと推定される1日の摂取量。
- 推奨量：ある対象集団で測定された必要量の分布に基づき，母集団に属するほとんどの人（97〜98％）が充足している量。
- 目安量：特定の集団の人々がある一定の栄養状態を維持するのに十分な量。推定平均必要量および推奨量を算定するのに十分な科学的根拠が得られない場合に算定される。
- 耐容上限量：健康障害をもたらすリスクがないとみなされる習慣的な摂取量の上限。これを超えて摂取すると，過剰摂取によって生じる潜在的な健康障害のリスクが高まると考える。
- 目標量：生活習慣病の発症予防を目的として，現在の日本人が当面の目標とすべき摂取量。

●エネルギー　
エネルギーの摂取量と消費量のバランスの維持を示す指標として，当面目標とする**BMI**の範囲が指標として示されている（表2-15）。範囲は，観察疫学研究による総死亡率が最も低いBMIをもとに策定されている。健康の保持・増進，生活習慣病の予防の観点からは，エネルギー摂取量が必要量を過不足なく充足するだけでは不十分であり，望ましいBMIを維持するエネルギー摂取量（＝エネルギー消費量）であることが重要である。

また参考資料として，妊婦・授乳婦の付加量，給食業務などを考慮し，推定エネルギー必要量（表2-16）が示されている。

●たんぱく質　
表2-17はたんぱく質の食事摂取基準である。

推定平均必要量は窒素（ちっそ）出納実験により測定された良質たんぱく質の窒素平衡（へいこう）維持量をもとに，日常食混和たんぱく質の吸収率で補正して算定され，それに変動係数を乗じて推奨量とされた。

たんぱく質摂取量は，少なすぎても多すぎてもほかのエネルギー産生栄養素とともに生活習慣病の発症・重症化に関連するため，目標量が範囲で示されている。下

表2-15●目標とするBMIの範囲（18歳以上）[1, 2]

年齢（歳）	目標とするBMI（kg/m²）
18〜49	18.5〜24.9
50〜64	20.0〜24.9
65〜74[3]	21.5〜24.9
75以上[3]	21.5〜24.9

[1] 男女共通。あくまでも参考として使用すべきである。
[2] 観察疫学研究において報告された総死亡率が最も低かったBMIを基に，疾患別の発症率とBMIの関連，死因とBMIとの関連，喫煙や疾患の合併によるBMIや死亡リスクへの影響，日本人のBMIの実態に配慮し，総合的に判断し目標とする範囲を設定。
[3] 高齢者では，フレイルの予防および生活習慣病の発症予防の両者に配慮する必要があることも踏まえ，当面目標とするBMIの範囲を21.5〜24.9kg/m²とした。

資料／厚生労働省：「日本人の食事摂取基準（2020年版）」策定検討会報告書，2019，p.61.

表2-16 ● エネルギーの食事摂取基準：推定エネルギー必要量　　　　　（kcal/日）

年齢等	男性			女性		
	身体活動レベル[1]			身体活動レベル[1]		
	Ⅰ	Ⅱ	Ⅲ	Ⅰ	Ⅱ	Ⅲ
0〜 5 （月）	—	550	—	—	500	—
6〜 8 （月）	—	650	—	—	600	—
9〜11 （月）	—	700	—	—	650	—
1〜 2 （歳）	—	950	—	—	900	—
3〜 5 （歳）	—	1,300	—	—	1,250	—
6〜 7 （歳）	1,350	1,550	1,750	1,250	1,450	1,650
8〜 9 （歳）	1,600	1,850	2,100	1,500	1,700	1,900
10〜11 （歳）	1,950	2,250	2,500	1,850	2,100	2,350
12〜14 （歳）	2,300	2,600	2,900	2,150	2,400	2,700
15〜17 （歳）	2,500	2,800	3,150	2,050	2,300	2,550
18〜29 （歳）	2,300	2,650	3,050	1,700	2,000	2,300
30〜49 （歳）	2,300	2,700	3,050	1,750	2,050	2,350
50〜64 （歳）	2,200	2,600	2,950	1,650	1,950	2,250
65〜74 （歳）	2,050	2,400	2,750	1,550	1,850	2,100
75以上 （歳）[2]	1,800	2,100	—	1,400	1,650	—
妊婦 （付加量）[3]初期				+50	+50	+50
中期				+250	+250	+250
後期				+450	+450	+450
授乳婦 （付加量）				+350	+350	+350

[1] 身体活動レベルは，低い，ふつう，高いの3つのレベルとして，それぞれⅠ，Ⅱ，Ⅲで示した。
[2] レベルⅡは自立している者，レベルⅠは自宅にいてほとんど外出しない者に相当する。レベルⅠは高齢者施設で自立に近い状態で過ごしている者にも適用できる値である。
[3] 妊婦個々の体格や妊娠中の体重増加量および胎児の発育状況の評価を行うことが必要である。
注1）：活用に当たっては，食事摂取状況のアセスメント，体重およびBMIの把握を行い，エネルギーの過不足は，体重の変化またはBMIを用いて評価すること。
注2）：身体活動レベルⅠの場合，少ないエネルギー消費量に見合った少ないエネルギー摂取量を維持することになるため，健康の保持・増進の観点からは，身体活動量を増加させる必要がある。

資料／厚生労働省：「日本人の食事摂取基準（2020年版）」策定検討会報告書，2019，p.84.

限は推奨量以上，上限は成人では代謝変化に好ましくない影響を与えない観点から設定された。また，高齢者の目標量の下限は，フレイルおよびサルコペニア発症予防が考慮されている。

●**脂質**　表2-18は脂質の食事摂取基準である。

- 脂質：エネルギー比率（％エネルギー）として，目標量の上限と下限が示されている。上限は飽和脂肪酸目標量の上限を超えないように，また下限については必須脂肪酸の目安量を下回らないように算定されている。
- 飽和脂肪酸：重要な危険因子である血中総コレステロールおよびLDLコレステロールへの影響が，成人，小児ともに明らかにされている。しかし，科学的根拠が十分ではないため，日本人が現在摂取している量の中央値を上限として目標量が設定された。
- ｎ−6系・ｎ−3系脂肪酸：必要量を算定するための研究が十分に存在しないこ

表2-17●たんぱく質の食事摂取基準

年齢等	男性				女性			
	推定平均必要量（g/日）	推奨量（g/日）	目安量（g/日）	目標量[1]（中央値：%エネルギー）	推定平均必要量（g/日）	推奨量（g/日）	目安量（g/日）	目標量[1]（中央値：%エネルギー）
0～ 5（月）	―	―	10	―	―	―	10	―
6～ 8（月）	―	―	15	―	―	―	15	―
9～11（月）	―	―	25	―	―	―	25	―
1～ 2（歳）	15	20	―	13～20	15	20	―	13～20
3～ 5（歳）	20	25	―	13～20	20	25	―	13～20
6～ 7（歳）	25	30	―	13～20	25	30	―	13～20
8～ 9（歳）	30	40	―	13～20	30	40	―	13～20
10～11（歳）	40	45	―	13～20	40	50	―	13～20
12～14（歳）	50	60	―	13～20	45	55	―	13～20
15～17（歳）	50	65	―	13～20	45	55	―	13～20
18～29（歳）	50	65	―	13～20	40	50	―	13～20
30～49（歳）	50	65	―	13～20	40	50	―	13～20
50～64（歳）	50	65	―	14～20	40	50	―	14～20
65～74（歳）[2]	50	60	―	15～20	40	50	―	15～20
75以上（歳）[2]	50	60	―	15～20	40	50	―	15～20
妊婦（付加量）初期					+0	+0	―	―[3]
中期					+5	+5	―	―[3]
後期					+20	+25	―	―[4]
授乳婦（付加量）					+15	+20	―	―[4]

[1] 範囲に関しては，おおむねの値を示したものであり，弾力的に運用すること。
[2] 65歳以上の高齢者について，フレイル予防を目的とした量を定めることは難しいが，身長・体重が参照体位に比べて小さい者や，特に75歳以上であって加齢に伴い身体活動量が大きく低下した者など，必要エネルギー摂取量が低い者では，下限が推奨量を下回る場合があり得る。この場合でも，下限は推奨量以上とすることが望ましい。
[3] 妊婦（初期・中期）の目標量は，13～20％エネルギーとした。
[4] 妊婦（後期）および授乳婦の目標量は，15～20％エネルギーとした。
資料／厚生労働省：「日本人の食事摂取基準（2020年版）」策定検討会報告書，2019，p.126.

表2-18●脂質の食事摂取基準

年齢等	脂肪エネルギー比率（%エネルギー）		飽和脂肪酸（%エネルギー）[2, 3]	
	男性／女性		男性	女性
	目安量	目標量[1]	目標量	目標量
0～ 5（月）	50	―	―	―
6～11（月）	40	―	―	―
1～ 2（歳）	―	20～30	―	―
3～ 5（歳）	―	20～30	10以下	10以下
6～ 7（歳）	―	20～30	10以下	10以下
8～ 9（歳）	―	20～30	10以下	10以下
10～11（歳）	―	20～30	10以下	10以下
12～14（歳）	―	20～30	10以下	10以下
15～17（歳）	―	20～30	8以下	8以下
18～29（歳）	―	20～30	7以下	7以下
30～49（歳）	―	20～30	7以下	7以下
50～64（歳）	―	20～30	7以下	7以下
65～74（歳）	―	20～30	7以下	7以下
75以上（歳）	―	20～30	7以下	7以下
妊　婦		20～30		7以下
授乳婦		20～30		7以下

[1] 範囲に関しては，おおむねの値を示したものである。
[2] 飽和脂肪酸と同じく，脂質異常症および循環器疾患に関与する栄養素としてコレステロールがある。コレステロールに目標量は設定しないが，これは許容される摂取量に上限が存在しないことを保証するものではない。また，脂質異常症の重症化予防の目的からは，200mg/日未満に留めることが望ましい。
[3] 飽和脂肪酸と同じく，冠動脈疾患に関与する栄養素としてトランス脂肪酸がある。日本人の大多数は，トランス脂肪酸に関するWHOの目標（1％エネルギー未満）を下回っており，トランス脂肪酸の摂取による健康への影響は，飽和脂肪酸の摂取によるものと比べて小さいと考えられる。ただし，脂質に偏った食事をしている者では，留意する必要がある。トランス脂肪酸は人体にとって不可欠な栄養素ではなく，健康の保持・増進を図るうえで積極的な摂取は勧められないことから，その摂取は1％エネルギー未満に留めることが望ましく，1％エネルギー未満でもできるだけ低く留めることが望ましい。
資料／厚生労働省：「日本人の食事摂取基準（2020年版）」策定検討会報告書，2019，p.149，150.

表2-18● （つづき）

年齢等	n-6系脂肪酸 （g/日）		n-3系脂肪酸 （g/日）	
	男性	女性	男性	女性
	目安量	目安量	目安量	目安量
0～ 5 （月）	4	4	0.9	0.9
6～11 （月）	4	4	0.8	0.8
1～ 2 （歳）	4	4	0.7	0.8
3～ 5 （歳）	6	6	1.1	1.0
6～ 7 （歳）	8	7	1.5	1.3
8～ 9 （歳）	8	7	1.5	1.3
10～11 （歳）	10	8	1.6	1.6
12～14 （歳）	11	9	1.9	1.6
15～17 （歳）	13	9	2.1	1.6
18～29 （歳）	11	8	2.0	1.6
30～49 （歳）	10	8	2.0	1.6
50～64 （歳）	10	8	2.2	1.9
65～74 （歳）	9	8	2.2	2.0
75以上 （歳）	8	7	2.1	1.8
妊　婦		9		1.6
授乳婦		10		1.8

資料／厚生労働省：「日本人の食事摂取基準（2020年版）」策定検討会報告書，2019，p.149-151.

とから，国民健康・栄養調査結果から算出された中央値が1歳以上の目安量とされている。

- コレステロール：循環器疾患予防の観点からの目標量（上限）設定は難しいため基準は示されていないが，許容されるコレステロール摂取量に上限が存在しないということではない。

●**炭水化物・食物繊維**　表2-19は炭水化物・食物繊維の食事摂取基準である。

- 炭水化物：目標量は，必須栄養素の供給源であるたんぱく質と脂質の目標量（％エネルギー）の残りを炭水化物とする考え方で設定されている。このエネルギー比率は現在の日本人の摂取範囲であり，必要なエネルギー供給量を満たしている。

- 食物繊維：アメリカ・カナダの食事摂取基準では，成人では理想的には24g/日以上，できれば14g/日以上を目標量とすべきと考えられている。しかし，日本人の食物繊維摂取量の中央値はすべての年齢区分でこれらよりもかなり少ない。そのため実施可能性から，日本人18歳以上の食物繊維摂取量の中央値と24g/日との中間値をもとに，目標量が算定されている。

●**エネルギー産生栄養素バランス**　総エネルギー摂取量に占めるべき割合（％エネルギー）として，エネルギーを産生するたんぱく質，脂質，炭水化物（アルコールを含む）の構成比率が示されている。

初めにたんぱく質の量を定め，次に脂質の量を定め，残りが炭水化物とされてい

表2-19●炭水化物・食物繊維の食事摂取基準

年齢等	炭水化物 （％エネルギー）	食物繊維 （g／日）	
	男性／女性	男性	女性
	目標量[1, 2]	目安量	目安量
0～ 5 （月）	―	―	―
6～11 （月）	―	―	―
1～ 2 （歳）	50～65	―	―
3～ 5 （歳）	50～65	8以上	8以上
6～ 7 （歳）	50～65	10以上	10以上
8～ 9 （歳）	50～65	11以上	11以上
10～11 （歳）	50～65	13以上	13以上
12～14 （歳）	50～65	17以上	17以上
15～17 （歳）	50～65	19以上	18以上
18～29 （歳）	50～65	21以上	18以上
30～49 （歳）	50～65	21以上	18以上
50～64 （歳）	50～65	21以上	18以上
65～74 （歳）	50～65	20以上	17以上
75以上 （歳）	50～65	20以上	17以上
妊婦	50～65		18以上
授乳婦	50～65		18以上

[1] 範囲に関しては，おおむねの値を示したものである。
[2] アルコールを含む。ただし，アルコールの摂取を勧めるものではない。

資料／厚生労働省：「日本人の食事摂取基準（2020年版）」策定検討会報告書，2019，p.164-165.

る。

　以上の食事摂取基準は科学的根拠に基づいて策定されたものであるが，各指標の意義を理解し，数値そのものにこだわらず柔軟性をもって，栄養評価・判定と栄養計画に活用するよう期待されている。

2　適正な摂取エネルギー量と栄養素のバランスのとれた食事

　糖尿病の食事療法においては，主治医はまず，患者の性，年齢，身長，体重，生活活動強度，糖尿病の軽重，合併症の有無などを考慮して1日の摂取エネルギー量を決定するが，特別な病気のない人が，適正な体重を保ちながら日常生活に必要な量の食事を摂るためには，摂取すべき1日エネルギー量は表2-20のように算定するのが望ましい。

　1日に摂取する適正なエネルギー量は，標準体重と生活活動に必要なエネルギー量から算定される。BMIで求めた標準体重が60kgの成人で，事務職など軽労働の人の摂取すべき1日の適正エネルギー量は次のようになる。

　　　$60 \times (25 \sim 30) = 1500 \sim 1800$ kcal

　現在，肥満の程度の強い者ほど，これまで摂っていたエネルギーと適正エネルギ

表2-20 ● 1日の適正エネルギーの算定方法

1日の適正エネルギー量＝標準体重×〔必要エネルギー量（kcal）〕
標準体重：BMI（身長m）^{2}×22
〈必要エネルギー量の目安〉
成人：軽労働（事務職・主婦など）　　25～30kcal/kg
中労働（立ち仕事の多い職業）　30～35kcal/kg
重労働（力仕事の多い職業）　　35～　　kcal/kg
高齢者：上記の必要エネルギー量の少ないほう
妊婦：妊娠前半　30kcal/kg（またはこれまでのエネルギー量に150kcalを付加）
妊娠後半　35kcal/kg（　　　〃　　　　　　　　　　350kcalを付加）
授乳期：40kcal/kg（または600kcalを付加）
発育期：1～5歳　70kcal/kg
6～10歳　60kcal/kg
11～15歳　50kcal/kg

一量との差は大きくなり，強いエネルギー制限が求められることになる。

　1日の摂取エネルギー量が決まると，その範囲内で健康を保つために必要な栄養素（糖質，たんぱく質，脂質，ビタミン，ミネラル）を確保し，食物繊維などが不足しないよう栄養素のバランスをとることが必要となる。具体的にどのような食事をしたらよいか，それにこたえて作成されたのが，日本糖尿病学会の「食品交換表」で，それを活用するのがよい。この「食品交換表」は，①簡単で使いやすい，②いろいろな食習慣，環境の人が使える，③外食するときにも役立つ，④正しい食事の原則を理解するのに役立つ，ことを主眼に，1日の適正エネルギー量を守り，栄養バランスのよい食事を好みに応じて自由に組み合わせて食べられるよう，種々工夫をこらして作成されているからである。

　ここでは食物繊維について述べておこう。食物繊維は，①心筋梗塞のリスクを低下させ食後の血糖の上昇を抑える，②血中コレステロールを低下させる，③便通をよくし大腸がんを抑制するであろう，などの効果があることから，成人で1日18～21g以上が目安量とされている（表2-19）。食物繊維は，穀物，いも，豆，果物，大豆と大豆製品，野菜，海藻，きのこなどに多く含まれる。国民健康・栄養調査によれば，食物繊維摂取量は2017（平成29）年に14.4gとなっている（図2-11参照）。図2-35は年齢別にみたもので，50代，60代，70代は若い頃からの食習慣から比較的多く摂っているが，若年層においては不足しがちであり，健康づくりからみて好ましいことではない。

3　ビタミンやミネラルなどの補給

　ビタミンやミネラルは，主として果物，野菜，海藻，きのこなどから供給され，これらの食品には食物繊維も多く含まれている。この点からも，積極的に摂ってよい食品である。

　カルシウムの摂取量は戦後著しく増加したが，1975（昭和50）年以降は図2-36のように500～550mg前後で増加していない。特に男女とも20～49歳の者では500

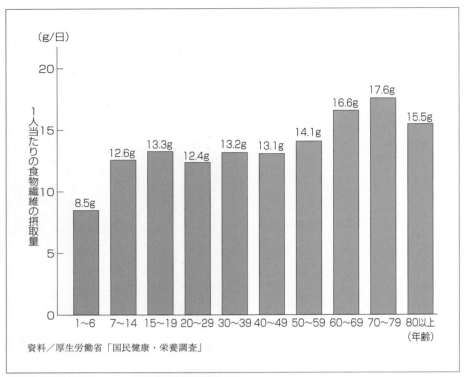

資料／厚生労働省「国民健康・栄養調査」

図2-35 ● 年齢別にみた食物繊維摂取量の違い

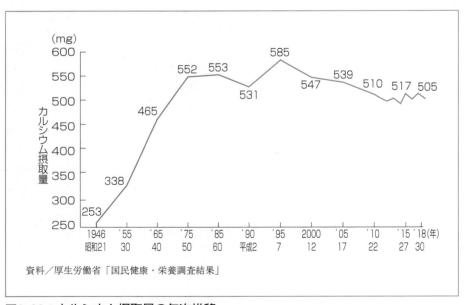

資料／厚生労働省「国民健康・栄養調査結果」

図2-36 ● カルシウム摂取量の年次推移

表2-21 ● 主な食品中の1回分量当たりのカルシウム含有量

食品名	1回分量（正味分量，g）	カルシウム量（mg）
普通牛乳	200	200
無糖ヨーグルト	100	110
プロセスチーズ	28	176
いわしの丸干し	100 (80)	1120
大豆	100	240
ごま	10	120
干しひじき	10	140

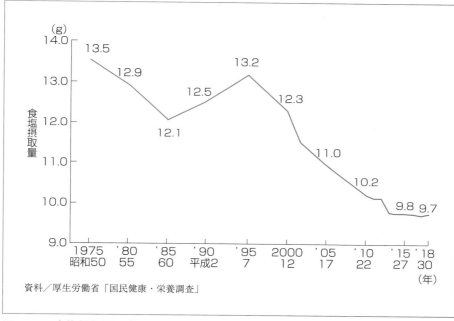

図2-37 ● 食塩摂取量の年次推移

mgを下回り，推奨量（成人男性は750～800mg，成人女性は650mg）からみると不足している。カルシウムは主として牛乳と乳製品，豆類，野菜，海藻（かいそう），魚介類から供給される（表2-21）。

　1人1日当たりの食塩摂取量は図2-37のように低下傾向にあるが，2018（平成30）年においても目標量である成人男性7.5g，成人女性6.5gを超えている。

4 ■ **食生活の現状－欠食・外食と肥満者における食生活の乱れ**

　食行動は，文化的・経済的な要因，生活環境，社会活動，家庭生活などの生活習慣に大きく影響を受ける。

　表2-22は国民健康・栄養調査〔2018（平成30）年〕による性・年齢階級別の朝食の欠食率である。男女とも15歳以上で欠食率は高くなり，20歳代が最高で，50歳代まで高い数字が継続する。

　表2-23は，2018（平成30）年の同調査による，昼・夕食に外食（市販の弁当な

表2-22●朝食の欠食率（性・年齢階級別）（％）

	総数	1～6	7～14	15～19	20～29	30～39	40～49	50～59	60～69	70～歳
男	13.9	5.5	6.6	12.6	29.9	28.3	24.5	18.0	8.2	3.7
女	8.6	7.2	4.5	9.0	18.9	12.7	12.6	13.0	5.3	3.7

資料／厚生労働省「平成30年国民健康・栄養調査」

表2-23●昼・夕食の外食・給食率（性・年齢階層別）（％）

		総数	1～6	7～14	15～19	20～29	30～39	40～49	50～59	60～69	70～歳
昼	男	36.9	59.7	86.8	28.7	38.9	40.8	42.5	43.9	26.8	12.1
	女	26.0	59.6	87.3	23.9	32.7	23.1	28.3	21.0	16.0	10.1
夕	男	4.5	5.0	1.5	3.5	8.9	6.4	6.7	7.7	2.4	2.1
	女	2.2	1.0	1.6	5.2	5.6	2.8	3.0	2.4	1.9	1.0

資料／厚生労働省「平成30年国民健康・栄養調査」

どの利用を含む）・給食をほとんど毎日1回以上利用している頻度である。昼食では学校給食を除くと，男性の20〜59歳で4割程度あり，女性は男性より低率であるが15〜59歳で20％を超えている。夕食では昼食ほど高い数字は見られず，最も高い数字は20歳代の男性で8.9％である。

表2-24●肥満者にしばしばみられる摂食行動

体質・体重（肥満）に対する自己認識
　・自分はどうも太りやすい体質である
　・水を飲んでも太るタチだ
　・そんなにたくさん食べているわけではない
食事時間
　・食事時間が不規則
　・間食をする
　・夜食を摂る
食品の好み
　・脂肪の多い肉類，甘い菓子類を好む
　・スナック菓子を食べ，清涼飲料水をよく飲む
　・果物は低エネルギーと思いこんで食べる
　・ビタミンや食物繊維の多い野菜はあまり食べない
食べ方
　・早食いである
　・あまりよくかまない
食事に対する満足感（満腹感）
　・腹いっぱい食べないと満腹感を感じない
　・食後でも，好きなものなら食べられる，食べてしまう
　・たくさん食べてしまった後に後悔する
食行動の異常
　・間食をする，夜食を摂る（上述）
　・ストレス解消のための「気晴らし食い」「いらいら食い」をする
　・家人が食べ物を残すと，もったいないと思い食べる（残飯食い）
　・人に勧められると断り切れない（付き合い食い）
　・目の前の食べ物につい手が出る（衝動食い）
　・「ながら食い」が多い

肥満は高率に種々の健康障害を招く。肥満者には**表2-24**に示したような摂食行動がしばしば認められる。これらは，多かれ少なかれだれにもみられることで，大げさに受けとめる必要はないが，肥満の是正にあたっては配慮すべきである。

5　生活習慣病予防のための食生活指針

表2-25は，生活習慣病予防の観点から，2000（平成12）年3月，文部科学省，厚生労働省，農林水産省が合同で定めた食生活指針で，2016（平成28）年6月一部改正されたものである。

2．健康づくりと身体活動・運動習慣

適度の身体活動・運動は，適正な食物摂取とともに，健康の保持・増進に極めて重要である。

1　運動（身体活動を含む）が身体にもたらす効果

1）体脂肪の燃焼・減量

筋肉は筋肉内に存在するATP（アデノシン三リン酸）を使って活動する（1モルのATPが分解されると7.6kcalのエネルギーが供給される）が，存在するATP量は少ないので速やかに（8〜12秒）消費される。ATPが枯渇すると筋肉内のグリコーゲンからATPが産出されるが，筋肉運動を続けていると10分以内に使いきる。呼吸をしながらの有酸素運動を続けていると，ATPは糖質からも脂肪からも，場合によってはたんぱく質からも産出される。さらに脂肪細胞から放出される脂肪酸が筋肉に運ばれてエネルギーとして活用される。脂肪酸の有効利用を促すには最低10分以上の運動を続ける必要がある。運動を続けることによって脂肪が利用され，それを持続することによって体脂肪は減少する。

2）インスリン感受性の改善

インスリンは物質代謝が円滑に行われるよう重要な役割を果たしている。インスリンが存在しても，インスリン効果が十分に発揮できない状態をインスリン抵抗性とよぶ。このような状態では，血中の中性脂肪の上昇，HDL-コレステロールの低下，血圧の上昇，糖尿病の発症促進を招く。インスリン抵抗性をもたらす原因は種々あるが，通常，問題となるのは肥満であり，運動によって体脂肪が減少すると，インスリン抵抗性は解消される。

3）血中脂質の改善，心肺機能の増強，筋力・体力・運動機能の向上

運動によって血中の中性脂肪は低下し，HDL-コレステロールは上昇する。また，心肺機能は増強し，筋力・体力・運動能力は向上し，高血圧も改善される。ひいては動脈硬化の進行を抑え，心筋梗塞や脳梗塞の予防にも役立つ。

4）骨密度減少の予防

骨粗鬆症も生活習慣病に加えられているが，骨粗鬆症では脊椎骨折や大腿骨頸部骨折を起こしやすい。骨粗鬆症の原因の一つにカルシウムの摂取不足があるが，これについては先に述べた。骨粗鬆症は骨密度の程度によって診断されるが，運動によって骨密度の低下を防ぐことができる。

表2-25 ● 食生活指針

●食事を楽しみましょう

- 毎日の食事で，健康寿命をのばしましょう
- おいしい食事を，味わいながらゆっくりよく噛んで食べましょう
- 家族の団らんや人との交流を大切に，また，食事づくりに参加しましょう

●1日の食事のリズムから，健やかな生活リズムを

- 朝食で，いきいきした1日を始めましょう
- 夜食や間食はとりすぎないようにしましょう
- 飲酒はほどほどにしましょう

●適度な運動とバランスのよい食事で，適正体重の維持を

- 普段から体重を量り，食事量に気をつけましょう
- 普段から意識して身体を動かすようにしましょう
- 無理な減量はやめましょう
- 特に若年女性のやせ，高齢者の低栄養にも気をつけましょう

●主食，主菜，副菜を基本に，食事のバランスを

- 多様な食品を組み合わせましょう
- 調理方法が偏らないようにしましょう
- 手作りと外食や加工食品・調理食品を上手に組み合わせましょう

●ごはんなどの穀類をしっかりと

- 穀類を毎食とって，糖質からのエネルギー摂取を適正に保ちましょう
- 日本の気候・風土に適している米などの穀類を利用しましょう

●野菜・果物，牛乳・乳製品，豆類，魚なども組み合わせて

- たっぷり野菜と毎日の果物で，ビタミン，ミネラル，食物繊維をとりましょう
- 牛乳・乳製品，緑黄色野菜，豆類，小魚などで，カルシウムを十分にとりましょう

●食塩は控えめに，脂肪は質と量を考えて

- 食塩の多い食品や料理を控えめにしましょう。食塩摂取量の目標値は，男性で1日8g未満，女性で7g未満とされています
- 動物，植物，魚由来の脂肪をバランスよくとりましょう
- 栄養成分表示を見て，食品や外食を選ぶ習慣を身につけましょう

●日本の食文化や地域の産物を活かし，郷土の味の継承を

- 「和食」をはじめとした日本の食文化を大切にして，日々の食生活に活かしましょう
- 地域の産物や旬の素材を使うとともに，行事食を取り入れながら，自然の恵みや四季の変化を楽しみましょう
- 食材に関する知識や調理技術を身につけましょう
- 地域や家庭で受け継がれてきた料理や作法を伝えていきましょう

●食料資源を大切に，無駄や廃棄の少ない食生活を

- まだ食べられるのに廃棄されている食品ロスを減らしましょう
- 調理や保存を上手にして，食べ残しのない適量を心がけましょう
- 賞味期限や消費期限を考えて利用しましょう

●「食」に関する理解を深め，食生活を見直してみましょう

- 子供のころから，食生活を大切にしましょう
- 家庭や学校，地域で，食品の安全性を含めた「食」に関する知識や理解を深め，望ましい習慣を身につけましょう
- 家族や仲間と，食生活を考えたり，話し合ったりしてみましょう
- 自分たちの健康目標をつくり，よりよい食生活を目指しましょう

資料／2000年文部科学省・厚生労働省・農林水産省策定．2016年一部改正．

2　身体活動・運動と消費エネルギー量

表2-26は，50歳代で体重が60kgの男性の生活活動，運動の種類と，それを行った時間内に消費されるおよそのエネルギーを示したものである（40歳代で体重55kgの女性では，0.9を乗じるとおよその消費エネルギー量が算出できる）。7時間の睡眠中に390kcalが消費され，食事を20分かけて摂るとその間に30kcalが消費される。日常の身体活動も消費エネルギー量からみる限り，運動と劣らず重要であることがわかる。近年の生活環境・生活様式は日々の生活のなかで行われる身体活動（生活活動）の低下をもたらした。健康増進，身体機能の向上には，日常生活のなかに積極的に運動を取り入れることが求められている（表2-26の下段に，食品に含まれるエネルギー量を参考のために示した）。

3　健康づくりのための運動指針

表2-27は，厚生省（現厚生労働省）が1993（平成5）年，一般国民向けに勧めた健康づくりのための運動指針である。「生活のなかに運動を」として，歩くことから始め，1日30分を目標に，息がはずむ程度のスピードで行うことを勧めているが，これは運動強度でいう中等度以上の運動となる。

図2-38は，国民健康・栄養調査〔2018（平成30）年〕により，運動習慣のある

表2-26 ● 生活活動・運動と消費エネルギー

50歳代・体重60kgの男性（40歳代・体重55kgの女性は×0.9）					
生活活動			**運動**		
睡眠	7時間	390kcal	散歩（60m/分）	30分	75kcal
食事	20分	30	歩行（70m/分）	30分	100
歩行（普通）	30分	90	歩行（90m/分）	30分	150
乗物（立位）	30分	65	ジョギング（軽め）	20分	150
自転車（普通）	30分	70	ジョギング（強め）	20分	170
一般事務	60分	100	体操（軽め）	10分	30
休息・談話	30分	40	体操（強め）	10分	50
炊事	30分	80	ゴルフ（平均）	120分	540
買出し	30分	80	テニス（練習）	30分	230
入浴	20分	65			

参考（食品とエネルギー）			
米飯（小さい茶碗1杯）	160kcal	かき（中1個）	80kcal
食パン（1片，6枚切り）	160	バナナ（中1本）	80
じゃがいも（中1個）	80	みかん（中2個）	60
かれい，たい（1切れ）	80	日本酒（1合）	190
さけ（1切れ），いわし（中1尾）	160	ビール（中1本）	200
うなぎ（1串）	160	果汁ジュース（1缶）	100
牛肉（ロース，100g）	200	カレーライス，親子丼	480〜640
牛肉（もも，100g）	110	かけそば	280
鶏卵（小1個）	80	ラーメン	400〜700
牛乳（1合）	110	五目そば	480〜700
アイスクリーム	200	ハムサンド	400〜560
なし（中1個）	80	にぎりずし（並）	400〜560

① 医学・医療のあゆみ
② 健康と疾病
③ 医学と医療
④ わが国の医療供給体制
⑤ 現代医療における諸問題

表2-27● 健康づくりのための運動指針〔1993（平成5）年4月〕

生活のなかに運動を
　歩くことから始めよう
　1日30分を目標に
　息がはずむ程度のスピードで
明るく楽しく安全に
　体調に合わせてマイペース
　工夫して，楽しく運動長続き
　ときには楽しいスポーツも
運動を生かす健康づくり
　栄養・休養とのバランスを
　禁煙と節酒も忘れずに
　家族のふれあい，友達づくり

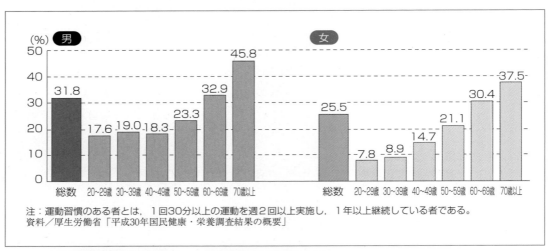

注：運動習慣のある者とは，1回30分以上の運動を週2回以上実施し，1年以上継続している者である。
資料／厚生労働省「平成30年国民健康・栄養調査結果の概要」

図2-38● 運動習慣者の割合（性・年齢階級別，20歳以上）

人（運動を週2回，1回30分以上，1年以上継続している人）の割合を示したものである。男性では20〜50歳代で30％を下回り，30歳代は最も低く19.0％，女性でも20〜40歳代で20％を下回り，20歳代では7.8％である。

　運動は自分に合ったものであれば何でもよいが，だれでも心がけ次第で容易にできるのが歩行（運動）である。運動を開始する前には医学的チェックを受ける。軽い運動から中等度の運動へと進むのがよい。運動を始める場合には5分程度のウォーミングアップを行い，運動を終わるときは最低2〜3分のクールダウン（整理運動）を行って，徐々に終わるのがよい。春秋などのよい季節でも，歩行運動を始めて10分頃から汗ばむ程度が中等度の運動の一つの目安となる。服装は動きやすいものがよく，汗をかいてもよいような下着にする。ウォーキングシューズを履くのがよい。

　歩行の際，腰を曲げたり，前かがみになると身体に負担をかける。図2-39のように，肩の力を抜き，顎を引き，背筋を伸ばして姿勢よく歩く。骨盤の回転を利用

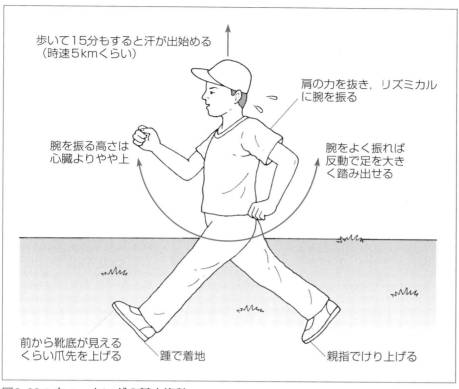

歩いて15分もすると汗が出始める
（時速5kmくらい）

肩の力を抜き，リズミカル
に腕を振る

腕を振る高さは
心臓よりやや上

腕をよく振れば
反動で足を大き
く踏み出せる

前から靴底が見える
くらい爪先を上げる

踵で着地

親指でけり上げる

図2-39 ● ウォーキングの基本姿勢

して歩幅をなるべく大きくすると，ふくらはぎの筋肉（腓腹筋とひらめ筋），もも
の裏側の大腿二頭筋，前側の大腿四頭筋，おしりの大殿筋が使われ，効果的である。
歩くときは踵で着地し，足の裏全体を使って爪先で押し出す。足の裏全体で体重を
支えると脚は垂直に伸びる。手は軽く握り，腕は前後に自然に振る。速く歩くとき
は肘は90°に曲げ，腕が胸の中央近くまでくるように振る。

　どのくらい歩いたかを知るには，歩数計を活用するのがよい。最近の歩数計には，
歩幅をセットしておくと，歩いた歩数，時間，距離，時速などが算出され，便利な
ものがある。これらを記録しておくと，だんだん向上していくのがわかり，楽しみ
にもなってくる。歩く時刻を決め，習慣づけるのもよい。歩くルートも1つではな
く4〜5ルート決めておくのがよい。夫婦あるいは仲間と一緒に歩いたり，休みの
日には少し遠出してみるのもよい。

　厚生省（現厚生労働省）では，従来の「運動」という概念にとどまらず，幅広く
「健康づくりのための身体活動のあり方」について検討し，1997（平成9）年，「年
齢・対象別身体活動指針」（表2-28）を決定した。①要介護者や骨粗鬆症患者の増
加防止，②若い時点からの肥満などの生活習慣病の予防，③中高年の生活習慣病予
防，④高齢者の生活の質の向上のための身体機能の維持・向上，⑤女性の骨粗鬆症
予防，⑥成長期における健康づくり，などを視野に検討，作成されたものである。

1 医学・医療のあゆみ

2 健康と疾病

3 医学と医療

4 わが国の医療供給体制

5 現代医療における諸問題

表2-28 ● 健康づくりのための年齢・対象別身体活動指針〔1997（平成9）年〕

		I　成長期		II　青・壮年期		
		i）幼児期 （健全な心身の発育）	ii）児童・生徒 （健全な心身の発育）	i）健康の保持・増進	ii）疾病の予防・改善 （主に壮年期の医学的な 有所見者）	iii）ストレス対策
身体活動の種類	日常生活活動	・買い物について行く，通園での歩行等	・通学での歩行，自転車等	・通勤や買い物での歩行等		
	趣味・レジャー活動	・屋外で行う自転車・三輪車，ブランコ，ボール遊び，鬼ごっこ等	・ハイキング・海水浴等	・日曜大工，園芸，ハイキング等	・ダンス，ハイキング等	・園芸，ダンス，ハイキング，アウトドアライフ等
	運動・スポーツ	・スポーツクラブでの運動・スポーツや，身体活動を伴う習いごと	・体操，ジョギング，水泳，スキー，各種球技，武道等	・ストレッチング，軽い体操，ウォーキング，ジョギング，水中運動，スキー，サイクリング，各種球技等	・ウォーキング，ジョギング，水中運動，サイクリング等	・ジョギング，サイクリング等 ・各種球技等 ・水泳，スキー，ゴルフ等
身体活動の強度		・明示できないが，屋外での遊びとしての身体活動の平均時間は1日に約60分と報告されている	・有酸素性能力の維持・向上のための身体活動の強度は，最大酸素摂取量の60％程度，あるいはそれ以上が好ましく，主観的には「やや楽である〜ややきつい」と感じる程度となる	・有酸素性能力の維持・向上のための身体活動の強度は，最大酸素摂取量の50〜60％程度の有酸素運動が好ましく，主観的には「楽である〜やや楽である」と感じる程度となる	・最大酸素摂取量の50％程度，あるいは主観的には「楽である」と感じる程度と設定	・基本的には健康の保持・増進のための身体活動と変わらない。ただし，そのなかで自分が楽しく，リラックスできる種類や状況を選択するとよい
			・筋力の維持・増強のための身体活動は，「やや重い」と感じる程度のレジスタンス運動が好ましい	・筋力の維持・増強のための身体活動は，「やや重い」と感じる程度のレジスタンス運動が好ましい		
身体活動の時間・回数			・身体活動の時間は，種目によって異なるが，1週間で約200分は必要と考えられる	・種目によって異なるが，1日20分以上，その頻度は週2回以上が望まれ，その合計時間は最大酸素摂取量の50％程度の有酸素運動の場合，1週間で年代によって合計140〜180分が必要である	・1週間で年代によって140〜180分以上が望ましい	
			・いろいろな身体部位について，1日10回を週2〜3回の頻度で反復するのが望ましい	・主要な身体部位について，1日10回を週2〜3回の頻度で反復することが望まれる		

表2-28 ● （つづき）

		Ⅲ 高齢期			Ⅳ 女性（母性を含む）		
		i）健康の保持・増進と疾病の予防・改善（主に前期高齢者）	ii）自立の維持・向上（主に後期高齢者）	iii）生きがい・満足感・コミュニケーションの獲得	i）女性の健康の保持・増進	ii）更年期症状の軽減	iii）骨粗鬆症の予防
身体活動の種類	日常生活活動	・散歩, 買い物等	・散歩, 掃除, 買い物, 料理等		・散歩, 買い物等		
	趣味・レジャー活動	・日曜大工, 園芸, ハイキング等	・園芸等	・カラオケ, 買い物, 日曜大工, 園芸, ダンス, ボランティア活動, 釣り, ハイキング, 登山等	・園芸, ハイキング等	・壮年期における健康の保持・増進のための身体活動や, 疾病の予防のための身体活動のなかから, 女性が行いやすく, 特に爽快感や楽しみを味わえる, 運動・スポーツ, 趣味・レジャー活動等を選ぶとよい	・ジャンプや踏み込み動作を伴う各種の運動・スポーツ ・レジスタンス運動等の筋力をつける身体活動 ・ウォーキング程度の運動・スポーツ
	運動・スポーツ	・ストレッチング・軽い体操, ウォーキング, ジョギング, 水中運動, ゲートボール, ゴルフ等	・ストレッチング・軽い体操, ウォーキング, 水中運動等	・体操, ゴルフ等	・ストレッチング・軽い体操, ウォーキング, ジョギング, 水中運動, 各種球技等		
身体活動の強度		・最大酸素摂取量の50%程度の強度の有酸素運動が望まれ, 主観的には「楽である」と感じる程度となる	・有酸素性能力の維持・向上のための身体活動の強度は, 最大酸素摂取量の40～50%, あるいは主観的には「かなり楽である～楽である」と感じる強度の有酸素運動が主体となる		・成長期と青・壮年期における, 健康の保持・増進のための身体活動と同様である	・壮年期における健康の保持・増進のための身体活動や, 疾病の予防のための身体活動と一致する	・基本的には成長期の健全な心身の発育のための身体活動, 青・壮年期および高齢期における健康の保持・増進のための身体活動と変わらない
			・筋力の維持のための身体活動は, 息を止めないで, 一つの動作が20回繰り返せる程度の強度が望ましい				
身体活動の時間・回数		・種目によって異なるが, 1日に20分以上, 身体活動の頻度は, 週2回以上が望まれ, 1週間で合計140分が望ましい	・個人の体力に合わせて行うべきであり, 1週間で140分を目標にする程度でよいと考えられる ・できるだけ毎日行うことが, 効果をあげ, 安全性を確保するためにも有効である ・週2～3回の頻度で行うことが望ましい				

① 医学・医療のあゆみ

② 健康と疾病

③ 医学と医療

④ わが国の医療供給体制

⑤ 現代医療における諸問題

4　健康づくりのための運動指導者と健康増進施設

運動を通じた健康づくりを進めるために適切な運動指導を行うマンパワーとして，

①運動指導担当者：医学的基礎知識，運動生理学知識などに立脚し，個々人の身体状況に応じた運動プランを提供できる知識をもつ者，

②運動実践担当者：運動指導担当者が作成した運動プログラムを踏まえ運動の実践指導を行う者，

③運動普及推進員：運動についての実践普及活動および啓発活動を行うボランティア，

が養成されている。

厚生労働省は，健康増進のための運動を安全かつ適切に行える施設として運動型健康増進施設を，運動に加え温泉利用などを適切に行える施設として温泉利用型健康増進施設を，それぞれ認定している。

3．健康と休養・睡眠

休養は肉体的・精神的疲労を取り除き，身体と精神をリフレッシュする。睡眠は疲労を回復させ，活力を回復する。入浴も疲労回復に効果的である。スポーツやレクリエーションは精神的疲労の回復に役立つ。栄養補給も疲労回復を促進する。

健康の保持・増進を図り，生活の質をいっそう向上させるには，栄養と運動とのバランスをとり，日常生活に休養を適切に取り入れていくことも重要である。表2-29は，この観点から厚生省（現厚生労働省）が1994（平成6）年に提示した「健康づくりのための休養指針」である。休養を身体的・精神的疲労回復のための手段としてとらえるだけではなく，より健康で活力ある生活の創造に役立つものとする

表2-29● 健康づくりのための休養指針〔1994（平成6）年4月〕

①生活にリズムを
・早めに気づこう，自分のストレスに
・睡眠は気持ちよい目覚めがバロメーター
・入浴で，からだもこころもリフレッシュ
・旅に出かけて，心の切り換えを
・休養と仕事のバランスで能率アップと過労防止
②ゆとりの時間でみのりある休養を
・1日30分，自分の時間をみつけよう
・生かそう休暇を，真の休養に
・ゆとりのなかに，楽しみや生きがいを
③生活のなかにオアシスを
・身近ななかにもいこいの大切さ
・食事空間にもバラエティーを
・自然とのふれあいで感じよう，健康の息吹きを
④出会いときずなで豊かな人生を
・見出そう，楽しく無理のない社会参加
・きずなのなかではぐくむ，クリエーティブ・ライフ

表2-30 ● 健康づくりのための睡眠指針－快適な睡眠のための7箇条－
〔2003（平成15）年3月〕

①快適な睡眠でいきいき健康生活
②睡眠は人それぞれ，日中元気はつらつが快適な睡眠バロメーター
③快適な睡眠は，自ら創り出す
④眠る前に自分なりのリラックス法，眠ろうとする意気込みが頭をさえさせる
⑤目が覚めたら光を取り入れて，体内時計をスイッチオン
⑥午後の眠気をやりすごす
⑦睡眠障害は，専門家に相談

積極的な姿勢が織り込まれている。

　睡眠は生活習慣の一部であり，「健康日本21」でも，睡眠についての適切な知識の普及を目的として，2003（平成15）年に「健康づくりのための睡眠指針」が策定された（表2-30）。

4．健康と喫煙

1 喫煙と健康阻害

　喫煙は，がん，虚血性心疾患，慢性気管支炎，肺気腫（はいきしゅ）などの危険因子であり，妊娠中の喫煙は低体重児や早産のリスクを高める。

2 喫煙の実態

　わが国の20歳以上の喫煙者率は日本たばこ産業株式会社の調査によると，表2-31のように漸減（ぜんげん）傾向にある。1986（昭和61）～2018（平成30）年の男女別，喫煙習慣者の割合の推移を表2-32に示した。

　喫煙状況をほかの国と比べると，女性は低率であるが，男性はロシア，中国，フ

表2-31 ● わが国の喫煙者率の年次推移（%）

	1975 (昭和50)	1980 (55)	1985 (60)	1990 (平成2)	1995 (7)	2000 (12)	2005 (17)	2010 (22)	2015 (27)	2018 (30)
男	76.2	70.2	64.6	60.5	58.8	53.5	45.8	36.6	31.0	27.8
女	15.1	14.4	13.7	14.3	15.2	13.7	13.8	12.0	9.6	8.7

注1：調査対象は20歳以上。
　2：2006（平成18）年から，調査方法と標本数が変更されているため，従来の調査と連続性がない。
資料／日本たばこ産業株式会社調べ

表2-32 ● 男女別の喫煙習慣者率の年次推移（%）

	1986 (昭和61)	1990 (平成2)	1995 (7)	2000 (12)	2005 (17)	2010 (22)	2015 (27)	2016 (28)	2017 (29)	2018 (30)
男	59.7	53.1	52.7	47.4	39.3	32.2	30.1	30.2	29.4	29.0
女	8.6	9.7	10.6	11.5	11.3	8.4	7.9	8.2	7.2	8.1

注：調査対象は20歳以上。なお，調査方法は2003（平成15）年から変更。
資料／厚生労働省「国民健康・栄養調査」

表2-33 ● 喫煙状況の国際比較

	喫煙率（%）	
	男	**女**
日本	29.3	7.2
韓国	37.0	5.2
中国	52.1	2.7
フィリピン	40.3	5.1
インド	19.0	2.0
イギリス	17.0	13.3
ドイツ	26.4	18.6
フランス	35.2	28.7
イタリア	23.3	15.0
エジプト	43.4	0.5
アメリカ合衆国	26.9	18.7
メキシコ	27.1	8.7
ロシア	47.0	15.0

注：〝Current tabaco（cigarette）smoking〟の指標である。
資料／WHO：Report on the Global Tobacco Epidemic, 2019.

ィリピン，韓国，エジプト，フランスなどに次いで高率である（表2-33）。

　中学・高校生を対象とした喫煙実態調査（未成年者の喫煙および飲酒行動に関する全国調査）によると，この30日間に1日以上たばこを吸ったことがある者の割合は，2014（平成26）年度で中学1年男子1.0%，女子0.3%，高校3年男子4.6%，女子1.5%であり，1996（平成8）年の調査以降，男女ともに喫煙率の低下傾向が認められる。

3　喫煙とがん

　喫煙はがんの強力な危険因子である。喫煙との関係が強いのは，口腔がん，喉頭がん，肺がん，食道がん，膵がん，膀胱がんなどである。そのなかで最もよく調べられているのは，頻度も高く，喫煙との関係も深い肺がんである。

　図2-40は，喫煙者が1日に吸う喫煙本数と肺がんの間には正相関があり，1日20～29本たばこを吸っている喫煙者は，非喫煙者と比較すると，肺がんによる死亡率は5.9倍に達することを示している。また図2-41は喫煙開始年齢別にみた肺がんの標準化死亡率比で，喫煙を始めた年齢が若いほど肺がんによる死亡率が高いことを示している。

　一方，喫煙者が禁煙した場合，肺がん死亡率はどうなるかが調査された結果が図2-42である。喫煙者が禁煙すると，禁煙期間が長ければ長いほど，肺がんの死亡率は低下して非喫煙者の肺がん死亡率に近くなること，禁煙前の喫煙が少ないほど禁煙効果が早く現れることを示している。

　自分は喫煙しないのに，周囲で吸っている人のたばこの煙を吸うことを**受動喫煙**という。表2-34は，環境たばこ煙への曝露が健康にもたらす影響を調べたアメリカのカリフォルニア州環境保護庁の結果である。広範かつ深刻な影響があるが，確実に影響のあるなかに肺がんと副鼻腔がんが含まれ，可能性のあるなかに子宮頸が

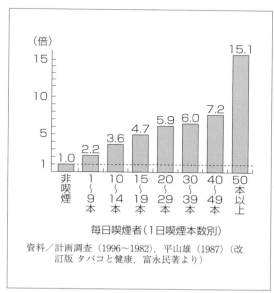

図2-40●非喫煙者と比べた喫煙者の肺がん死亡率

図2-41●喫煙開始年齢別にみた肺がんの標準化死亡率比（男）

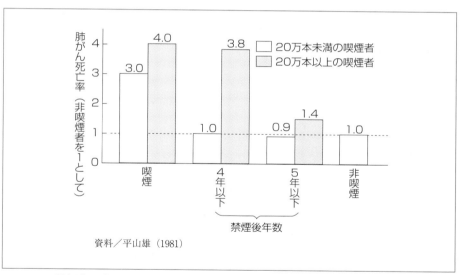

図2-42●禁煙後の年数と肺がん死亡率の低下

んが含まれている。

　また図2-43は，夫の喫煙量別にみた非喫煙の妻の肺がん発生リスクで，夫が家庭内で喫煙すると，受動喫煙を強いられる妻の肺がん発生リスクが増し，夫が毎日20本以上喫煙していると，夫が喫煙しない妻の1.9倍となっている。

4　喫煙と医療費

　国立保健医療科学院と医療経済研究機構は，喫煙者と非喫煙者に対する疫学調査

表2-34●環境たばこ煙曝露がもたらす健康影響

	確実なもの	可能性のあるもの
発育障害	低体重出生 未熟児 乳幼児突然死症候群	自然流産 認識と行動の障害
呼吸器疾患	急性下気道感染症（小児） 気管支喘息発病・悪化（小児） 慢性呼吸器症状（小児） 中耳炎（小児） 目鼻の刺激症状（大人）	気管支喘息悪化（大人） 嚢胞線維症悪化 呼吸機能低下
発がん作用	肺がん 副鼻腔がん	子宮頸がん
心疾患	心臓病死 冠状動脈疾患（罹患率）	

資料／アメリカ，カリフォルニア州環境保護庁（1997）

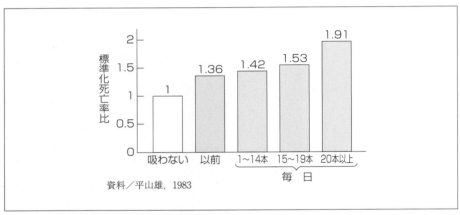

図2-43●夫の喫煙量別にみた非喫煙の妻の肺がん発生リスク

と各種の統計をもとに，喫煙者本人にかかる余分な医療費は1999（平成11）年度で年間約1兆2936億円にのぼると算定した〔2002（平成14）年5月〕。余分にかかる医療費の病気別内訳は図2-44のように，がんが3959億円と3割を占め，次いで高血圧性疾患，心疾患となっている。

5　禁煙のすすめ

　喫煙者のなかにはニコチン依存者もいれば，禁煙などまったく考えない者もいるが，喫煙者の約70％が毎年1度は禁煙を考えるともいわれ，節煙や一時的な禁煙を試みるが，50～95％は喫煙の欲求を抑えきれず再度喫煙を始めるという。アメリカでは，喫煙者が医療機関を訪れた場合は，禁煙を動機づける機会ととらえ，アメリカ国立がん研究所の「5つのA」（表2-35）による禁煙に介入するよう勧められている。これを実行しても禁煙する意思のない場合はさらに「5つのR」（表2-36）による禁煙の動機づけの強化を図る。禁煙を成功させるには，実行の段階，維持の

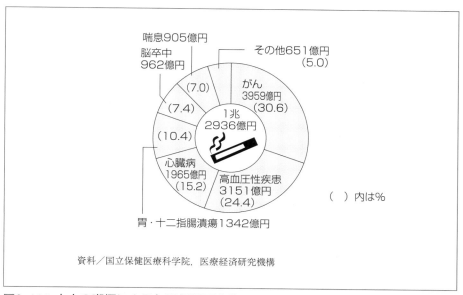

資料／国立保健医療科学院，医療経済研究機構

図2-44 ● 本人の喫煙による年間超過医療費

表2-35 ● 禁煙介入のための「5つのA」（アメリカ国立がん研究所）

Ask	：	たばこを吸っているかどうか尋ねる
Advice	：	吸っていたら，強く，はっきり，患者自身に関連する理由を示しながら禁煙を勧める。吸っていない場合には過去の喫煙経験の有無を確認し，たばこを再開しないように，再発を予防させる
Assess	：	本人に禁煙をする気があるのかどうかを確かめる
Assist	：	もし禁煙する気があるなら，その実行を支援する。禁煙開始日を決め，ニコチン置換療法を勧めるなど，禁煙の実施計画を立てる
Arrange	：	禁煙を始めた場合は，フォローアップを計画する。禁煙開始後は1週間以内に接触し，次は1か月以内を予定する

表2-36 ● 禁煙への動機強化のための「5つのR」（アメリカ国立がん研究所）

Relevance	：	自身の病気，子どもが生まれるなど個人的な問題と関連づけた情報提供を行いながら励ます
Risks	：	喫煙による本人のリスク（急性・慢性）と受動喫煙による家族のリスクを示す。低タール・低ニコチンたばこはこのリスクを軽減しないことも伝える
Rewards	：	禁煙によってもたらされる患者本人に関連するメリットに気づかせる
Roadblocks	：	禁煙への障壁となっているものは何かを患者に確認させる
Repetition	：	外来受診などの機会をとらえて動機づけのための介入を繰り返す

段階で，それぞれ適切に指導を続け，当事者の自助努力を支援する努力が求められている。

6 たばこ対策

　WHOは1970年以来，たばこの害に関する健康教育，非喫煙者の保護をはじめ，

1 医学・医療のあゆみ

2 健康と疾病

3 医学と医療

4 わが国の医療供給体制

5 現代医療における諸問題

社会・経済・農業，その他の幅広い分野を含めた総合的たばこ対策を推進してきた。1988年からは「世界禁煙デー」を定め，禁煙を呼びかけてきた。わが国も1978（昭和53）年より禁煙に取り組み，1992（平成4）年度は，世界禁煙デーを初回とする1週間の禁煙週間を定め，いっそうの啓発(けいはつ)・普及を進めている。

　厚生省（現厚生労働省）では1998（平成10）年から「21世紀のたばこ対策検討会」の意向を受け，「健康日本21」においてたばこを重点課題の一つに取り上げ，①喫煙が及ぼす健康影響についての知識の普及，②未成年者の禁煙，③公共の場や職場における分煙の徹底，④禁煙支援プログラムの普及，を展開している。

5．健康とアルコール

1 アルコールと健康阻害・その他の問題

　人類は原始生活の時代から様々な形でアルコールと親しみ，文化の一部ともなっているが，アルコールは種々の問題も引き起こす。

　短時間で多量飲酒すると，急性アルコール中毒を起こし，時に死に至る。長期にわたる過量の飲酒は，肝障害，脳卒中，がんなど，多くの疾患の危険因子となる。さらにアルコール依存症となり，精神的・身体的・社会的障害を起こすなど，深刻な問題を招く。

　妊婦の飲酒は妊娠異常の危険因子となる。

　さらに飲酒に関連して，労働災害，交通事故，犯罪，家庭崩壊(ほうかい)など，多くの社会問題が起きる。

2 飲酒の状況

　飲酒習慣のある人（週3回以上，1日に日本酒1合以上，またはビール大びん1本以上を飲んでいる人）の割合は，男性では2人に1人，女性では15〜16人に1人で，この割合は過去10数年間変わらない。20歳以上の男性の飲酒量は，半数は1合であるが，3合以上の割合は約15％である。わが国の男性を対象とした調査では，平均して2日に日本酒に換算して1合（純アルコールで約20g）程度の飲酒者が死亡率が最も低いとの結果も報告されており，諸外国の調査結果も考慮して，1日平均純アルコールで約20g程度が「節度ある適度の飲酒」とみなされている。

　主な酒類の換算の目安を表2-37に示した。

　未成年者の飲酒は法律で禁止されているにもかかわらず，厚生労働省「未成年者の喫煙・飲酒状況に関する実態調査研究（平成24年度）」によると，月に1〜2回

表2-37●主な酒量のアルコール量の換算目安

酒類	アルコール濃度（％）	純アルコール量（g）
ビール（中びん1本：500mL）	5	20
清酒（1合：180mL）	15	22
ウイスキー，ブランデー（ダブル：60mL）	43	20
焼酎（35度）（1合：180mL）	35	50
ワイン（1杯：120mL）	12	12

意（インフォームドコンセント）」，すなわち，患者は医師から受けた説明に基づいて，自主的判断により，自分が受けたいと思う検査や治療法を選択し（選択権），決定する（自己決定権）ことが確実に行われる必要がある（インフォームドコンセントについては第５章 Ⅰ-E「臨床医学研究と倫理」に詳しく述べてあるので参照されたい）。

Ⅲ　医療の実践

Ⓐ　疾病の診断と治療

1．疾病の診断

1　診断の手続き

　古くは医学は病苦を取り去ることにのみ努力が払われた。しかし医学の進歩によって疾病の実態をつきとめ，さらに物理学，工学，化学，数学，生物学などの知識や技術を取り入れて，疾病の正しい診断ができるようになった。「診断」の語は英語のdiagnosisで，「通して（dia）知ること（gnosis）」あるいは「知り抜く」ことである。すなわち診断は，疾病の本態・全貌を知ることであり，単に病名を決定することにとどまらないのである。

　患者が身体的あるいは精神的に健康状態から逸脱^{いつだつ}した状態ないし所見として，主観的に訴えるか，他覚的にそれらを認めた場合，その状態ないし所見を**症状**ないし**症候**とよぶ。そのうち患者自身が感じ訴えるものを**自覚症状**（symptom）とよび，他覚的に認めるものを**他覚症状**（徴候，所見，sign）とよぶ。

　医師は患者の訴える自覚症状と，患者を診察することによって得られた他覚症状を基礎にし，異常な状態をより客観的に，より正確にとらえるために必要と考える臨床検査を行い，得られた多くの情報を総合的に思考して診断に達する。この診断過程を学び，研究するのが診断学である。

2　問診－自覚症状の聴取

　患者から自覚症状を聴取する（問診する，病歴をとる）ことは，患者と医師との信頼関係をつくる第一歩となる意味で重要であるばかりでなく，これを要領よく行うことは，次の診察や臨床検査を円滑^{えんかつ}に行い，正しい診断に至るために不可欠である。

1）問診の要領

●**患者の訴えを聴く**　"Listen to the patient. He is telling you diagnosis." これはオスラー（Osler, W.）の言葉で，患者の訴えに耳を傾けることによって，正しい診断

が得られることを教えている。患者の訴えがどのような仕組みで，どのように患者を苦しめ，不安がらせ，心配させているかを知ることが問診の第一歩である。患者の訴えを正しくかつ深く理解するために，綿密かつ誠実な努力を傾ける必要がある。

●**情報の収集と整理**　症状やその経過は，患者の述べた言葉（話し言葉）で記述するのがよい。しかしそれらを要領よく，順序立てて述べられる患者はむしろ少ない。そのため，医師は適宜，質問して患者の訴えを順序立てて導き出し，正確で筋の通ったものにするために，協力し助言しなければならない。必要な情報は患者ばかりでなく，患者の同意を得たうえで家族や友人，あるいは患者がこれまで診療を受けていた医師からも求めなければならない場合がある。得られた情報は，それぞれ重要な意味をもっている。

●**情報秘匿の義務**　患者について得た情報の秘匿は法律で義務づけられている。プライバシー*に気を配っておくことによって，患者の身体的・精神的不安は和らげられ，患者は率直に真実を述べるようになる。患者についての道徳的な判断は，正当な医学的判断を損なうことになることに留意する必要がある。

●**問診に臨む姿勢**　問診は通常，患者と向かい合って座るときから始まるが，患者が診察室に入るときの態度，姿勢，歩き方などが，すでに診断の参考になる場合がある。このようなケースでは，問診以前から視診が始まっていることになるが，問診中も患者の態度，表情，動きなどについて注目する。また診察中，診察後，さらに検査所見がある程度判明した後においても，改めて問診し，問診の質と量を高めることも重要なことである。

2）問診の内容

問診の内容には，患者のこれまでの生活のなかで医学的に意味をもつものすべてが含まれていることが望ましい。家系における疾病や遺伝学的事項，過去の生活環境や疾病が現在の疾病と関連することはまれではない。

(1)　現病歴

●**聴取の内容と記載方法**　現病歴とは，現在問題になっている疾病がどのようにして始まり，どのような経過をたどってきたかの記録であり，病歴のなかで最も重要なものである。通常まず**主訴**を聴取する。主訴は患者の訴える自覚症状（愁訴）のうちの主なもので，患者が受診に至った最大の理由である。患者の言葉をそのまま簡潔に記載するのがよい。次いで発病から現在に至る経過を聴く。急激に発病した場合の**発病の時期**は，発病日ばかりでなく，時刻も明らかであることが多い。慢性疾患の場合は，症状は徐々に出現し，発病時期は明確でない場合が一般的であるが，何年何月頃か可能な限り明らかにするよう努める。発病前，発病時の身体的状況や生活の変化などについても聴取する。

●**愁訴の聴取**　**愁訴**は特に詳しく聴取する。たとえば疼痛であれば，部位，性質，程

＊**プライバシー**：個人的な生活，あるいは個人の生活上の秘密をいう。現在，保健・医療の分野では，データバンクなどを設置して個人の病歴や生活などのデータを記録・管理して健康管理に役立てようとしているが，管理の方法次第ではプライバシーを侵害する懸念もある。

度，持続性，放散，誘因と寛解因子，前駆症状*，随伴症状*などをそれぞれ確認する。

●**発病経過の聴取**　発病後の経過は疾病によって極めて様々である。徐々に始まり悪化の一途をたどるもの，発病当初が最も重症で徐々に軽快するもの，一定の後遺症を残し病変自体は治癒するもの，ある程度の病像に達してからほぼ固定するもの，寛解*と増悪を繰り返しながら必ずしも進行しないもの，あるいは徐々に進行するもの，一見治癒したかにみえても長年月後に再発したり，まったく別の疾病と思われるほどに病像を変えて出現するものなど多種多様である。いずれも疾病の性質に基づくもので，診断上重要な意義をもつので，疾病の経過は綿密に聴取する必要がある。

　　これまで他医を受診したことのある患者の場合には，単に病名にとどまらず，受診当時の症状，受けた検査とその結果についての説明，治療法とその効果を聴くことによって，重要な参考資料が得られる場合が少なくない。

　　長期にわたって多彩な経過をたどった症例にあっては，主要症状の推移を模式的に図示してみると，病歴聴取の不備を補うことができるとともに，発病からの経過を通覧することができ，極めて有益である。

(2) 家族歴

●**聴取の内容**　通常，父母両系の祖父母，同胞，配偶者，子どもにつき，健康か疾病を患ったかを，また死亡者については死因と死亡年齢を聴く。遺伝性疾患が疑われる場合は，同様なあるいは類似した症状を呈する者がいるか否かを明らかにすることが，診断の貴重な糸口になったり，診断確定の有力な根拠になることがまれではない。その際，可能な限り症状，経過，治療法，予後などを聴き，真偽を確認することも重要である。さらに疑わしい場合は，疾病によっては現地に赴き，調査や検査を行って確認する価値のある場合もある。

(3) 既往歴

●**既往歴聴取の意義**　出生時より現在に至るまで，健康であったか，どのような疾患に罹患し，その経過がどのようであったかを知ることは，現在の愁訴の原因を推定し，現病を診断するうえで，大きな意義をもつ場合がある。既往の疾病が現病に対し直接的な因果関係をもつことや，病態に影響していることがあるからである。

●**聴取の内容**　出生時の状況，幼児期の健康状態，ワクチン接種歴などを聴取し，輸血・輸血漿の既往のある場合は，その期日，量，反応を記載する。

　　過去に罹患した疾病については，年代順に罹患時の年齢，経過，治療内容について詳しく聴取する。必要と認めた場合は，本人の同意を得たうえで当時治療を担当した医師と直接連絡をとり，当時の症状，所見，検査結果，治療（手術を含む）の内容と効果を調べる。近年普及してきた定期健診や人間ドック時のデータがあれば

＊**前駆症状**：当該疾患の症状がはっきり出現するのに先立って現れる不特定の症状。多くは漠然とした食欲不振，頭重，倦怠感などの軽い症状である。

＊**随伴症状**：ある疾患に罹患していて，同一の病因により，他の症状が出た場合，その症状を随伴症状という。

＊**寛解**：一時的であれ，永続的であれ，自・他覚的症状の減少した状態をいう。

すべて活用する。患者は過去に罹患した疾病を忘れている場合もあれば，多少の症状があったとしても改めて質問を受けない限り，自ら述べるほど記憶に残っていない場合もあり，また記憶にあっても述べないこともある。したがって，現病との関連が推定される疾病については，積極的に質問し，その有無を知る必要がある。

女性では，月経や妊娠・出産歴とその異常を聴取する。

たばこ，アルコールなどの嗜好品については，開始時の年齢，量，期間を聴取する。

睡眠薬，下剤，鎮痛・鎮静薬などの常用薬物があれば，その種類と量，服薬期間などを記載する。アレルギー反応を起こす食物や薬物があれば，明記しておく。

(4) 社 会 歴

出生地，居住地，居留地（外国を含む）に注意する。居住地，居留地については，寄生虫まん延地，大気や水質汚染地域には特に留意する。

職業病*といわれる疾病は少なくない。それが疑われる場合は，職業や職場，作業内容を詳しく聴取する。

3 診察−他覚症状（所見）の把握

1）他覚症状（所見）の定義と意義

(1) 他覚症状（所見）

患者の示す症状・所見のうち，他人によって病的とみなされるもの，医師の理学的検査（視診，打診，触診，聴診など）によって見出しうる異常所見を他覚症状（所見）とよぶが，医師の理学的検査によって認められる所見という意味で**理学的所見**（physical finding），または身体にみられる所見という意味で**身体的所見**ともいわれる。理学的所見のみでなく，血圧計，体温計，筆，ハンマー，音叉，検眼鏡，懐中電灯などの簡単な道具や，視力テストのような一定の様式のチャートを用いて得られた所見も，広い意味の他覚所見に含める。

(2) 他覚所見のもつ意味

自覚症状が主として患者の主観に基づくものであるのに対し，他覚所見は疾病に関する客観的な証拠であるので，そのもつ意義も重みもおのずと異なる。したがって，その把握には日頃から修練を積み，細心の注意を払わなければならない。他覚的所見のなかには，それが直ちに病的とみなして差し支えないものと，正常との間に移行があって，ある程度以上になって初めて病的と判定し得るものとがある。他覚的所見が疾病の存在を示す唯一の証拠である場合があり，また過去・現在・将来にわたる情報として重要な意義をもつものもある。

2）診察の方法

(1) 診察の要領

●**患者の協力** 診察にあたっては患者の心理状態や身体状態に十分配慮し，警戒心を

＊**職業病**：一定の職業に従事し，職業上の有害因子に曝露することによって発生する疾病。職業病は，負傷のほか，作業態様，物理的因子，化学物質，生物的因子などに起因する。これらのうち，雇用関係のある労働者に発生し，労災保険による補償の対象となるものを業務上疾病という。

できるだけ呼び起こさないように，不安や苦痛を与えないようにし，十分な診察が行われるような雰囲気をつくるよう努める。

● **系統的な診察**　診察は系統的に進め，見落としのないよう，文字どおり頭から足先まで正しい順序で綿密に行う。同時に問診によって得られた情報から，特に留意すべきであると判断した所見について注目する。推定される病変を確認すれば，その診断意義は大きいからである。

● **注意の払い方と程度**　診察によって得られる情報の量は，どの程度注意を払い，正確に行ったかということに大きく左右されるので，手技は十分に習熟しておかねばならない。器具を用いる検査も同様である。

(2)　**診察の手技と内容**

　以下は他覚的所見を正確に得るための手技として重要であるが，ここでは簡単に述べる。

● **視診**　他覚的所見を得るうえで最も重要である。患者と挨拶をかわし，問診を開始するときから視診はすでに始まっている。外見，挨拶の仕方，態度，体型，話し方，顔貌，手足の動き，表情など，いずれも重要な所見である。全身にわたって観察するが，視診によって把握すべき所見も，知識と経験に乏しい者にとっては，存在しても注目の対象とならないまま見落とされ，またたとえ認めても所見としての評価ができず，情報として利用できないことになりかねない。

● **打診**　広く用いられるのは，左中指頭を皮膚に押し当て，その上を右中指頭で速やかにとんとんたたいて雑音を起こさせ，反響を聴く方法である。発生する音の大きさはたたき方の強さによるので，あるときは強打診，あるときは弱打診を行う。正常肺の打診音は清音，胃泡は鼓音*，肝臓は濁音*，大腿部は絶対濁音である。打診音は定量的に表すのは難しいが，部位が変わるにつれて音の性質が変わることで見分けられる。特に清音から濁音へ変わるのは容易に判定できるので，肺肝境界，心濁音界，背面における肺下界を調べるのに好都合である。腹部の打診は腹部膨隆の鑑別に有用である。

　腱（深部）反射はハンマーを用いた打診によって検査する。

● **聴診**　体内から発する音を聴取することで，聴診器が用いられる。最も重要なのは心音と呼吸音であり，正常に聴かれる音の強さ，位置，性状が変化した場合と，正常には聴こえない異常音が聴かれる場合が問題となる。聴診所見には主観が入り，表現や記録にも限界がある。心音は心音図が導入されたことによって記録と分析が大きく進歩した。心音や呼吸音に異常がないからといって，心臓や呼吸器の疾病を否定することはできない。

　腹部は腸管運動による強さ・間隔・ピッチの異なる多様な雑音が聴取される。この雑音が異常に増強した場合（腸管運動の異常亢進，腸管の部分閉塞など）と，完

＊**鼓音**：胸部や腹部を打診する際，その部位の含気量が異常に多いときに認められる。空箱をたたくような比較的高い有響性の音。

＊**濁音**：含気量の少ない部位を打診したときに聴かれる。反響の少ない，低い，短い音。

全に消失した場合（麻痺性イレウス）が問題となる。

　胸膜，心膜，腹膜にフィブリンの沈着が起こると**摩擦音***が聴取される。動脈に拡張，狭窄，蛇行が起こると乱流を生じ，病変部より末梢部に収縮期雑音として聴取される。また門脈高血圧のため臍静脈が開通すると，臍部から肝門にかけて静脈雑音*を聴くことがある。高度の貧血や甲状腺機能亢進症では，右頸静脈に持続性の柔らかい雑音（venus hum）を聴く。

●**触診**　他覚所見をとるうえの重要な手技であり，これに習熟する必要がある。触診に際し検者の手は冷たくてはいけない。患者にいたずらな緊張感，不快感を与えるばかりでなく，腹部では腹壁が緊張して十分な所見が得られなくなる。手はいつも清潔に保ち，指先が敏感になるよう心がける必要がある。一度経験した各臓器の特有な触感は記憶にとどめておくとよい。触診では，大きさ，硬さ，表面の性状，境界，温度，熱感，圧痛，移動性などをそれぞれ綿密に調べる。

4 臨床検査－疾病の科学的掌握

1）臨床医学における臨床検査の位置

●**臨床検査のもつ意義**　臨床検査の進歩はまさに日進月歩である。臨床検査の進歩によって，これまで診断が困難であったり，不可能であった多くの疾病が驚くほどの正確さで診断できるようになった。さらに診断にとどまらず，疾病の軽重，病態生理，合併症の有無・程度なども明らかにすることが可能となり，それらに基づいて治療計画を立て，治療効果も経時的に適宜，把握できるようになった。また，疾病の病因や発症機序も解明できるようになってきた。このように臨床検査は現代の臨床医学には必要不可欠なものになった。

　臨床検査の重要性を考え，病院では中央臨床検査室が整備されており，便，血液，生化学的検査（検体検査など）を実施する施設が数多く設立され，各方面の要望に応えている。

2）臨床検査の種類

　臨床検査には，生理・生化学的検査や，血液学，内分泌学，細菌学，免疫学に関連する生物学的検査，電子顕微鏡を含む病理組織学的・組織化学的・免疫組織学的検査，すでに日常化されている眼底鏡をはじめとする各種の内視鏡を用いる肉眼的検査，造影剤を用いる場合を含む多様なX線検査をはじめ，心電図，筋電図，脳波，超音波，シンチグラフィー，CTなどの物理学的検査，電気生理学的検査などがあり，その数は極めて多い。

(1)　超音波画像診断

　超音波検査，CTスキャンはすでに日常の臨床に広く活用され，有力な診断的情報を提供している。超音波画像診断の最大の利点は，取り扱いが容易で，検査の場

***摩擦音**：胸膜あるいは心膜が，呼吸運動，あるいは心拍動に伴い摩擦して発生する。靴底のきしる音と表現され，ひっかかるような音。

***静脈雑音**：こま（独楽）音ともいう。静脈血流の増大，血液粘度の低下があるときに，内頸静脈に生じる低い連続性雑音。

で超音波の入射方向の断層画像が目前で得られ，しかも被検者にまったく害を与えないことである。甲状腺，心臓，乳腺をはじめ，肝臓・胆嚢・腎臓・膵臓・脾臓などの腹部臓器，子宮・卵巣などの骨盤内臓器の検査にも欠かせない。この検査は「聴診器と同じように」と例えられるとおり，近い将来，医師の診療の場には必ず設置され，広く活用されるようになるであろう。

(2)　CTスキャン

　CTスキャンは，超音波画像ではわかりにくい脳や胸腔内病変をはじめ，超音波検査の欠点を補って腹部諸臓器の病変検査に役立っている。

(3)　MRI

　1980年代になって登場した核磁気共鳴による画像診断（magnetic resonance imaging；MRI）は，強い磁場の中に生体を置くことにより，組織を構成する物質の核の磁気共鳴を利用して画像を得るものである。CTスキャンは身体の長軸の直角方向の断層が主であるのに対し，MRIはどの方向での断層も可能であるだけでなく，腫瘍組織と正常組織とが明瞭に境界されるなどの長所をもっているので，応用範囲は極めて大きい。

(4)　PET

　短寿命核種*を利用したポジトロン画像診断（positron emission tomography；PET）は，臓器の形態とともに代謝状態も診断されるところに大きな特徴がある。

　正確で精度の高い検査技術と検査機器は今後も限りなく開発されるであろう。

3）臨床検査で留意すべき事項

(1)　手順を踏んだ検査の導入

　臨床検査の目ざましい進歩とその有用性を重視するあまり，病歴の聴取，臨床観察を軽視するとすれば，それは大きな誤りである。正確な病歴の聴取，精密な臨床観察こそ，正しい診断を下すための最も重要な手続きである。この手続きを踏み，積み重ねた臨床経験と医学的思考を通じて，初めて必要な臨床検査の適正な選択が可能となり，また得られた検査結果を正しく評価できるのである。

(2)　正しい結果への厳しい手続き

　臨床検査法には，それぞれの歴史があり，進歩の足どりがある。検査はそれぞれ特定の目的で行われるのはもちろんであるが，正しい結果を得るには所定の条件を守り，手続きを踏んで，実施する必要がある。結果の判定には正常と異常のほか，何を知ることができるのか，意義と限界について十分な理解と厳しい判断がなされねばならない。

(3)　直接的検査と間接的検査

　検査には，診断の決め手となるいわゆる直接的検査と，重要ではあるが主として傍証を得るためのいわゆる間接的・補助的検査とがある。腫瘍であれば，腫瘍細胞を病巣に証明するのが前者であり，がん胎児性抗原（carcinoembryonic antigen；

＊**短寿命核種**：核種とは，原子または原子核の種類を示すのに用いる言葉である。短寿命核種とは，19秒〜20分といった短い半減期で陽電子（ポジトロン）を放出して消滅する核種のことをいう。

CEA）などの腫瘍マーカー，α-胎児たんぱく（α-feto protein；AFP）の上昇やLDHなどの酵素異常を証明するのが後者である。また感染症であれば，病巣や体液中に病原体を証明するのが前者であり，血沈値の上昇，白血球増加，CRP陽性などを証明するのが後者であり，病原体に対する抗体の経時的上昇を検索するのは両者の中間に位置する。

⑷　患者本位の検査の選択

　いずれの検査も，検査を受ける患者の病状や年齢，心理状態を考慮し，患者本位に選択しなければならない。患者の身体的・精神的・経済的負担を可及的に軽減するよう配慮し，侵襲度の小さいもの，鑑別診断上の価値の高いものを順序よく行うよう心がける。また，検査を行うにあたっては，患者はもとよりその家族にも，検査の目的，必要性，有用性，危険性などについて説明して理解と協力を求めるとともに，検査結果についても詳しく説明しなければならない。

5　臨床診断−その手続きと反省

1）臨床診断の進め方

⑴　治療は正しい診断から

　現代医学に基礎を置く今日の医療は，疾患の正確な診断に始まる。正確な診断は，単なる疾患名の確定にとどまらず，病態の詳しい把握を含むもので，適切な治療を行うための大前提である。医療の対象は病をもつ人（病人）であって疾患そのものではないが，臨床診断は疾患や病態を病人からいったん切り離して分析し，得られた情報を総合して下される。

⑵　診断は総合的判断

　診断にあたっては，上述したように詳しく聴取した病歴，綿密な診察によって得られた身体的所見，適正に行われた検査所見のなかから，特に重要な情報を抽出する洞察力と，問題を総合的に集約・凝集する思考力が求められる。しかも不確実な条件，不十分な状況のなかで，冷静な判断が迫られるのも臨床の現実である。いずれの場合も，知識，技術，経験，思考が厳しく求められる。

⑶　常に求められる正しい診断の再検討

　このような手続きによって認定した診断が正しいものであるか否かは，治療開始後も引き続きあらゆる手段を通じて検討すべきである。その際，効果は優れているが侵襲も大きい強力な治療が施される今日の臨床では，主たる疾患の推移と変貌，併発症の出現なども十分に配慮しなければならない。

2）病理解剖の意義

⑴　病理解剖のもつ意義

　不幸にして死亡した症例について，生前の本人の意向や家族の理解と同意を得て，病理解剖を行い，詳しい検討を加えることは，医学・医療の進歩にとって極めて重要な意義をもつ。剖検＊は疾患のあらゆる病期を明確に再構築するものではないが，

＊剖検：病理医により行われる病死体の解剖のこと。病的状態における臨床所見の形態学的裏づけ，疾患の進展状況，さらに死因の究明を行うことを目的とする。

多くの疾患は臓器・組織・細胞の形態的・機能的障害のうえに成立している。したがって剖検所見（病理診断）と対比した検討こそ，自己の臨床診断と治療を自ら反省する最も適切な手段であり，疾患解明の貴重な方策であることは，過去も今日も変わるものではない。一定の厳しい判定基準に則って，病理解剖診断と対比した場合の内科疾患の臨床診断の誤りの割合（誤診率）は，近代的重装備をした大学病院や総合病院でも 7 ％を超えている[2), 3)]。

(2) 誤診の原因

誤診の原因は，

- ・疾患の非定型的な現れ方や特異な経過，他覚症状の出現の遅延，
- ・疾病の重症度や患者の非協力，
- ・入院日数（観察期間）の不足などのほか，
- ・医師側の問題として，病歴聴取の不備，症状・所見の見落としや重点の置き方の誤り，検査の不足や不備，結果についての誤った判断など，知識・経験の不足，思考過程の未熟，

などがあげられるであろう。誤診の原因は多岐にわたるが，誤診率を低下させるには，医師は知識を深め，正しい経験を積み，適正に思考する能力を身につけるよう精進することに尽きるであろう。

医療水準の高い病院に数日以上入院した症例の剖検では，青天の霹靂というような大きな誤りは極めてまれである。小さながんの合併を見落とした，消化器系（特に胆道，膵臓）の進行がんの原発臓器を同定しえなかったという程度のものも誤診とした厳しい判定基準や誤診の内容からみて，誤診例すべてが治療上特に不利な立場に置かれたとは思われないが，病人にいたずらな苦痛や負担をかけることなく，常に正しい診断を下すための努力を続けるべきであることに変わりはない。

6 遺伝子診断

近年，遺伝子工学技術の急速な進歩により，病気にかかわりをもつ遺伝子が数多く発見されるとともに，遺伝子診断が可能になった。疾病の第一義的原因が，特定の遺伝子（群）の異常であることが確定している場合，その異常の有無を検出することにより，その疾病の確定診断，質的診断が可能である。このなかで，染色体，DNA，RNAを対象とする診断を一般に遺伝子診断とよぶ。髪の毛1本あれば合成酵素連鎖反応（polymerase chain reaction；PCR）法によって，問題の遺伝子を同定することができる。遺伝子診断が可能になったことにより，これまで困難であった疾病の分類や診断が明確に行えるようになった。

1) 遺伝病診断の特徴

遺伝子診断法の進歩によって病因遺伝子が明らかにされている遺伝病の確定診断，早期診断，保因者診断，出生前診断（体外受精卵を含む）ができる。この場合の診断の対象は，患者の胚細胞性変異である。また直接の病因，突然変異が不明でも，近傍の多型を検索することによって連鎖から遺伝病の診断が可能な場合もある。特に，効果的な治療法のない重篤な遺伝病の発生予防には，羊水穿刺による胎児診

断があり，胎児が不治の遺伝病をもつ場合はその段階で中絶を選択することもできる。さらに試験管の中で受精させた受精卵の遺伝子を調べ，致死的な遺伝病のおそれのない受精卵だけ母胎に戻す「受精卵選別法」が行われると，ある意味では胎児診断とその後の中絶より合理的である。しかし，これらの遺伝子診断が別の目的で行われることになると，優生社会の門を開くことになりかねない（遺伝子診断の倫理については第5章 I-D「先端医療と倫理問題」を参照）。

2）遺伝子診断の広がり

遺伝子診断は遺伝病にとどまらず，がんの診断にも応用されている。がんのうち遺伝性がんは20種以上あり，そのほとんどの原因遺伝子が同定されている。そのため，その原因遺伝子を調べれば確定診断ができる。非遺伝性がんでは体細胞に蓄積した獲得性変異が対象となる。その場合のがんの検出，がんの性質についての遺伝子診断は病理診断や内視鏡検査に比べ，なお補助的である。

さらに感染症の遺伝子診断が盛んになった。特に生体内に微量に存在するが，生体材料からの培養が容易でない感染症において，結核菌，非定型抗酸菌，クラミジア，メチシリン耐性黄色ブドウ球菌（methicillin resistant *staphylococcus aureus*；MRSA），マイコプラズマ，B型・C型肝炎ウイルス，HTLV-1ウイルスなどの感染病原体の検出にも広く応用されている。

2．疾病の治療－治療学

1 疾病に対する自然治癒力とその助長

1）自然治癒力

疾病のなかにはそのまま放置しても自然に回復し，治癒するものも少なくない。病苦を訴えて来院した患者が，医師の指示を守って安静を保ったり，運動したり，正しく食事を摂ったり，薬を服用したりして，病苦が和らぎ，治癒する場合も多い。このようにして疾病が治癒したのは，医師の力でも，薬の力によるものでもない。

「病苦を治すのは自然の力であり，医療はこれを手助けするにすぎない」として，生体の自然治癒力（vis medicatrix naturae）を重視したのはヒポクラテス（Hippokrates）である。人体に様々な侵襲が加わり，生物学的あるいは形態学的な歪みが起こり，これが限界を超えたとき，病気とよんでいる現象が起こるが，原因となった侵襲が去れば修復が起こり，病気は完全に治癒する場合も多い。この自然治癒力は，皮膚，粘膜や骨組織などに顕著に認められる。

2）自然治癒の担い手

組織・細胞の再生能と並んで自然治癒に重要な役割を果たすのは，中胚葉由来の間葉系の組織・細胞の働きである。侵襲が強く，たとえば組織の欠損（創傷など）が大きいと，侵襲は去っても細菌感染が加われば反応として炎症が起こる。大小の食細胞（好中球やマクロファージ）は細菌除去にあたると同時に，壊死に陥った組織や細胞を処理し，一方，局所に増殖した幼若な肉芽組織の線維芽細胞はやがて線維化し，瘢痕を残して治癒する。細菌などに対する食細胞の作用は非特異的である

が，感染の成立は間葉系に属するリンパ組織を主役とする免疫機構を発動させ，特異な防衛力ができあがる。

3）内部諸器官の自然治癒力

このような自然治癒力は内部諸器官の障害時にも当然起こりうる。一見，不可逆性と考えられる組織学的変化が，置かれた環境を変化させることによって修復されることがある。

尿たんぱく陽性で組織学的にも明らかな糖尿病性腎症と判定された腎臓を，腎不全に陥った非糖尿病者に移植したところ，その移植腎の病変は7か月後の腎生検*で完全に消失することが確かめられている。また，糸球体基底膜の肥厚，メサンギウム基質の増殖など明らかな糖尿病腎症病変が，膵移植10年後に明らかに改善した。一般に進行性と考えられている糖尿病性腎病変も，糖尿病状態でない生体環境に置くことによって著しく改善し，消失しうることが示されたのである。

またB型慢性活動性肝炎の一部の症例は肝硬変，さらに肝がんへと進展するが，e抗原陽性例でその危険性が高い。そこでステロイド薬を使用してe抗原をe抗体に転換させたところ，B型慢性活動性肝炎あるいは肝硬変の初期像と診断された肝病変が，1〜2年後に明らかに改善・修復されることが確かめられている。

ある機序の結果として起こった病変の持続・増悪は，それを惹起する機序が引き続き存在するからで，その機序が完全に取り除かれれば，それによって惹起された病変は自然治癒力によって修復され，消失する場合があると考えてよい。

4）自然治癒力を高める環境

治療は治癒を妨げているものを除くことを第一義とする。

さらに進んで自然治癒力を高めるように配慮する。病人の内外環境を良好にするため，病室を清潔に保ち，寝具・衣服を整え，患者を心身ともに安静にさせ，また適切に運動し，十分な栄養を与え，よく睡眠をとらせ，排尿・排便をよく行わせるように努める。

治療の原理は，病気を悪化させる条件をできるだけ除き，無用な介入を避け，まさに生体の自然治癒力を助長することにほかならない。

2 治療法の進歩と治療法の区分

すでに医学史のなかでも触れたように，医療は古くは特定の思索に基づいて提唱され，伝承されてきた経験的・習慣的なもので，治療効果も厳格に評価されることはなかった。近代医学の進歩に伴って病気の原因や病態も次第に明らかになり，治療も著しく科学的・合理的となり，その効果も理論的・客観的に評価されるようになった。

治療は何を目的とし，何が可能であるのか，どのような危険や副作用を伴うのかを十分に認識し，常に慎重に行われなければならない。

---

*腎生検：腹臥位にして，左右いずれかの腎臓をねらって背部より生検用の針を用いて腎組織を採取，検査する方法。この方法により，光学顕微鏡および電子顕微鏡を用いて，急性腎炎，慢性腎炎などの腎病変の性質が病理学的に診断可能になる。

治療法は一般に原因療法，対症療法，補充療法などに大別される。

1）原因療法

　原因療法とは，病気を起こした原因を取り除いて病気を治癒させようとする治療法をいう。異物の摘出，結石の摘除，寄生虫の駆除，細菌などの病原微生物の感染に基づく感染症に対する化学療法（抗生物質投与），鉄欠乏性貧血に対する鉄剤投与，ビタミン欠乏症に対するビタミン投与などは原因療法である。胃がんなどの悪性腫瘍の原因は明らかでなくても，完全摘出を目標に行う手術などもこの範疇に入り，特に根治（手術）療法ともよばれる。

2）対症療法

　対症療法は，病気の原因を取り除くことはできないが，病苦を和らげたり，症状の軽減を図りながら，自然治癒力を増強させて病気の治癒を図ろうとする治療法である。たとえばインフルエンザによって高熱や頭痛を訴えるとき，解熱鎮痛薬は病原体としてのウイルスに対してはなんの影響も与えないが，病苦を和らげ，治癒を促進する。心臓弁膜症に起因する心不全状態に対し，利尿薬やジギタリスは極めて有効であり，悪循環を断つことによって生命の危険から回避させ，将来の弁置換＊などの根治療法の道を開くこともある。甲状腺機能亢進症に対する抗甲状腺薬の投与は病態の改善に有効であるばかりでなく，しばしば完全寛解をもたらす。

3）補充治療

　甲状腺機能低下症に対する甲状腺ホルモン投与や糖尿病に対するインスリン投与は，不足したホルモンを適正に補充するものであることから，補充療法ともよばれる。これらは正確な意味での原因療法ではないが，病態を完全に正常に維持し続けることが可能な点からみれば，上述の例のような意味での単なる対症療法ではないし，さらに放置すれば続発してくる障害を未然に防止するという大きな意味をもっている。原因それ自体を取り除くことはできないが，そのような積極的な意義をもつ治療法は現在極めて多い。

4）その他の療法

　眼鏡や義肢，心臓の刺激伝導系障害者に用いるペースメーカー，腎不全者に対する人工透析をはじめとする人工臓器，障害臓器に代えて移植される移植臓器なども，新しいタイプの治療法である。したがってこれまでのように，原因療法あるいは対症療法とに，単純に区別することはできない。

3　治療法の種類と実際

1）食事療法

　食事療法は病気によって起こった異常を正常化するために適切な食事を与え，病気を治癒に向かわしめようとする目的をもって行われる。したがって，患者の食事はすべての病気の場合に留意すべきことであり，病気の種類，同じ病気でも患者の

＊**弁置換**：心臓内の弁が先天的な異常，あるいは後天的な弁疾患によってその機能を失っている場合に，病変弁を切除して，その部分に人工的に作成した機械的人工弁や同種大動脈弁，異種大動脈弁を縫着する手術方法。

年齢，病気の軽重や推移によって一様でなく，適宜〔てきぎ〕，変更されるべきものである。

(1)　病人食の分類

　一般食，特別食などの区別もあるが，実際には次のような食事がある。

●**流動食**　流動食は患者の身体への刺激を少なくすることを目的にしたもので，おもゆ，くず湯，スープ，牛乳，果汁などが用いられる。熱性疾患，消化器疾患の急性期，術後の患者などが対象となる。流動食は熱量もたんぱく質も少なく，水分や無機質の補給に役立つ程度のものであるため，長期にわたって用いるのは適切ではない。

●**粥食**〔かゆ〕　粥食には三分粥，五分粥，七分粥，全粥があり，回復期の患者，食欲不振の患者などに与えられる。全粥食は通常1500kcal，たんぱく質50〜60ｇを含む。

●**普通食**　普通食とは一般患者に与えられるもので，栄養素に不足があってはならない。通常，2200kcal，たんぱく質70〜80ｇを含む。

●**特別食**　特別食は特定の疾病〔しっぺい〕をもつ患者に，栄養素に制限を加えたり，逆に多量に与えたりするもので，**治療食**ともいう。

(2)　具体的な治療食

●**肝疾患の食事**　急性肝炎の急性期には食欲が著しく低下し，食べられないことが多い。粥食にたんぱく源として牛乳，卵，白身の魚などを加え1600kcal，たんぱく質60ｇ程度とする。必要があれば非経口的に熱量を補給する。回復期に入ればバランスのとれた普通食とする。慢性肝炎，肝硬変の際は高熱量・高たんぱくが勧められるが，腹水を伴うものでは食塩を制限し，昏睡〔こんすい〕傾向のある場合はたんぱく質を制限する。

●**腎疾患の食事**　急性腎炎の極期，慢性腎炎の急性増悪〔ぞうあく〕期には低塩・低たんぱく食を与え，回復の程度に応じて食塩制限・たんぱく制限を緩和〔かんわ〕する。尿にたんぱく喪失〔そうしつ〕の著しいネフローゼ症候群では低塩・高たんぱく食，急性腎不全に対しては無塩・低たんぱく・高熱量食，慢性腎不全では低たんぱく・高熱量食をそれぞれ原則とするほか，血漿電解質〔けっしょう〕（特にNaとK）の動きに留意する。なお腎疾患時の治療食の作用を容易にするための『腎臓病食品交換表』（医歯薬出版）がある。

●**糖尿病の食事**　標準体重，労作量，年齢，性別などを考慮して１日に摂取すべき熱量を定め，それを満たす栄養素はバランスよく，ビタミン，無機質を適宜，補給することを基本方針とする。摂取熱量は妊婦，発育期の小児ではそれぞれ増量する。食事療法を患者自身が適正に容易にできるよう工夫した日本糖尿病学会編『糖尿病食事療法のための食品交換表』（文光堂）があり，広く活用されている。

●**消化器疾患の食事**　急性・慢性の胃炎，下痢〔げり〕，便秘の際もそれぞれの食事療法が工夫されなければならない。消化性潰瘍〔かいよう〕の急性期・回復期には潰瘍食が用意され，また再発防止のための食事が指示される。

●**循環器疾患の食事**　動脈硬化症では低脂肪・低コレステロール食，野菜食，低熱量食が，高血圧や心不全では低塩・低熱量食が勧められる。

　さらにフェニルケトン尿症の患者を早期に発見し，フェニルアラニン欠乏食を与

えることによって知能低下を防止するなど，特殊な食事療法もある。

(3)　術後栄養

　手術後早期より積極的な栄養補給が必要で，経口摂取が困難な場合には，水分の補給とともにグルコースその他の糖質，アミノ酸，脂肪乳剤，ビタミン，無機質を含む栄養輸液が行われ，さらに経口栄養をすべて代償する完全中心静脈栄養法*が行われる。

(4)　チューブ栄養

　腸管の消化・吸収機能はほぼ正常に保たれてはいるが，意識障害などによって経口摂取不能な場合や，諸種の原疾患のため強い食欲不振によって低栄養状態にある場合には，豊富な栄養物（天然食品を流動性にしたもの，あるいは人工的に調整した栄養流動食）を，チューブを用いて経鼻的あるいは胃瘻・腸瘻を介して消化管へ補給する。

2）薬物療法

　臨床医学における疾病の本態の分析と，製薬化学の長足の進歩，ならびに薬物の有効性・安全性・有用性に関する厳格な臨床試験の実施などによって，近年，薬物療法の面目は一新した。

(1)　薬物の臨床試験

　ある物質が「薬」と認められるには少なくとも，どのような疾病・病態に効くのか，その効果は確実か，そして有害な作用を伴わないかが確認されなければならない。疾病は自然に治癒したり，症状も自然に軽減・消失することもあるし，用いられた物質が心理的効果を示すこともあるだろう。希望的観測が薬効判定を安易にする可能性も否定できない。そこで今日，新しい薬物の薬効は，いわゆる「**無作為二重盲検法**」によって厳格に判定されている。この効果判定法は，被検薬と外観その他が区別しにくいプラセボ（偽薬），あるいは被検薬と同じ作用をもつ既存の薬（アクティブプラセボ）のいずれが患者に与えられたかを，患者にも試験者の医師にも知らせずに行い，試験結果の統計的処理も第三者によって事務的に行うもので，一切の心理的影響を排除し，客観的かつ科学的に厳しく判定する方法である。今日では抗がん剤を除き，ほとんどすべての薬物はこの判定法によって薬効が確認されて初めて一般臨床に用いられる。

(2)　薬効による薬物の分類

　薬物は薬効からみると，鎮痛薬，解熱薬，麻酔薬，化学療法薬，ビタミン薬，ホルモン薬，抗がん剤，交感・副交感神経遮断薬，抗てんかん薬，強心薬，利尿薬，降圧薬，代謝改善薬，抗ヒスタミン薬，抗炎症薬，抗凝固薬，造血薬，鎮咳薬，去痰薬，止痢薬，下剤，免疫抑制薬などがある。薬物の薬理作用については，かなり詳しく解明されているものもあれば不明なものも少なくない。薬効が疾病の原因療法に近い場合もあれば対症療法にすぎない場合もある。

＊**完全中心静脈栄養法**：わが国ではブドウ糖を主なエネルギー源とし，アミノ酸と混合して中心静脈に投与するのが一般的である。

(3)　抗生物質発展の歴史

　ここでは，第2次世界大戦後の疾病構造の変化を招く一因ともなった感染症に対する抗生物質を中心にその治療法について述べる。

　1901年，エールリッヒ（Ehrlich, P.）らによるサルバルサンの発見によって感染症に対する化学療法の道（第1期）が開かれ，ついでサルファ剤の第2期が，さらにペニシリンの登場によって1940年代から第3期が開かれ，今日の輝かしい抗生物質の時代が到来した。化学療法の進歩・普及によって感染症は著しく変貌し，細菌感染による死亡は著減した。抗生物質の抗菌力はグラム陽性球菌に対して強いが，グラム陰性桿菌に対しては弱いものが多い。

(4)　感染症と化学療法

　感染症に用いられる化学療法薬は細菌の発育・増殖を阻止するが，宿主細胞は障害しない選択毒性をもち，その作用機序は細菌の細胞壁合成障害，細胞質膜の障害，核酸合成障害，たんぱく合成障害などである。最も選択毒性の強い薬物は細菌細胞膜合成障害作用をもつもので，したがって人体には毒性は少なく，大量投与が可能であり，臨床的に有効性の高い薬物である。化学療法薬は，原因菌の検出，感受性検査，各薬物の特性などを考慮のうえ選択するのが一般的原則である。

　抗生物質を不適切に用いると，菌交代症，不顕性の遷延感染や耐性菌＊の出現による耐性感染症を起こす。特にメチシリン耐性黄色ブドウ球菌（MRSA）による感染症は院内感染症の代表として大きな問題となっている。

(5)　化学療法への期待

　近年，真菌，原虫，ウイルスに対する化学療法の研究が進み，さらに耐性菌における耐性機序の分析や，がんに対する作用機序の研究から，耐性菌やがんに対し，それぞれ有効な化学物質，抗生物質を開発する道が開かれ，その発展が期待されている。

(6)　効果と副作用の確認

　特定の疾患の薬物として臨床使用されるには，上述のように厳しい臨床試験による評価が行われるが，有効率は一般に70％前後である場合が多い。したがって適応を十分に考慮して投与しても，常に効果を確認し，副作用に配慮するという薬物療法の大原則を忠実に守らなければならない。

　薬物は投与量や使い方によっては，常に毒物となる可能性がある。特に最近の薬物は作用が強いので，投与量を過ぎれば主作用が重篤な毒作用となることが決してまれではない。また，長期連用の場合にはしばしば薬効の減退を招くこともあれば，麻薬や覚醒アミン類などにみられるように心理的・身体的に薬物依存性となり，精神医学上の問題となることも忘れてはならない。薬物の副作用に関連して**医原病**＊

＊**耐性菌**：化学療法薬に対し感受性の低い菌をいう。耐性菌は突然変異と選択により出現し，ほかの菌に耐性を伝達する。耐性菌の出現の高い菌種としては，赤痢菌，ブドウ球菌，結核菌，大腸菌などがあげられる。

＊**医原病**：医師の医療行為によって起こった疾患。医療中に医師によって引き起こされる有害な効果をも意味し，診断や治療に伴って起きた障害だけでなく，医師の言葉や行動により生じる障害も含まれる。

① 医学・医療のあゆみ

② 健康と疾病

③ 医学と医療

④ わが国の医療供給体制

⑤ 現代医療における諸問題

（iatrogenic disease）の問題があり，対象となる患者の病気や病状いかんによっては深刻な問題を提起することになる。

3）輸液と輸血

(1) 輸　　液

●**適用目的と方法**　意識喪失，食物摂取不能，術中・術後，高度の嘔吐・下痢，瘻や傷面からの体液成分の喪失，ショックや循環不全の場合には，内部環境としての生理的体液を保持するために，また体液の酸・塩基平衡の失調のある場合などにはそれを補正するために，それぞれの組成をもつ維持輸液，補充輸液，栄養輸液などが行われる。

(2) 輸　　血

●**輸血の目的**　輸血は主として次の目的をもって行われる。すなわち，

　　①血管床の充実，ショックの予防と治療

　　②組織への酸素の補給

　　③血球成分，凝固因子，血漿たんぱく，血漿酵素，その他，体たんぱく・補体などの欠損成分の補給

　　④有害成分の除去を目的にした交換輸血，血液透析

　　⑤体外循環

その他である。

●**適用と種類**　それぞれの目的をもって，全血液，赤血球濃厚液および浮遊液，濃縮血小板，白血球浮遊液，ヒト血漿，ヒト血清アルブミン，ヒト免疫グロブリンが投与される。またABO式血液型不適合*による新生児溶血性疾患児の交換輸血用に使用するO型の血球とAB型の血漿とを混合した合成血，血友病A，フォン・ウィレブラント（von Willebrand）病に用いられる凍結抗血友病ヒトグロブリン，血友病B，肝細胞疾患，ビタミンK欠乏症に用いる乾燥ヒト血液凝固第IX因子複合体などがある。

4）物理的療法

(1) 酸素療法

●**適用目的と方法**　酸素は1774年，プリーストリー（Priestley, J.）により発見され，1780年にショーシェが治療手段として酸素療法を取り上げたといわれるが，呼吸不全に対する酸素はまさに優れた薬物ということができる。吸入気酸素分圧の低下，肺胞気酸素分圧の低下，肺胞レベルのガス交換障害，循環障害などの原因で低酸素状態が起きた場合には，体内への酸素の取り込みを容易にし，体内諸臓器の酸素レベルの改善を図るため，経鼻腔ゾンデ，顔面マスク，酸素テント，気管挿管などの方法によって酸素を供給する。その際，レスピレーターなどの機器が用いられるが，特殊なものに高圧酸素室がある。なお近年，慢性呼吸不全に対し，在宅酸素療法が広く行われるようになった。

＊**ABO式血液型不適合**：供血者あるいは輸血液と受血者，あるいは妊婦と胎児のABO式血液型が合わない状態をいう。

(2)　低体温法・温熱療法

●**低体温法の歴史**　低温を治養の目的に応用しようとする試みは，古くヒポクラテスが止血のため氷を用いたことに始まるとされる。1812年，ラリー（Larrey, D. J.）は兵士の足を冷却し，無痛にして切断したという。発熱患者の頭部，吐血患者の上腹部を氷嚢で冷却することはよく行われてきたし，クロルエチルを噴霧する局所麻酔も行われた。

●**低体温法の適用目的と方法**　その後，低体温法は，心臓外科の進歩につれ，直視下心臓手術を行う際の血流遮断の要求を解決する一つの方法として研究され発達した。低体温法には**全身冷却**と**局所冷却法**がある。前者は生体の温度を下降させて代謝を抑制し，酸素需要を減少させることを目的とする。後者は特定の臓器を表面より冷却して一時的に血流を遮断することを主たる目的とする。心臓・大血管の外科は人工心肺と全身冷却と局部冷却法の両方を併用して行われる。臓器冷却法は脳動脈瘤や血管に富む脳腫瘍の切除時，肝臓の広範切除などの腹部外科や腎動脈外科の際に適用される。また，上部消化管の急性大量出血時の止血の目的で，選択的局所（臓器）冷却法が行われることがある。

●**温熱療法**　腫瘍組織は正常組織に比べ，ある程度以上の温熱に対し感受性が高いことを利用して，特定の装置によって体外あるいは体腔から加熱する治療が試みられており，皮膚がん，肝がんなどの悪性腫瘍や前立腺肥大に対する成果が注目されている。

(3)　放射線療法

●**放射線療法の開発の歴史**　X線（1895年），ラジウム（1898年）が発見され，その放射線には強い生物学的作用があり，がんに有効であることが知られた。近年，優れた放射線発生装置や人工放射性同位元素が開発され，治療技術の進歩と相まって，単独であるいは外科的手術療法や薬物療法と併用することによって，悪性腫瘍の治療上重要な位置を占めるに至った。

●**適用疾患と種類**　皮膚疾患には，表皮・真皮に吸収される長波長X線が使用される。深部照射には^{60}Co（テレコバルト）やリニアック，ベータトロンなどの高エネルギーX線発生装置が用いられる。皮膚に吸収されて放射線皮膚炎を起こすことは少なく，深部線量は電圧に比例して増加し，側方散乱も少なく，骨と軟部組織との放射線の吸収差も少ないので，目標とする腫瘍に均等に照射することができる。いずれも回転照射，運動照射の可能な装置が普及している。

　陽子，重陽子，α粒子，熱中性子，速中性子，π中間子などの荷電粒子や重粒子を深部照射するサイクロトロンは極めて限られた施設に置かれている。π中間子は，体内のある一定の深さのところで最も線量が高くなる性質があるため，がん組織を集中して照射できる利点と，がんの放射線抵抗性の原因の一つとされる低酸素性細胞に対する殺細胞効果が高いという生物学的長所をもっているので，従来の放射線に対し抵抗性をもつがんにも有効であるとして注目されている。

　^{226}Ra管，^{60}Co管をアプリケーターに入れて体腔内に挿入して照射する方法は，主

① 医学・医療のあゆみ

② 健康と疾病

③ 医学と医療

④ わが国の医療供給体制

⑤ 現代医療における諸問題

として子宮頸がんに用いられ，上顎がん術後照射などにも用いられる。また^{226}Ra，^{60}Coなどの針，^{192}Irワイヤーなどは舌がん，外陰部がん，皮膚がんなどの軟部の扁平上皮がんに直接刺入して使用される。^{131}Iは甲状腺機能亢進症に対し経口投与されていたが，今日ではあまり行われず，ヨード摂取良好な甲状腺がんに限って用いられる。

●**腫瘍の放射線感受性**　放射線療法では腫瘍の感受性が問題となる。悪性リンパ腫，基底細胞がんが最も感受性が高く，腺がん，黒色がん，腎がんなどは感受性が低く，扁平上皮がん，未分化がんはその中間にある。組織像によって照射線量を定めるが，効果は必ずしも一様ではない。そのほか，腫瘍の発生部位や進展度，患者の栄養状態，化学療法の併用など，考慮すべき事項は多く，副作用の出現などについても慎重に配慮すべきである。

(4)　衝撃波による結石破砕術

●**方法と利点**　従来，尿路結石＊は尿道からカテーテルを入れて引き出すか，尿管や腎臓を切り開いて取り出されていた。近年行われるようになった衝撃波を利用する方法は，結石のある場所に2つの異なる方向から衝撃波を当て，周辺の組織を損傷することなく結石を細かく破砕し，尿道から自然に排泄させる治療法である。外科的侵襲を加えることなく治療できるばかりでなく，治療日数も短縮されるなど優れている。

　原理的には胆石に対しても可能であることから，検討が進められている。

5）外科的療法

●**麻酔薬の発展と外科的療法**　古来，外科的手術の最大の障害は化膿と手術に伴う激痛であっただろう。無菌手術法の開発と抗生物質の登場によって，手術成績は著しく向上した。手術に伴う激痛に対しては，わが国の華岡青洲が麻酔薬として麻沸散（マンダラゲとトリカブトが主成分）を用いて乳がん手術を行った〔1805（文化元）年〕が，笑気，エーテル，クロロホルムなどの吸入による全身麻酔法は19世紀中頃に開発され，局所麻酔法とともに外科的大手術を容易にした。麻酔法は1930年代以後，飛躍的な進歩を遂げた。呼吸・循環の動きを克明に管理する精巧な器械，優れた麻酔薬，筋弛緩薬，輸液，輸血を自由に用いて完全麻酔を行う麻酔医の参加を得て，長時間にわたる手術を安全に行えるようになった。

6）人工臓器＊

　機能を失った臓器の機能を人工的に器械（人工臓器）で補おうとする研究が進められた。腎機能を代行する人工透析が普及し始めた1975年頃から人工臓器による治療が急速に増加した。しかも，救命にとどまらず，社会復帰を目指す生活型人工臓器に開発の方向が進んでいる。

＊**尿路結石**：排泄物中に溶解している無機・有機の物質が析出，結晶化してできたものを結石といい，これが尿路内にとどまった状態をいう。

＊**人工臓器**：人工臓器と次に述べる臓器移植による医療は，非可逆的機能不全に陥った組織・臓器の機能を再獲得させようとすることから再生医療（広義）に含めることもあるが，ここでは幹細胞から分化・誘導した細胞・組織を活用する再生医療（狭義）とは別に取り扱うことにした。

(1)　人工臓器の種類

　眼内レンズ，歯根，肺，人工弁，心臓ペースメーカー，補助心臓，乳房，血管，胃，骨，関節などの人工臓器はすでに実用化され，内耳，完全人工心臓，血液，肝臓，膵臓，皮膚などは研究開発中であり，一部実用に供されている。

　現在，人工心肺，人工肝，人工膵などによって複雑なそれぞれの機能を長期にわたって代替することは不可能なことから，生体に近い機能を長期間担わせる目的でバイオ人工臓器やバイオ人工組織の開発が進められている。これらは細胞・組織とマトリックスからなり，マトリックスは細胞・組織の足場を提供するとともに，免疫隔離を目的としている。

　現在行われている臓器移植は，より優れた人工臓器の開発や，後で述べる再生医療が実現されるまでの過渡的なものと考える研究者も多い。

(2)　人工透析

●**適用と種類**　急性薬物中毒，急性腎炎，大手術後などの原因による急性腎不全や，種々の原因による慢性腎不全によって，体内に蓄積した物質を物理的・化学的な方法で除去するため，腹膜透析や人工腎による血液透析が行われる。

●**腹膜透析の方法と適用**　腹膜透析は，2万cm^2という広い範囲をもつ腹腔内に透析液を注入し，血液中に蓄積した物質を透析液に移行させ，その液を排液して，蓄積した物質を体外に排除するもので，急性腎不全の際と，慢性腎不全の透析開始時や長期透析中の合併症発生時などに活用される。

●**血液透析の方法と適用**　血液透析はセルロースアセテート，コラーゲン膜などの半透膜の中に動静脈シャントを介して血液を流し，その外側に血液と反対方向に透析液を流して物質交換を行い，血液中に蓄積した物質を除去するもので，慢性腎不全に対する長期・定期的透析として活用される。

　図3-1は年次別の透析患者数，新規導入患者数，および死亡患者数で，2018（平成30）年ではそれぞれ33万9841人，4万468人，3万3863人であった。新規導入患者数は近年は毎年約1000人増加していたが，2008（平成20）年以降は漸減傾向にある。透析患者数は毎年増加しつつ推移している。

　透析導入患者の原疾患は，近年まで腎原発の腎疾患が最も多く，なかでも慢性糸球体腎炎が第1位を占めていた。図3-2にみるように新規導入患者に占める慢性糸球体腎炎の割合は，1991（平成3）年には44.2％であったが，2018（平成30）年には15.6％まで下がっている。一方，糖尿病腎症は1983（昭和58）年に15.6％であったが，その後，順次増加して1998（平成10）年には慢性糸球体腎炎を超え，原発疾患の第1位を占めるに至った。これは近年の糖尿病患者の著しい増加によるもので，この傾向はその後も継続されており，2018（平成30）年では42.3％を占めている。糖尿病の1次予防と医療のいっそうの向上が強く期待されている。

●**透析の欠点**　このように慢性腎不全に陥った者も人工（血液）透析により延命可能となったが，週2〜3回，3〜5時間の時間的拘束に加え，腎機能を完全には代償しないため，厳しい食事，水分制限が必要であり，貧血や高血圧の合併，動脈硬化

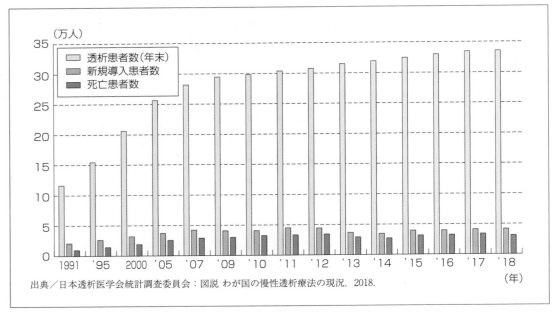

出典／日本透析医学会統計調査委員会：図説 わが国の慢性透析療法の現況，2018.

図3-1●年別透析患者数・新規導入患者数・死亡患者数の年次推移

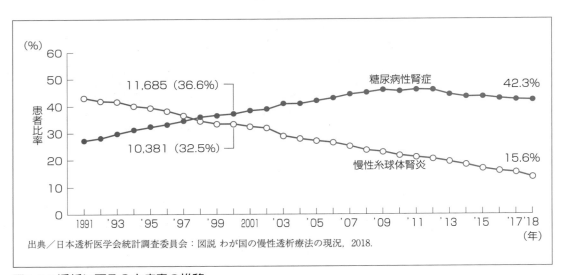

出典／日本透析医学会統計調査委員会：図説 わが国の慢性透析療法の現況，2018.

図3-2●透析に至る2大疾患の推移

　の進行による心不全や脳血管障害による死亡率が高く，腎性骨症，透析アミロイド症などが発症するため，生活全般にわたるQOLはなお低い。

　入院透析から通院透析，あるいは家庭透析へと進めて社会復帰が図られている。さらに，時を選んで腎移植を行うことが望まれている。

7）臓器移植

●臓器移植の歴史　臓器移植の歴史は16世紀に始まるが，最初の成功は自己の組織の移植（**自家移植**），次いで一卵性双生児間の組織・臓器の移植（**同系移植**）が，現

在では同種間の移植（**同種移植**）が行われるようになった。

●**臓器移植の拒絶反応対策**　同種移植を困難にしているのはいわゆる拒絶反応[*]で，その強さは臓器・組織を提供するドナーと，移植されるレシピエントのイソ抗原の違いによる免疫反応の程度による。そのため抗体産生抑制作用をもつアザチオプリン，副腎皮質ステロイド，シクロスポリンのほか，移植臓器のX線照射や抗リンパ球血清などが併用される。特に，強力な**免疫抑制薬**であるシクロスポリンが開発されたことによって，拒絶反応は弱く抑えられ，臓器移植の成功率は著しく向上した。また臓器移植の発展に大きく寄与した領域に組織適合性試験，ことにヒト白血球抗原（human leukocyte antigen；HLA）があり，HLAのタイプが同一であるか，類似性が高いほど拒絶反応は弱いことが明らかにされている。

（1）腎移植

　主要臓器移植のなかで最も早く試みられ，優れた成功率を収めているのは腎移植である。

　1960年代に入ると，各種の疾病に基づく腎不全に対し，移植した腎臓の壊死の原因である免疫反応を抑制する薬物が開発され，人の腎移植が成功し始めた。その後，HLA検査による組織適合性の分析，強力な免疫抑制薬であるシクロスポリンの開発などにより，移植腎が機能している生着率は，欧米でもわが国でも著しく向上した（表3-1）。

　図3-3はわが国における腎移植件数の年次推移で，1989（平成元）年まで確実に増加し800件を超えたが，それをピークに低迷した。これは別に述べる「臨時脳死及び臓器移植調査会」（脳死臨調）の発足と，脳死臓器移植の法制化の動きによるものである。注目されるのは，欧米に比べ親・同胞など血縁者，配偶者などの非血縁者からの提供による生体腎移植が多いことで，脳死状態にあるものから提供される死体腎移植が大部分を占める欧米（2016年では70％以上）との著しい相違である。わが国では死体腎提供者の増加を図ることが課題とされている。

表3-1 ● 移植腎の生着率

移植腎	移植期間	総例数	生着率（％）			
			1年	5年	10年	15年
生体腎移植	1983～2000年	5,570	92.9	81.9	69.3	60.0
	2001～2009年	6,341	97.5	93.5	84.9	74.0
	2010～2017年	8,132	98.7	94.1	—	—
死体腎移植	1983～2000年	2,284	81.5	64.8	51.8	42.6
	2001～2009年	1,187	92.6	83.2	70.4	52.4
	2010～2017年	1,020	96.4	87.9	—	—

資料／日本移植学会ウェブサイト

---

[*]**拒絶反応**：臓器移植に際して組織適合性が完全に一致しない臓器が移植されたときに，それを排除しようとする反応をいう。

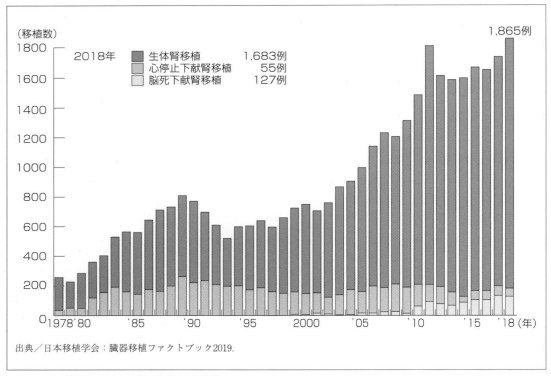

出典／日本移植学会：臓器移植ファクトブック2019.

図3-3 ● **わが国における年間腎移植件数**

　表3-1に示した移植腎の生着率の推移は，以下のことを意味している。1983（昭和58）年より，優れた免疫抑制薬であるシクロスポリンが使用できるようになり，生着率が向上したため，本表にはないが1982（昭和57）年までと，1983（昭和58）年以後に区分すると，生体腎移植でも死体腎移植でも，1983（昭和58）年以降の腎生着率が著しく向上したこと。また，死体腎の生着率は生体腎のそれより劣るが，10年後も7割程度と優れた結果が示されていること，である。

　腎移植成功例では，腎機能は完全に回復するため社会復帰も高率であり，小児では発育・成長も正常になり，女性では妊娠・出産も可能となる。

(2)　**心移植，肺移植**

　1967年12月3日，南アフリカでバーナード（Barnard, C.）により人類最初の心移植手術が行われた。国際心臓移植学会の集計によれば，優れた免疫抑制薬であるシクロスポリンの臨床導入（1980年）により心移植例は急増し，その成績（生存率）も向上し，最近5年間の1年生存率は97.7%，5年生存率は95%を超えている。

　わが国では，1997（平成9）年に「臓器の移植に関する法律」が制定された。2001年以後の各国・各地域の心移植数を表3-2に，肺移植数を表3-3に示した。

(3)　**肝移植**

　肝移植は1963年，アメリカのピッツバーグ大学のスターツル（Starzl, T. E.）によって初めて行われた。以来，数多くの移植例が重ねられてきたが，それらはいず

表3-2 ● 2001年以後の各国・各地域の心移植数

	2001	2002	2003	2004	2005	2006	2007	2008
日　本	6	5	0	5	7	10	10	11
アメリカ	2,229	2,188	2,086	2,055	2,160	2,224	2,240	2,190
ユーロトランスプラント	598	598	588	567	555	587	598	581
フランス	342	339	299	339	360	380	386	379
イギリス	198	174	163	180	123	162	135	133
スカンジアトランスプラント	102	95	134	110	88	117	83	89

＊生体からの移植を含まない。
注：日本：日本移植学会, 日本臓器移植ネットワーク
　　アメリカ：全米臓器分配ネットワーク（UNOS, The Organ Procurement and Transplantation Network）
　　ユーロトランスプラント：Eurotransplant（オーストリア, ベルギー, ルクセンブルグ, オランダ, ドイツ, 2000年からスロベニアを含む）
　　フランス：Agence de la biomédecine
　　イギリス：UK Transplant（イギリス, アイルランド）
　　スカンジアトランスプラント：Scandia Transplant（デンマーク, フィンランド, アイスランド, ノルウェー, スウェーデン）
資料／トランスプラント・コミュニケーションウェブサイト（表3-2, 3, 4, 共通）

表3-3 ● 2001年以後の各国・各地域の肺移植数

	2001	2002	2003	2004	2005	2006	2007	2008
日　本	14	16	11	15	10	13	18	25
アメリカ	1,085	1,075	1,114	1,212	1,441	1,436	1,499	1,505
ユーロトランスプラント	269	376	400	434	468	871	960	972
フランス	117	109	92	167	205	204	223	215
イギリス	125	128	150	134	137	130	125	146
スカンジアトランスプラント	67	115	103	75	94	120	76	83

表3-4 ● 2001年以後の各国・各地域の肝移植数

	2001	2002	2003	2004	2005	2006	2007	2008
日　本	423	439	442	553	4＊	510	10	25
アメリカ	5,190	5,331	5,672	6,169	6,444	6,651	6,494	6,319
ユーロトランスプラント	1,238	1,265	1,397	1,368	1,485	1,552	1,726	1,688
フランス	803	882	833	931	1,024	1,037	1,061	1,011
イギリス	675	701	625	716	461	659	660	701
スカンジアトランスプラント	209	214	248	270	257	278	220	237

れも優れた免疫抑制薬が開発された後に行われたものである。

　肝移植の適応となる疾患は, 原則的には不可逆的な末期肝不全であり, 肝細胞の壊死を伴う肝疾患（C型肝炎, B型肝炎など）, 胆汁うっ滞肝疾患（原発性胆汁性肝硬変, 原発性胆管炎性肝硬変, 先天性胆道閉鎖など）, 代謝性肝疾患〔ウィルソン（Wilson）病, a_1アンチトリプシン欠乏症, ヘモクロマトーシスなど〕, 肝がん, 劇症肝炎などである。

　2001年以後の各国・各地域の肝移植数を表3-4に示した。わが国ではこれまで生体部分肝移植が大部分である。

（4）膵移植

　膵移植は1966年, ケリー（Kelly, W. D.）らによって第1例が行われて以来, 糖

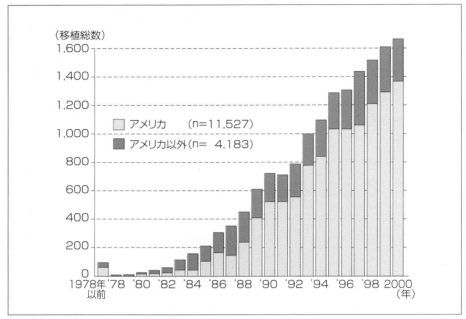

（移植総数）

アメリカ　　（n＝11,527）
アメリカ以外（n＝ 4,183）

1978年　'78　'80　'82　'84　'86　'88　'90　'92　'94　'96　'98　2000
以前　　　　　　　　　　　　　　　　　　　　　　　　　　　　　（年）

図3-4 ●世界で行われた膵移植総数

尿病性腎症に陥り，人工透析によって維持されている１型糖尿病患者に，膵移植と同時に腎移植を行う膵腎同時移植を中心に行われてきた。優れた免疫抑制薬の開発によって，膵移植成績が飛躍的に向上するに伴って，膵移植症例数も急速に増加し，欧米では1997年以降，毎年1400例を超えている。

　1966年の第１例以来，2001年８月までに国際膵移植登録機構（International Pancreas Transplant Registry；IPTR）には１万5710例の膵移植が報告されている。アメリカで１万1527例，アメリカ以外が4183例で，アメリカの症例が圧倒的に多く，3／4を占める（図3-4）。わが国では，「臓器の移植に関する法律」施行前に，12例の膵移植が行われた。

　膵移植は，膵臓と腎臓を同時に移植する（simultaneous pancreas and kidney transplantation；SPK）ことが多い。そのほかに，腎不全のため腎移植が行われた患者に後で膵移植を行ったり（pancreas after kidney；PAK），膵移植のみが行われる（pancreas transplantation alone；PTA）場合もある。膵移植後の移植膵の生着率はPTAがよいが，SPK，PAKとの間に有意差はない。

　膵移植は，心移植，肝移植，肺移植などと違って直接の救命的意義は乏しい。患者のQOL，合併症の予防，治療の向上が主眼であることに留意し，膵移植の適応や，移植の時期などについて，救命的な意義をもつ臓器移植とは別の観点からの検討が必要であろう。

●**臓器移植法施行後のわが国の臓器移植の現状**　わが国においては1997（平成９）年10月，「臓器の移植に関する法律」（臓器移植法）が施行された。本法律に基づく脳死者からの臓器移植の現状〔2018（平成30）年８月現在〕は表3-5のごとくである。

表3-5 ● 法施行後に実施された脳死者からの臓器移植〔2018（平成30）年8月13日現在〕

臓器	移植総件数	生存数
心臓	404	352
肺	424	335
心肺同時	3	3
肝臓	459	372
肝腎同時	18	16
膵臓	62	59
膵腎同時	281	249
腎臓	676	592
小腸	16	9
合　計	2,343	1,987

資料／（公社）日本臓器移植ネットワーク

表3-6 ● 移植希望臓器別の待機患者登録数〔2020（令和2）年8月31日現在〕

臓器	待機患者数（人）
心臓	855
肺	431
肝臓	349
腎臓	12,772
膵臓	198
小腸	4

資料／（公社）日本臓器移植ネットワーク

　脳死者から提供された臓器の移植成績は極めて良好である。この成果は日本臓器移植ネットワークをはじめ，提供された臓器の搬送その他を円滑に進めた各機関の協力の賜物であるが，臓器移植の基本はドナーの善意を前提とした医療である。いずれの国においてもドナーは不足している。表3-6に示したように，移植希望の待機患者も多い。待機期間も長く，待機中に死亡する患者も多い。そのため，臓器移植に代わりうる医療法の一つとして，再生医療の今後に大きな期待が寄せられている。

(5)　造血幹細胞移植

　造血幹細胞移植は，白血病，悪性リンパ腫，骨髄異形成症候群，多発性骨髄腫などに対し，大量の抗がん剤や放射線照射によって体内の悪性細胞や機能不全状態にある骨髄を徹底的に攻撃した後，正常な造血幹細胞を静脈内に注入して骨髄の再構築を図ろうとする治療法である。注入する造血幹細胞の由来により同種骨髄移植，自家骨髄移植，臍帯血移植，末梢血幹細胞移植などに分けられる。

● **移植後の生存曲線**　造血幹細胞移植を受けた症例の生存曲線は，疾患の種類，移植時の病期のほか，自家移植か，HLA一致の同胞間移植か，HLA A，B，DR一致ドナーからの移植かなどによって異なる。図3-5は1991（平成3）〜2002（平成14）年間の急性骨髄性白血病患者のHLA A，B，DR一致ドナーからの移植における移植時病期別生存曲線である。NCR（非寛解期）に比べCR（寛解期）の生存曲線が良好であること，1CR（第1寛解期）は3CR（第3寛解期）より良好であるが2

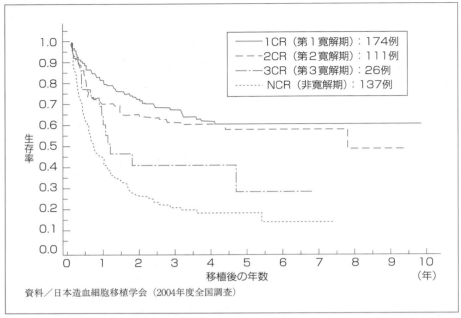

図3-5●急性骨髄性白血病患者のHLA A, B, DR一致ドナーからの移植における移植時病期別生存曲線

CR（第2寛解期）とは有意差のないことが示されている。

(6)　骨髄移植

骨髄移植の普及には，国民一般から広くドナーを募り，HLA型を検査・登録し，患者に適合するドナーから提供を受けるように調整する骨髄バンクを必要とする。わが国でも1991（平成3）年12月に公的骨髄バンクが発足した。表3-7は，骨髄移植推進財団による骨髄バンクにおけるドナー登録者，移植件数の年次推移である。2020（令和2）年3月末までに，累計で2万4234例の移植が行われた。

(7)　臍帯血移植

近年，臍帯血を採集し，その中に含まれる造血幹細胞を分離・保存し，患者に移植する臍帯血移植が行われている。1999（平成11）年8月に，国庫補助を受けて「日本さい帯血バンクネットワーク」が発足し，2018（平成30）年4月現在，全国6か所の臍帯血バンクが共同管理を行っており，表3-8のような臍帯血移植が行われている。

8）人工授精・体外受精

●**技術の内容**　人工授精・体外受精の技術は，家畜などの動物ではすでに広く応用されている。女性における排卵の時期は，血中エストロゲン*の測定や，超音波画像によって卵胞の発育状況を調べることによって正確に予測することが可能である。また，タイミングよく採卵することができる。体外受精は，採取した卵に精子を加

＊**エストロゲン**：卵胞ホルモン，発情ホルモンともよばれる。卵巣濾胞でつくられるホルモンで，子宮の発育，子宮内膜の増殖，乳腺の発育，月経発来，第2次性徴などをつかさどる。

表3-7●骨髄バンクにおけるドナー登録者数（有効数）と移植者数

累計	ドナー登録者（有効数）	移植者
	…	24,234
1992（平成 4 ）年度	19,829	8
1995（　　 7 ）	71,174	358
2000（　　 12）	135,873	716
2005（　　 17）	242,858	908
2008（　　 20）	335,052	1,118
2009（　　 21）	357,378	1,232
2010（　　 22）	380,457	1,192
2011（　　 23）	407,871	1,272
2012（　　 24）	429,677	1,338
2013（　　 25）	444,143	1,343
2014（　　 26）	450,597	1,331
2015（　　 27）	458,352	1,234
2016（　　 28）	470,270	1,250
2017（　　 29）	483,879	1,241
2018（　　 30）	509,263	1,214
2019（令和元）	529,965	1,232

資料／骨髄バンク調べ（2020年 3 月末現在）

表3-8●臍帯血バンクを介して行われた臍帯血移植

	移植件数
2006（平成18）年度	706
2007（　　 19）	779
2008（　　 20）	821
2009（　　 21）	882
2010（　　 22）	1,021
2011（　　 23）	1,098
2012（　　 24）	1,182
2013（　　 25）	1,159
2014（　　 26）	1,177
2015（　　 27）	1,266
2016（　　 28）	1,330
2017（　　 29）	1,362
2018（　　 30）	1,318
2019（令和元）	1,378

注：臍帯血移植件数については各臍帯血バンクからの報告に基づき集計している。各バンクが今なお過去の
データについて微修正しており，臍帯血移植件数として今後また修正が入る可能性もある。
資料／日本赤十字社調べ（2020年 2 月末現在）

えて子宮内に入れるか，授精させた卵が発育し， 4 〜16細胞にまで分裂したところ
で子宮に戻し，子どもを得ようとする技術である。「子どもを得たい願望をもちな
がら不妊であり，養育能力のある法律上の夫婦」に用いる技術として，わが国でも
かなり多くの施設で行われている。各施設とも倫理委員会の審議を経て行われてい
ると思われるが，この技術に関する倫理的問題は第 5 章Ⅰ-D-3「生殖補助技術
と倫理：人工授精，体外受精・胚移植，代理懐胎，クローン人間」を参照されたい。

9）遺伝子治療

　遺伝子治療とは，疾病の治療を目的として遺伝子または遺伝子を導入した細胞を

体内に投与する医療をいう。

●**遺伝子治療の対象**　1970年代に入り，遺伝子工業技術の急速な進歩と動物実験の成果を踏まえ，遺伝性疾患に対する遺伝子治療の気運が生まれた。1985年，アメリカの国立衛生研究所（National Institutes of Health；NIH）のDNA委員会は，遺伝子治療の対象は，①単一遺伝子異常による劣性遺伝病で，②遺伝子治療が有効と考えられ，これに代わる治療法はなく，③治療しなければ生きられないか，精神障害など重い症状を残す疾患とし，かつ④治療は体細胞遺伝子治療（somatic cell gene therapy）に限り，生殖細胞遺伝子治療（germline cell gene therapy）は認めない，などの方針を織り込んだガイドラインを作成した。

●**遺伝子治療の区分**　遺伝子治療は方法論的に表3-9のように区分される。遺伝病の原因である異常遺伝子そのものを治療することを目的とするものを修復遺伝子治療とよぶ。理論的には異常部分を直接修復する遺伝子修復（repair）や，異常遺伝子を正常遺伝子に組み換える遺伝子置換（recombination）が考えられるが，現状では実用化されていない。現在は異常遺伝子には手を加えず，正常遺伝子を外部から導入して，細胞を機能的に修復しようとする遺伝子補充（replacement）が行われている。これとは別に，導入遺伝子を発現させて細胞に新しい機能を付加したり，たんぱく質を分泌させようとする治療を付加遺伝子治療とよび，遺伝子異常の有無には関係なく，多くの疾患の治療法として期待されている。

●**遺伝子治療の試行**　遺伝子治療を行うには，遺伝子を高率に標的細胞に導入・発現させる必要がある。1980年代に組み換えウイルスを使って新しい生物学的導入法が開発された。このような組み換えウイルスはウイルスベクター（viral vector）とよばれ，外来遺伝子を細胞に運ぶが，自己増殖をできないよう改変されたものである。高い効率で遺伝子導入できるウイルスベクターが開発されたことで，初めて遺伝子治療の臨床研究が可能となった。ウイルスベクターは種々あり，それぞれの長短により適宜，活用されている。

　遺伝子治療は1990年9月，アメリカにおいて，重い免疫不全に陥る遺伝病であるアデノシンデアミナーゼ欠損症に試みられて以来，患者数は数千人を超えた（表3-10）。臨床的有効性が認められた症例は限られているが，成功例は増加している。期待の大きいがんに対する遺伝子治療については，単独で十分な効果をあげることは現在なお難しいが，抗がん剤の併用で有効性が認められてきた。最近は心血管障害なども遺伝子治療の対象となり，有望な効果があげられている。

　わが国でも最近，がんに対する遺伝子治療を中心にようやく試行されるようになった。

表3-9●**遺伝子治療の区分**

1．修復遺伝子治療
1）正常遺伝子の補充
2）異常遺伝子の修復
2．付加遺伝子治療

表3-10●遺伝子治療臨床研究の実施状況（全世界）（2001年）

カテゴリー	臨床プロトコール		患　者	
	数	％	数	％
がん	376	63.1	2,389	69.0
HIV感染症	38	6.4	408	11.8
単一遺伝子病	75	12.6	309	8.9
血管系疾患	46	7.7	59	1.7
その他	11	1.8	19	0.5
遺伝子マーキング	48	8.1	274	7.9
非治療（健康人を対象）	2	0.3	6	0.2
合　計	596	100	3,464	100

注：すべてを網羅したデータではないが，おおよその傾向をつかむことができる。

　遺伝子治療は，現状では臨床研究の段階にあるが，ゲノム医療の先端的医療として，本格的実用化に進むものと予想される。

　遺伝子治療の倫理については第5章Ⅰ-D-1「遺伝子解析・遺伝子医療と倫理」を参照されたい。

10）精神（心理）療法

(1)　精神療法の必要性

　神経症，心身症*などの精神的原因に基づく疾病はもちろん，身体的な疾病においても，多かれ少なかれ精神的な影響を受ける。医療の対象は身体の不調とそれに悩む病人である。人間は生物学的存在であると同時に精神的・社会的存在であることを考えれば，精神療法を欠く治療はありえない。医師は意識しているか否かは別として，日常臨床の場でそれを行っているが，近代医学の成果から，ともすれば病人の心の問題を軽視する傾向があるのではないかと危惧されてもいる。

(2)　精神療法の特徴

　精神療法には，ほかの治療と異なり一般的・共通的な方式はない。医師と患者との人間関係によって大きく変わるのがむしろ特徴といえる。

(3)　精神療法の理論

　しかし精神療法を理論的・科学的あるいは哲学的に追究して，技術的に確立しようとする立場もある。特にフロイトは，漠然と考えられていた医師－患者関係を鋭く分析し，患者の過去の体験が，感情転移という現象を引き起こすと指摘した。精神療法にはこのような精神分析や催眠療法，森田療法などの特定の理論に立脚した特殊な方法もあるが，次に述べるような，主として経験的な立場からの一般的な精神療法がある。

(4)　医師－患者間の信頼感が基本

　医師は患者の訴えを温かく受け入れる（受容）ことによって患者との関係がつくられる。その際，訴えに伴う患者の精神状態を洞察し，共感することによって医師

*心身症：診断や治療に，心理的因子についての配慮が特に重要な意味をもつ病態。狭義には発症に心因が関与し，自律神経系の機能的・器質的障害を呈してくるもの。

に対する信頼感が生まれ，好ましい医師－患者関係ができあがり，ていねいな診察によってその関係は深められる。医師の保証，適切な助言や元気づけなどの患者を支持する働きかけは，患者の不安や緊張，抵抗を和らげるのに役立つのである。その際，医師として医学上の専門的な知識と経験をもっていること（医師の知的権威）が大きな影響を及ぼす。身体的疾病にあっては，その症状・所見・検査結果を患者に説明し，理解させることは，多くの場合，効果的である。いずれの場合も，精神療法の基礎を成すものは医師－患者関係における信頼であることは間違いない。

11）リハビリテーション

⑴ リハビリテーション医学

リハビリテーション（rehabilitation）とは，re（再び）habitrae（能力を与える）というラテン語から出た言葉である。本来は権利・資格の回復の意味に用いられたというが，医学の領域に導入されたのは1920年代からである。近代の整形外科学のなかで発達した義肢装具療法，用手矯正マッサージなどの技術，物理医学のなかで発達した温熱・電気・水治療法，さらに運動療法その他の新しい内容を加え，新しい専門分科としてリハビリテーション医学が1940年代後半に成立した。当初は身体・精神に永続的な機能障害を残した障害者のための後療法としての医療と，社会福祉的な活動との結合として始まり，身体的・精神的障害をもった人々の身体的・心理的・社会的・職業的・経済的有用性を最大限に回復させることを目的とした。その後，専門的な技術・理論の発展に伴って，障害発生とともに早期治療を開始して2次的障害を予防し，速やかな社会復帰を目指す積極的な役割を演じるようになった。

⑵ チームワークが基本

リハビリテーション（医学）の特徴の一つは，医師を中心に看護師，理学療法士（PT），作業療法士（OT），言語聴覚士（ST），義肢装具士，さらに補装具製作者，臨床心理学者，ソーシャルワーカー，職業カウンセラーなどの専門技術者が参加し，チームワークで行われることである。

⑶ 対象となる障害

対象とする主な障害は，脳卒中などによる中枢性麻痺，失語症などの高次脳機能障害，末梢神経障害などによる運動障害，関節障害，精神遅滞その他の精神障害，視覚・聴覚の障害，呼吸器疾患（肺活量の増加，換気能の改善，喀痰喀出の促進など），心疾患（心筋梗塞後の心機能の早期回復など），その他，広範である。

医療における医師－患者の関係

1．医師の権威と反省

病気にかかったとき，頼りになるのは医師であろう。生命を保護し，救うことは，医師の尊い使命である。そのような使命をもつ専門職である医師の権威として，パターソン（Patarson）は，知的権威（sapiential authority），道徳的権威（moral authority），カリスマ的権威（charismatic authority）をあげた。これら 3 つの権威について，砂原[4] は以下のように述べている。

1）医師の知的権威

　　まず，「経験的伝統的医学はルネッサンス期の解剖学・生理学の進歩，次いで18 ～19世紀の物理学・化学など隣接科学の発展とともに衰退し，医学はその研究に実験的手法を積極的に導入して自然科学に接近し，医療の効率も飛躍的に向上した。医師は『科学者としての医師』となり，高度の専門的な知識をもった結果としての，知的権威が道徳的権威やカリスマ的権威に対し決定的に優位に立った。医学は今日なお不完全な情報体系ではあるが，近年の分子生物学や医療工学の飛躍的進歩は，徹底した自然科学的医学観と，高度に技術化された医療システムを確立したのは事実である。医師は現代医療の素晴らしい効率を確信するあまり，一人ひとりの患者にかかわる不確実性に満ちた日常診療についての反省をともすれば忘れ，知的権威主義に陥りがちになることを恐れなくてはならない」。

2）医師の道徳的権威

　　また，「人間は誰しも苦しんでいる人を助けたいと思うし，悲しんでいる人は慰めたいと思う。まして医師は病気を治し，患者を救うことを自己の使命と考えて職業を選び，長い間そのための教育・訓練を受けた以上，悪意をもって患者に接することなど考えられない。生命を救うという聖職に徹することこそ医師の道徳として承認されてきた。ところが，医師はしばしば破廉恥な人種であるように扱われるのは何故か。人生における最も厳粛な出来事であるはずの死すら，医師にとっては日常茶飯事になりかねない。医師は，意識的にしろ無意識的にしろ，患者の弱みにつけこみうる誘惑に陥りやすい立場にある。……医師はもともとこのような因果な，倫理的に特別な，危険な職業であると考えてよさそうだ。このことを自覚したうえで，強い警戒心をいだいてこそ初めて医師の道徳的権威は承認されることになる」。

3）医師のカリスマ的権威

　　さらに，「未開社会におけるシャーマンは超自然的な能力を備えた存在であったし，キリストは病気を治したと伝えられ，王様の手は結核性リンパ節腫を治すと信じられた時代もあった。また医師は，裁判官などと同じように，服装その他権威あるごとく振る舞うことを好んだ。科学としての医学が進歩した今日でも，不完全な情報体系である医療の場で，選択を迫られる瞬間は少なくない。その際，判断の基礎となるのは専門的な知識と経験であるが，それだけでは十分でなく，その上に立つ意思決定があり，一種のカリスマ的機能がある。医療の場では，今日でもすがるべき権威としてのカリスマ的効果を完全に否定することはできない」。

4）権威の善用

　　そして，「自覚していようといまいと，医師はこのような権威の衣をまとって患者に接することになる。道徳的権威は，科学としての医学がどれほど進歩しても忘れ去るべきものではないが，現実の医療の場では，科学的権威が優越すると，残念ながらそれと引きかえに，ともすると影がうすれがちである（近代的大病院の冷た

い肌ざわりは，誰しも経験するところであろうし，高度技術化とともに，医療の非人間化は起こりやすい）。しかし科学的権威を伴わない道徳的権威はときとして有害である。現代の医療は強い権威主義構造を持っており，3つの権威が悪用される余地を幅広く残していることを医師は十分自覚しなければならない」。

2．医師の職業威信と国民の信頼感

1 職業威信スコア

　表3-11は，現時点で最も信頼のおける「社会階層と社会移動（social stratification and mobility；SSM）調査」〔1995（平成7）年〕で示された医師を含む10種の職業威信スコアである（SSM調査研究会による）。

　医師は，前回1975（昭和50）年の調査で第3位，今回の調査で第1位に位置しており，このSSM調査でみる限り，1955（昭和30）年以降，1995（平成7）年に至る40年間は，医師の職業的地位は多くの職業のなかで常に最上位グループに属していた。

2 国民の医師への信頼感

　医師（医療）に対し厳しい批判も行われるが，一般国民の信頼度に関するこれまでのアンケート調査によれば，政治家（政治），警察官・検事・裁判官（司法），公務員（行政），僧侶・牧師（宗教），教師（小・中学校教育），大学教授（研究・教育），その他に比べ，上位にランクされてきた。人命を預かる医師の職業的威信や信頼度をどう受け止めるかは，読者各位の判断に任せるが，社会から期待されている医師像は，医学・医療に関する高度の知識と技術，および豊かな経験の持ち主であり，いかなる事態に際しても感情的に安定性と中立性を保ち，慎重のなかにも決断し，その行為は人間と人間を結ぶ信頼と倫理に基づいている，というものであろう。

表3-11●SSM調査〔1995（平成7）年〕による職業威信スコア

職　業	威信スコア
医師	90.1
弁護士	86.9
大学教授	84.3
航空機パイロット	82.5
会社役員	78.1
経営コンサルタント	70.8
警察署長	67.2*
市会議員	67.2
作家	66.6
僧侶	60.3

＊管理的公務員の威信スコアを適用。

3．医師と患者の関係

1 社会心理学からみた医師と患者の関係とその図式

1）基本的関係

　社会心理学は対人関係，人間関係を最も中心的な課題の一つとしている。バーレス（Bales, R. F.）は3つの観点から一般的な人間関係を方向づけたが（1950年），これによると医師－患者関係は次のようになる。

(1) 課題指向的関係

　第1は，人間関係を，何らかの目標をよりよく達成するよう動機づける課題領域（task area）と，親和や快楽を感じ合うような社会－情緒的領域（social-emotional area）に大別する。医師－患者関係は，疾患の診断と治療という目的を達成するための関係であることから，典型的な課題領域（課題指向的）となる。

(2) 協調的関係

　第2は，人間関係が利得を最大のものとするために支援し合う（協調的）か，それとも一方が他方に優る利益を得ようと努める（競争的）かの観点である。医師－患者関係は当然のことながら前者に属する。

(3) 非相称的関係

　第3は，両者間の勢力（power）が相称的（ないし平等，均等）か否かという観点である。患者は援助を求め，医師はそれに応えて診療に従事するという立場からすれば，医師－患者関係は非相称的である。この際の社会的勢力の主たる基盤は専門性と正当性ということであろう。

2）現実の医療の場での関係

　このように社会心理学的にとらえた医師－患者関係は，基本的には課題指向的，協調的，非相称的となるが，現実の場では単純ではなく，疾患により，また同じ疾患でも臨床状況によって変動する可能性がある。これまで社会心理学的にいくつかのモデルが提唱されたが，受け入れやすいのは，サスとホランダー（Szasz, T. S. & Hollender, M. H.）[5] の提示した（1957年），次の3つの基本的図式であろう。

(1) 親と乳幼児の関係

　第1は，医師がすべてを判断して積極的に実行し，患者は受動的にこれを受け入れる場合で，医師－患者関係の勢力の非相称性が最も極端であり，そのモデルは親と乳幼児の関係にあたる。臨床的状況としては，たとえば昏睡*などで患者の意志を働かし得ない場合や，大きな外傷を受けた直後の処置などの場合で，患者は病気に従属したもの，あるいは医師の積極性を受動するものとみなされ，医師の一方的な指導性に依存しなければならないことになる。

(2) 親と子の関係

　第2は，医師が患者に何を成すべきかを指示し，患者はその指示に協力すること

---

*昏睡：意識障害の最も高度なものをいう。精神活動は停止し，外部からの刺激に対する反応はすべて消失し，対光反射も消失する。

が求められる場合で，そのモデルは親と子の関係にあたる。臨床的状況としては，たとえば重い急性感染症や急性心筋梗塞などの場合である。患者は意識，思考，感情，欲望があっても，自己の状況に適切な判断ができない状況にあるので，医療の主体は医師に求められ，患者はこれに協力する立場であり，治療の結果は患者が医師の指示に従うかどうかによって決まる。

（3）成人と成人の平等の関係

　第3は，医師が患者の自然性を援助するという相互参加の図式で，両者の関係は平等であり，そのモデルは成人と成人の関係にあたる。臨床的状況としては，たとえば，高血圧や糖尿病など，長期管理を要する慢性疾患などの場合で，医療における主体性はむしろ患者に大きく期待される。医師は患者を援助する立場で，医療目的に向かって相互に努力し合う程度によって，その成果が決められることになる。

2 現代医療の場での医師－患者関係

　このように医療における医師－患者関係は，臨床的状況によって種々異なる図式がとられる。従来の古い伝統的な両者の関係は，主として医師の積極性－患者の受動性の関係にあった。患者が医師の専門的知識や医療技術を信頼し，それに依存することは決して非難されるべきことではない。信頼されるに値する知識と技術を集積しておくことこそ，医師の専門的な資格である。問題になるのは，医師が，医師の権威に盲従するように強いることであり，それによって患者の自主性を妨げてはならないということである。

1）新たな医師－患者関係

　現代の医療においては，患者が一定の固定した臨床状況に長くとどまることはまれで，病状の変化に伴い患者の判断力・自主性・主体性も変化する。したがって，医療における医師の役割も，積極的な主導的姿勢から協調的な相互参加へと変わり，治療効果をあげることになる。現代の医療は患者の主体性・自然性に基づき，医師と患者の双方が納得のうえで合意した契約の条件を守って行う，新しい相互関係を原則とする場合がはるかに多くなってきた。

2）医師の自由裁量権と義務

　医療においては，専門職としての医師の自由裁量権が問題となる。医師に自由裁量権が認められてしかるべきであるとする考えは，医療の基本的単位である医師－患者の間に絶対的といえるほどの医療知識の格差が存在するからである。したがって医師の医療知識は独りよがりの知識であってはならず，医学・医療の水準を踏まえた客観的なものでなくてはならないのはもちろんであり，しかも医師には患者との間に存在する知識の格差を悪用しないという義務が伴う。さらに科学的知識に基づく医療行為といっても不確実性がつきまとうので，ある程度の主観が混入されざるを得ないが，その状況下で判断を下すのは医師であり，医師の自由裁量権であるので，ここでは医療の密室性の排除－医療の公開が義務づけられることになる。また，患者の自己決定権との関係が問題となる（これについては第5章 Ⅱ－C「患者の自己決定権」を参照）。

3 医師と患者の関係とその問題点

1）閉鎖的関係の功罪

　医師と患者の関係は，医師と患者以外の第三者を排除した1対1の関係で，外部に対して閉鎖的であることが特徴とされる。またこの関係は，医師が，医師に対する患者の信頼にこたえる形とされてきた。患者は医師を信頼するがゆえに心身の状態を赤裸々に提示するのであり，医師は患者から提示された身体的・精神的な秘密を保持することによって，信頼にこたえることができるとされてきた。また外部からの批判や疑念を差しはさまない閉鎖的関係において，初めて患者の不安は解消され，最も有効な治療効果があがるとして承認されてきた。大きな不安を抱く患者の場合，権威ある信頼できる医師に判断を任せることが適切だと思う場合もあろう。特に心理療法を行う場合の有効性が重視されてきたが，それが一般化するとカリスマ性が大きく頭をもたげてくるであろう。

　第三者を排した閉鎖的関係のなかでは，いったん信頼が損なわれると悲劇が生まれる。医師は憎悪の対象になりかねない。医療が進歩し専門分化すると，医療は医師以外の多くの医療従事者によって分担され，支えられねばならなくなった。医療が科学的・技術的に行われるようになり，患者が医学・医療についての知識をもつようになってくると，閉鎖性は当然ながら破れてしまう。医療の本質から考えると，古い医師−患者関係に代わって，医療の新しい理念が確立されることが要望されてきたものと思われる。

2）アメリカにおける防衛医療とその背景

(1) 医療訴訟と防衛医療

　訴訟社会といわれるアメリカでは，医療も例外ではない。1960年代から起きてきた医師と患者の関係についての考え方の著しい変化に伴って起こってきた医療訴訟の急増，損害賠償額の上昇に対し，医師はいわゆる防衛医療（defensive medicine）で対応せざるを得なくなった。アメリカ医師会は医師自身の危機管理の徹底を図り，医師は訴訟を恐れて過剰な検査を余儀なくされるため，年間4兆円以上の医療費が無駄遣いされていると算定した。また，「真実告知」「知らされたうえの同意」や，治療における「患者の自己決定権」が表面化してきたが，これらは医療上の真の意味の倫理的問題としてではなく，防衛医療としての対応がその背景となっているとも指摘されている。

(2) 訴訟社会の不幸

　医療訴訟のなかには，医師の職業上の責任に対する過剰な要求，医師に対する非現実的期待があるとして，アメリカでは医療過誤*関係法の改正（損害賠償額の上限の設定，分割払いの採用，保険給付金，または政府が原告に支払う廃疾給付金を考慮した減額など）その他が進められたが，医療過誤損害賠償保険の掛け金の急騰〔1億5000万円の保険に対する年間保険料3000万円（1987年）〕のため，産科医，外

---

*医療過誤：医師が医療を行う際，業務上，当然必要とされる注意義務を怠るという過失によって，患者に対しその権利（身体権，生命権）を侵害し，これに損害（障害，死亡）を与えることをいう。

科医の間には第一線の診察をやめたり，事故の起こりやすい救急医療を拒否する動きが続いた。このような事態は患者，医師双方にとって大きな不幸といわざるをえない。

 # 医療における医師の義務

1. 医師の診療義務とその実践

医師の義務の第一に置かれる診療の義務は，倫理的立場から一般に次のようにいわれている。「医師はいかなるときでも，自己のもつ最上の知識，能力，および良心に従って，患者のために必要な医療を行うよう義務づけられている。この義務を果たさないとすれば，それは医師の職業倫理に反する」

1 診療義務

診療の義務は，厳格な法律と医師の道徳的特性とから生まれる。

法律に基づく診療義務とは，医師と患者との間だけに効力を生じた契約の結果として，その義務を果たさねばならない場合をいう。医師の診療契約は患者の初診と同時に成立したものとみなされ，以下のように，現在の医療水準に従って患者の利益になる適正な診療を行うよう義務づけられている。

第1に，医師は患者に最適と考える治療を行う義務がある。

第2に，患者に対し最善を尽くすため，入念かつ細心の注意を払って診療する注意義務がある。

第3に，患者の利益を害さないために，診療の内容を患者に説明し，患者の自己決定権を尊重しなければならない義務がある。

診療義務は，専門医への委託のような，患者自身の利益のためになされる場合を除き，次のような見解がとられる。

たとえ患者の不合理な態度によって，医師が心理的な重荷を受けるとしても，それは医師の個人的不快にすぎないもので，診療契約が患者の救助を目的としている以上，診療義務は継続している。

診療にあたり感染の危険がある場合でも，それは職業選択と同時に生じた危険であり，医師は感染症から身を守ることを知っている以上，診療義務は継続する。より適切な病院へ診療を委託するなど，客観的に正当な理由がある場合にだけその義務は解除されるもので，診療の中断は患者が不利益を被（こうむ）らない場合に限られることになる。

夜間の診療についても，具体的に他の義務が先行しない限り，患者の要請に従わねばならない[6]。

2 医師の特性

「病人の苦しみ」は，医師のみが医療行為を通じて救い得るところに「医師の特性」がある。医師の特性は決して儀式ばった崇高（すうこう）な理念ではない。病人の苦悩は多岐（たき）に

わたるし，善意をもつ医師でもすべての人を助けることはできない。一人の医師が
あまりにも多くの人々を診療することは肉体的にも精神的にも不可能であり，医師
の診療行為にはおのずと限界がある。人道的医療行為ともいうべき医師の特性は要
求されるが，肉体的・精神的破滅を医師に義務づけるものではない。

3　医師の責任

　医師は，極めて当然ながら，患者を慎重に扱うよう義務づけられている。医療行
為に怠慢があり，患者に損害を与えたとすれば，医師はその行為に責任を負わねば
ならない。怠慢とは，事柄の性質上あるいは法令の定めるところにより，人の危害
を防ぐために必要とされる処置を怠ることである。明白な怠慢によって生じた患者
の重大な損害に対して，医師は賠償の責任がある。この際の損害賠償の義務は，訴
訟による判決がなくとも倫理的には存在する。医師の行為と患者の受けた損害との
間に因果関係があるようにみえても，まったく関係のない場合には，医師に賠償の
責任はまったくない。医師に個人的責任がない場合には，医師には損害賠償の義務
はない。

4　研修の義務

　自分の職業の研鑽を続けることは医師にだけ求められることではないが，人命を
預かる医師にとって研修の義務は大きい。医療は現代の水準で行われるという保証
を意味するからである。今日の医学・医療の進歩の速度からすれば，5年間，学問
的知識を深める努力を怠れば，すでに満足な医療は行い得ないであろう。生涯にわ
たる医学研修が，世にいわれる医道の一つである。

5　医師の姿勢と心構え

　「医師の特性」「医師の倫理」を阻むものとして，しばしば医師の経済的問題や時
間的余裕のなさが指摘されている。それはすなわち，生活に追われる実地医家や経
営の苦しい病院にとっては，「特性」や「倫理」などは観念論であり，理想論にす
ぎないという考えである。医師も生活を考えるのは当然であり，患者獲得のための
配慮も時にはやむを得ないであろうし，今日の健康保険制度（特に点数方式）では，
心ならずも仁術から算術へ追いやられることもあろう。しかし医療制度が社会的に
合理化され，医師の生活が保証されたとすれば，医師の特性は完全に実現されるで
あろうか。医師の特性を医師の生活上の特権と考えてはならないことは間違いない。

　医師の毎日は診療に追われ，自分の時間であるべき夜間や休日でさえ，いつ呼び
出されるかもしれない犠牲の多い生活である。犠牲とは他人のために自分を殺すこ
とであるが，医師の行為は患者のために自ら進んで自分を捧げる献身であり，医師
はそれを身をもって実践している人々といえるのではないだろうか。それは人生の
生き方の問題であり，尊い献身を日夜続けている医師にこそ，心からの敬意と感謝
が捧げられることになるのであろう。

6　生命のとらえ方

　医学は自然科学であり，医療は高度の技術であるとする考えがある。生命現象の
なかには分析可能な現象があり，それが医療の向上に極めて有効であることは，今

日の目ざましい医療の成果をみれば明らかであるが，生命現象はすべて科学によって分析可能なわけではない。患者の生命を預かる医師に最も必要なのは，生命に対する謙虚（けんきょ）で敬虔（けいけん）な気持ちではないかと思う。

7 治療行為中断の許容範囲

医師の診療義務の法的解釈について問題になっていることの一つは，いかなる治療を加えても，切迫した死の危険を回避して生命を保持，回復することが不可能な場合である。「そもそも治療行為は，疾病（しっぺい）の治癒（ちゆ）を通じて生命の維持・延長を図るために行われるものであるから，その目的を実現するために必要であり，相当な範囲でのみ適法となる。これを一般に治療行為の医学的適応性といい，この見地からすれば，治療を継続しても間近に迫っている死を回避できず，治療が患者にとって無益と認められる場合には，医師は医学的判断に基づいて治療を中止することができるであろう」[7]。また「もっぱら死期を遅らせる目的のためのみに行われる延命措置（そち）は，診療契約に含まれる場合は行う義務（延命措置義務）を負うが，患者が正常な意思に基づいて延命措置を拒否している場合は，通常のケアを除いて一切の延命措置を放棄することができる」[7] と解されている。

2．プライバシーの尊重－秘密厳守

苦境にある人間は，その苦境の対応策や打開策を与えてくれるのではないかと期待できる友人や先輩に打ち明けるであろう。その際，打ち明けた内容はみだりに第三者にはもらさないことを期待しているであろう。

1 守秘義務の重視

医師に診察を求めるときには，衣服を脱ぎ，肉体的なことから精神的な苦悩，さらには道徳的な問題まで，自分のあらゆる弱点を赤裸々（せきらら）に示す。医療は本来，プライバシーの侵害のうえに成り立っているので，患者の秘密厳守はヒポクラテス以来，医師の義務として重視されている。

医師は患者から知り得たことを，どのような事情があっても絶対に第三者にもらしてはならないのであろうか。秘密厳守がかえって患者に不利になるおそれがある場合も考えられる。患者の道徳的過失は別として，配偶者や親・子ども，あるいは親戚の者に，患者の病名・治療・予後に関して率直（そっちょく）に告げ，協力を仰ぐ必要のある場合があるはずである。しかしこの場合も，患者本人の意志が事前に尊重されなければならない。

2 秘密厳守義務と公共の福祉

医師の秘密厳守義務＊と公共の福祉の兼ね合いが，いま一つの重要な問題である。すなわち，社会の福祉，もしくは罪のない第三者の幸福を著しく損なう場合は，秘密の内容を他に伝えうるし，また伝えねばならない。個人の権利と社会の権益とが

＊**秘密厳守義務**：個人の秘密に関与する一定の業務に従事する者は，その業務上知り得た他人の秘密を守らなければならない。もしこれらの業務にあり，またはあった者が，ゆえなく業務上知り得た他人の秘密を漏泄したときは，6か月以下の懲役または10万円以下の罰金に処せられる（刑法134条）。

衝突する場合は，公認された原則に従って，時には社会の権益を個人の権利に優先させなければならないことがある。感染症などはその好例で，医師には申告義務が課せられている。患者が犯罪者の場合，犯罪行為を職業上の秘密の対象とすることは倫理的に正しく，沈黙をもって応えるべきものとされている。医師の職業上の秘密保持は，医師が患者の人格とプライバシーを尊重する度合いが強いほど，いっそう確実なものになる。

「医師の特性」「医師の倫理」はそれが実践されて初めて意味をもつものであり，医師にとって重要であるばかりでなく，一般国民にとっても大きな問題である。

3. 進む医学の専門分化と医師の役割

1 医学の専門分化

学問の進歩は必然的に専門分化を招く。それはあらゆる学問領域に共通にみられる現象である。医学の進歩は，基礎医学，社会医学，臨床医学を体系化した。臨床医学は，内科学，精神科学，小児科学，皮膚科学，放射線医学，臨床病理学，外科学，整形外科学，形成外科学，産婦人科学，眼科学，耳鼻咽喉科学，泌尿器科学，麻酔科学に分科した。内科学はさらに臓器別・機能系統別に消化器病学，循環器病学，呼吸器病学，内分泌学，代謝学，腎臓病学，神経病学，血液学，アレルギー・膠原病学，感染症学などに分化し，外科学も脳神経外科学，呼吸器外科学，胸部（心臓）外科学，消化器（腹部）外科学などに分化した。

2 専門的知識を集約した医療とセカンド・オピニオン

しかし，医療の対象となる人間を，専門医がバラバラに分解して観察しているのみでは正しい医療は成り立たない。多くの障害や疾病をもつ患者の臨床に際しては，それぞれを整理し，順序立てた対応が必要であり，またそれらに共通した機構を総合しなければ真の医療は行い得ない。疾病の複雑な広がりも無視してはならない。専門分化そのものの意義を否定するものではないが，それぞれの専門的知識をもち寄り，それらが集約された医療であることが重要である。

診療について自ら確信をもつことができず，同じ専門領域でも経験のある別の医師の意見（セカンド・オピニオン）を求めたい場合があろう。患者から別の医師の意見を聞いてみたいとの要望のある場合もあろう。情報を提供してセカンド・オピニオンを求めることは患者・医師双方に有益であることが多い。依頼に応じた医師は，与えられた情報に基づいて所見を患者に述べ，同時に主治医に報告する必要がある。患者と主治医はセカンド・オピニオンを尊重し，より適切な診療が行われるよう協力し合うことになる。

医療における看護師の役割

医療において看護師の果たす役割は，医師のそれとともに極めて大きい。それは，

これまで述べてきた事柄からもすでに種々理解してもらえたことと思われるが，澤^{おも}瀉⁸⁾は看護婦（師）の仕事と看護の理念について大要を次のように述べている。

1. 看護師の仕事

「医師の医療を助けるのが看護婦の仕事の一つである。法律的には看護婦は自ら医療を行うことは許されないが，医師の指示に従って医療を助ける。しかし看護婦の仕事は，ただ医師から指示されたことだけを忠実に行っておれば足りるわけではない。看護婦は自ら進んで病人を観察し，さらに病人自身を知り，それを医師に報告し，医師の診療に対し貴重な情報を提供しなければならない。比較的短時間しか病人に接しえない医師に比べ，長時間病人に接する看護婦は，病人の病状の変化を的確に知りえるし，病人を深く理解することができるので，積極的に医師を援助することができる」

このように医療における看護師の独自の役割は明らかである。

2. 看護の"看る"とは

「看護とは患者を"看る"，"護る"ということである。"看る"とは，患者の病状の動きを注意深く観察すること，病気をもった人間（病人）の気質，性格，生活環境をはじめ，病人の精神的・社会的な悩みを知ることである。いずれも医師にとっても重要であるが，看護婦の重要な役割である」

3. 看護師に必要な姿勢

「この重要な役割を果たすには，看護婦自身が人間とは何か，人生とは何かを知ることによって，病人の真の悩みをはじめて理解しうるのである。……したがって立派な看護婦となるには，医学的知識や看護技術を身につけただけでは不十分で，文学や哲学に親しみ，人間と人間の苦悩を深く理解し，……さらに心理学，倫理学や社会学を学んで，人生を考える必要がある。看護学は人間学であるという意見が出されるのはそのためである。……これらを背景にして自分が看護しようとしている病人その人を知るのである。病人は一人ひとりが他の人には置きかえることのできない，まったくその人一人だけの存在（哲学では実存的存在[*]という）であることを知り，その独自性をとらえることが，その人を知るということである。……病人が自分の苦しみや家庭的な悩みから過去の出来事すべてを看護婦に語るには，看護婦自身がその病人から人柄や性格を理解され，信頼を受けることが大きな前提となることであろう。看護婦の仕事の尊さは人間愛であり，それが出発点となるものである」

＊**実存的存在**：人間の存在は，観念的な把握や合理的認識（たとえば科学）を超えて，あるいはそれ以前に単独者として存在しており，客観的な把握のできない内面性である。このような人間の本来的な存在のあり方をいう。日常性を奪われた病人は，このような存在として不安に直面せざるを得ない。

４．看護の"護る"とは

　看護の"護る"とは，身体的・精神的苦悩をもち，保護や援助を必要とする病人をいたわり，なぐさめ，助け，支え，導くことである。「……nurse」という言葉は語源的には乳母あるいは保母という意味をもち，ドイツ語のKrankenschwesterはまさに患者の姉妹ということで，誠に意味深いことである。

　医療に携わる者は，すべての病人を人間として尊敬することが何よりも大切である。生命を尊び，畏敬の念を抱くことが必要である。そこには深い宗教的な，あるいは哲学的な，あるいは倫理的な心が，病人一人ひとりの生命に対して謙虚な姿として現れてくるものである。

５．看護師の立場

　看護は，あらゆる年代の個人，家族，集団，地域社会を対象とし，健康の保持・増進，疾病の予防，健康の回復，苦痛の緩和を行い，生涯を通してその最期まで，その人らしく生を全うできるように援助を行うことを目的としている（日本看護協会「看護者の倫理綱領」）。そこで，臨床の場では，看護師は一面において医師の側に立つとともに，他面では患者の側に立つ。すなわち，看護師は一方では医師の診療を補助するが，一方では病人に寄り添い，看護ケアを実践し，病人をアドボケート（擁護）する役割を担っている。

６．社会の期待する看護の実現

　医療における看護師の役割は大きく，医療効果に与える影響が絶大であることはだれも否定しない。これを単なる通念に終わらせることなく実現するためには，看護師の待遇の改善と社会的地位の向上を図ると同時に，看護師自身にとっては「完全な看護」への自覚と精進が強く望まれるであろう。

Ⓔ 現代医療におけるチーム医療

１．新職種の誕生と連携による医療

　学問の進歩は必然的に専門分化を招く。専門分化は医師の間だけでなく，診療機関や病院相互の間にも起こり，さらに医療関係職種（医療従事者）の間にも起こる。医療技術の複雑化・高度化に対応することは，医師だけではもはや不可能であり，数多くの医療関係職種（アメリカでは30種に及ぶといわれる）が誕生した。しかし，それぞれの職種が自己の専門技術に専念すればよいと考えるのは誤りである。医療の責任が数多い職種の間に分散したのでは，複雑化した医療の望ましい効果を期待することはできないからである。専門的教育を受け研鑽を重ねた各種の医療従事者がチームをつくり，チーム全体が共通の理解のうえに立って，それぞれの活動が患

者のうえに焦点を結ぶ有効な医療が提供されなければならない。医師は疾病の診断と治療に専念しておればよいと考えるのは大きな誤りである。**チーム医療**＊であればこそ，意思決定者としての医師の責任はいっそう重大になったといわねばならない。医療はクリティカルな場面の連続であるから，意思決定者としての医師の役割は抜きん出て大きいのである。

２．医療機器を生かす医療

　テクノロジーの進歩に伴い，優れた多くの医療機器が開発され，医療の機械化が進んだ。医療手段の機械化が医療の向上に貢献している事実は素直に認めなければならないが，それが患者との人間的な接触の機会を奪い，医療を人間疎外の方向に進ませる危険性のないよう，十分な配慮と努力を積まなければならない。患者は人間的な触れ合いを求め，温かさのある医療を求めているに違いない。医療の機械化が進めば進むほど，患者との触れ合いの時間は積極的につくるべきであり，その時間をこれまで以上に有効に活用しなければならない。

３．チーム医療下の患者の秘密保持

　医師の秘密厳守は一人の医師対一人の患者という医療関係のなかで形成された理念で，何事も主治医に打ち明けることによって正しい医療が行われることを期待しているからである。今日のように医療が主治医を含めたチームによって行われる時代になると，患者のプライバシーを守ることはいっそう困難になったが，医療従事者の自戒が特に必要になったことを医療従事者は強く自覚しておかなければならない。

　病室の入口に入院中の患者の氏名を掲示しない病院があるのも，患者の立場を考えた病院側の配慮の一つである。

＊**チーム医療**：各医療専門職種がチームをつくり，それぞれの専門性を生かしながら，協同で行う医療。職種の分化，診療の専門分化が進む現在の医療の現場では，人間（患者）の全体性が見失われ，断片的・非人間的な医療が行われる危険性があり，チーム医療のあり方，発展の方法が問われるようになった。

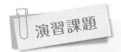 演習課題

1 現代医療で重要な要素は何か，皆で考えてみよう。

2 自覚症状を把握するための問診の基本的姿勢と，問診の内容をまとめてみよう。

3 他覚症状を把握するための診察の要領と，診察の内容をまとめてみよう。

4 臨床検査の種類とそれぞれの意義，検査時の留意点をまとめてみよう。

5 臨床診断の要点を把握しておこう。

6 遺伝子診断の概要について知っておこう。

7 疾病の治療に重要な意味をもつ自然治癒力について理解しておこう。

8 治療法として，原因療法，対症療法，補充療法，その他の療法があることを知っておこう。

9 食事療法，薬物療法，外科的療法などの治療法の種類と治療の要点をまとめてみよう。

10 医療における医師と患者の関係をまとめ，どのような問題があるか，話し合ってみよう。

11 医療における医師の義務について，箇条書きにまとめてみよう。

12 医療における看護師の役割について話し合ってみよう。

13 現代医療でのチーム医療の必要性について話し合ってみよう。

文献

1） キャッセル, E. J. 著, 大橋秀夫訳：医師と患者；新しい治療学のために, 新曜社, 1981.

2） 小坂樹徳：内科のあゆみ, 日本医事新報, 3030：3, 1982.

3） 小坂樹徳, 原満：臨床と剖検の対比；虎の門病院内科の剖検例について, 日本医事新報, 3285：47, 1987.

4） 砂原茂一：医者と患者と病院と, 岩波新書, 1983.

5） Szasz, T. S. & Hollender, M. H.：The basic model of the doctor-patient relationship, Archiv. Intern. Medicine, 97：585, 1956.

6） ベルナルディ, P. 著, 篠田糺訳：医学と倫理, 医学書院, 1974.

7） 大谷實：医療と人権〈唄孝一編：明日の医療9〉, 中央法規出版, 1985.

8） 澤潟久敬：医の倫理, 誠信書房, 1981.

1 医学・医療のあゆみ

2 健康と疾病

3 医学と医療

4 わが国の医療供給体制

5 現代医療における諸問題

第4章
わが国の医療供給体制

この章では

- わが国の医療供給体制が整備されてきた経緯を知る。
- 医療サービスの推進・確保のための方策について理解する。
- 医療関係者の現況と養成の実態を知る。
- 医療保障，医療保険制度の現状と，今後の課題を考える。

I 医療供給体制の現状と整備の経過

わが国の医療制度の特徴

わが国の医療制度は，医師および歯科医師の自由開業制，国民の医療機関の自由選択と医療保障，特に国民皆保険制度の3つによって特徴づけられている。

第2次世界大戦後から今日に至るまで，国民医療の確保という大方針によって医療供給体制は逐次（ちくじ）整備され，医療施設数，病床数とも充実し，医療従事者の育成・確保も進んだ。その間，へき地医療対策の推進，休日・夜間急患センター，救命救急センター，救急医療情報センターなどの救急医療体制の体系的整備，専門医療施設の整備，老人医療の向上，特殊疾病（しっぺい）対策など，幅広く進められた。

これらの医療供給体制の整備に加え，医療保障制度の充実，特に国民皆保険制度（かい）によって，国民はいつでもどこでも平等に医療機関にかかり，高度の医療を受けることができる体制にある。その結果，WHOが発表した「2000年版世界保健報告（The World Health Report 2000）」においても，保健・医療システムを総合的に評価して，わが国の医療制度は世界第1位とされるまでになっている。このように，わが国の医療は量・質ともに高い水準にあるにもかかわらず，後で述べるように総医療費は，先進諸国のなかにあってむしろ低いグループに属している。

しかしながら一方では，
①施設やマンパワーに地域偏在（へんざい）がみられる，
②治療に重点が置かれ，健康増進や疾病予防の面が軽視されがちである，
③保健・医療サービス，施設，スタッフなどの重複がみられる，
④人口の急速な高齢化の進展などにより，国民医療費，特に老人医療費は増大して，医療保険財政に大きな影響を及ぼしている，
などの問題点が指摘されている。これらの諸問題に的確に対応し，より効率的な保健・医療システムの確立，医療保険の財政安定化のための改革などを実践することが，わが国の医療の質を確保するための課題であるとして，医療政策が総合的に検討され，順次実施されつつある。

医療計画推進の経過

1. 第1次医療法改正

多様化・高度化する国民の医療ニーズにこたえ，地域の社会的・自然的環境に即して，地域住民に健康増進，疾病の予防からリハビリテーションまで，一貫した医

療を確保する体制を確立するための具体的方針（医療計画）を樹立することを目的として，1985（昭和60）年12月，医療法改正（第1次）が行われ，1986（昭和61）年8月より施行された。医療計画は，厚生省（現厚生労働省）が定める医療圏設定，必要病床数の算定の標準などに則って，都道府県が定め，公示するもので，それに盛り込まれる主な内容として，

　①体系立った医療供給体制の整備を進めるための医療圏の設定，

　②医療圏における必要病床数の策定，

　③医療機能に応じた病院の整備目標，

　④病院・診療所間の機能・業務の連携，

　⑤医療従事者の確保，

などが定められた。

　医療圏は2次と3次の医療圏を設定することになった。2次医療圏は特殊な医療を除く一般医療で，主として病院への入院医療を提供する体制を確保する区域とされ，地理的・社会的条件を考慮して定められる。3次医療圏は，先進的な技術を必要とするなど特殊な医療を提供する病院の病床の整備を図る区域とされ，原則として都道府県の区域をあてることになっている。2016（平成28）年4月現在，2次医療圏は344圏域，3次医療圏は北海道の6医療圏を除いて各都府県とも1医療圏である。

2．第2次医療法改正

　1993（平成5）年4月，次のような内容をもつ第2次医療法改正が行われた。

　①生命の尊重と個人の尊厳など，医療提供の理念規定の整備

　②医療施設機能の体系化を図るため，高度の医療を提供する病院として特定機能病院〔2019（平成31）年4月には86施設〕，主として長期療養者のために療養環境が整備された療養型病床群の制度化

　③医療に関する適切な情報の提供

　④医療機関の業務委託の水準確保

　⑤医療法人に関する規定整備

3．第3次医療法改正

　1997（平成9）年12月，次の事項を主な内容とする第3次医療法改正が行われた。

　①医療の提供にあたり，医療を受ける者に十分な理解が得られるよう適切な説明を行うよう努める旨の規定を定めること

　②診療所への療養型病床群設置の拡大

　③地域におけるかかりつけ医，かかりつけ歯科医などを支援し，紹介患者への医療提供，施設・設備の共同利用や開放化，救急医療の実施などを行う地域医療支援病院の制度化

　④医療計画における必要記載事項の追加

　　⑤医療法人の付帯業務の拡大
　　⑥医療機関の広告できる事項の追加

4．第4次医療法改正

　　第3次改正後，医療技術の進歩に伴う医療の高度化・専門分化に対応するとともに，医療に関する情報提供についての国民の求めに応じ，良質な医療を効率的に提供する体制を整備するため，2000（平成12）年12月に第4次医療法改正案が成立し，2001（平成13）年3月に施行された。主な改正点は以下のとおりである。
　　①病院の病床を療養病床と一般病床に区分する。
　　②病院が必要とする施設（臨床検査施設，消毒施設，給食・給水施設，その他）についての規制を緩和する。
　　③人員配置基準違反に対する改善措置をする。
　　④医業などに関して広告できる事項の追加（診療録その他の諸記録にかかわる情報の提供，医師・歯科医師の略歴・年齢および性別，医療機能評価の結果，費用の支払い方法または領収に関する事項など）などについて所要の措置を講じる。

5．医療提供体制の改革と整備

　　国民各層の意向を踏まえ，今後の医療提供体制について，患者と医療人との信頼関係のもとに，患者が健康に対する自覚を高め，医療への参加意識をもつとともに，予防から治療までのニーズに応じた医療サービスが提供される医療を確立することを基本とした，「医療提供体制の改革のビジョン」が2003（平成15）年8月にまとめられた。具体的には，①医療に関する情報提供の推進，②安全で安心できる医療の再構築，③質の高い医療を効率的に提供するための医療機関の機能分化・連携の推進と地域医療の確保，④医療を担う人材の確保と資質の向上，⑤生命を支える医療の基盤の整備，の実現に向けての施策を掲げている。
　　上記を受け，2006（平成18）年に第5次医療法改正が行われ，質の高い医療サービスの適切な提供体制のための改革が医療保険制度の改革と併せて行われた。

医療施設の動向

　　国民の医療を担当する場である医療施設には，病院，診療所，介護老人保健施設および助産所がある。医療法により，病院および診療所は「医師又は歯科医師が，公衆又は特定多数人のため医業又は歯科医業を行う場所であって」，病院は「20人以上の患者を入院させるための施設を有するもの」，診療所は「患者を入院させるための施設を有しないもの又は19人以下の患者を入院させるための施設を有するもの」と定められている。

表4-1 ● 医療施設の種類別にみた施設数の年次推移（各年10月１日現在）

	1996 （平成8）	1999 （平成11）	2002 （平成14）	2005 （平成17）	2008 （平成20）	2011 （平成23）	2014 （平成26）	2017 （平成29）	2018 （平成30）
総数	156,756	163,270	169,079	173,200	175,656	176,308	177,546	178,492	179,090
病院	9,490	9,286	9,187	9,026	8,794	8,605	8,493	8,412	8,372
精神科病院	1,057	1,060	1,069	1,073	1,079	1,076	1,067	1,059	1,058
伝染病院	5	・	・	・	・	・	・	・	・
結核療養所	7	4	2	1	1	1	・	・	・
一般病院	8,421	8,222	8,116	7,952	7,714	7,528	7,426	7,353	7,314
総合病院(再掲)	1,166	・	・	・	・	・	・	・	・
療養型病床群を有する病院(再掲)	494	2,227	3,723	4,374	4,067	3,920	3,848	3,781	3,736
一般診療所	87,909	91,500	94,819	97,442	99,083	99,547	100,461	101,471	102,105
有床	20,452	18,487	16,178	13,477	11,500	9,934	8,355	7,202	6,934
療養型病床群を有する一般診療所(再掲)	・	1,795	2,675	2,544	1,728	1,385	1,125	902	847
無床	67,457	73,013	78,641	83,965	87,583	89,613	92,106	94,269	95,171
歯科診療所	59,357	62,484	65,073	66,732	67,779	68,156	68,592	68,609	68,613
有床	47	47	59	49	41	38	32	24	21
無床	59,310	62,437	65,014	66,345	67,738	68,118	68,560	68,585	68,592

注１：「伝染病院」は、「感染症の予防及び感染症の患者に対する医療に関する法律」が1999（平成11）年４月か
　　　ら施行されたため、廃止された。
　２：「総合病院」は、1998（平成10）年４月１日に廃止された。
　３：2006（平成18）年に「精神病院」は「精神科病院」に改められた。
　４：2002（平成14）年までの療養病床は、療養病床および経過的旧療養型病床群である。
　５：2008（平成20）年までの「一般診療所」には「沖縄県における介輔診療所」を含む。

資料／厚生労働省「医療施設調査」

　医療施設調査はすべての病院と診療所を対象とし、３年に１回、10月１日現在の詳細な静態調査と、毎年の開設・廃止などの動態調査として行われている。表4-1は、1996（平成8）年以降の医療施設の種類別にみた施設数の年次推移である。病院（一般病院）数は一貫して減少している。また、無床診療所と歯科診療所は増加し、有床診療所は減少している（図4-1）。1993（平成5）年4月の第2次医療法改正により、療養型病床群を制度化したことは先に述べたが、同年を境に療養型病床群に属する病院が急増した。

Ⓓ　医療サービスの推進・確保

1. プライマリ・ケアの推進

　わが国においては、1960年代から、健康管理や救急医療などを含む幅広い医療サービスを地域住民に提供すべきであるという認識が進むとともに、医学の進歩に伴って専門分化が著しく進んだ結果、医療に不可欠な総合的・包括的な視点が欠けてきたことに厳しい反省が生まれていた。

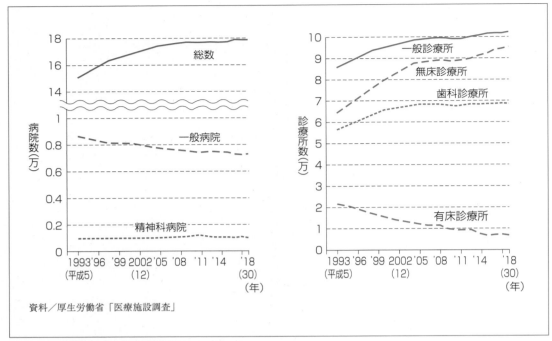

資料／厚生労働省「医療施設調査」

図4-1 ● 病院数および診療所数の年次推移

　厚生省（現厚生労働省）の医師研修審議会は，1973（昭和48）年12月の「臨床研修の充実について」のなかで，臨床研修指定病院は研修カリキュラムで「いずれの診療科を専攻する者も，1年程度は関連する診療科を広くローテイトし，いわゆるプライマリ・ケアについての経験を十分得られるよう計画すべきである」と建議した。

　さらに1975（昭和50）年10月，「臨床研修の目標と内容」において，プライマリ・ケアとは，「一般に個人や家族と最初に接する保健医療をいうものであるが，ここでは医師は初診患者の問題を的確に把握して適切な指示，緊急に必要な処置の実施，および別の適切な医師への委託等を行い，また個人や家族の継続的な健康の保持，および慢性疾患の継続的な治療とリハビリテーションについて，いわゆる主治医としての役割を果たすこと」をいうと定義した。1978（昭和53）年3月には，さらにプライマリ・ケアをいっそう普及・充実させるための「プライマリ・ケアを修得させるための方策」がまとめられた。厚生省（現厚生労働省）はこの意見書を臨床研修病院，関係省庁，各都道府県および関係機関に送付し，意見書の内容を参考に保健・医療に対するニーズ，地域医療の実態に即した臨床研修が行われるよう協力を要請した。

　1987（昭和62）年4月，「家庭医に関する懇談会」は，包括的・継続的な保健・医療サービスの充実に必要なプライマリ・ケアを担う家庭医に求められる機能（10項目）をあげ，そのような機能を期待される医師を養成するため，医師の卒前教育，生涯教育などにおいても，「家庭医機能」の向上を図るプログラム，および多様な

研修プログラムを用意することなどの必要性を示し，家庭医制度の普及と定着のための具体的方策を確立するよう提言した。

　2000（平成12）年の医師法などの改正により，2004（平成16）年4月から，診療に従事しようとする医師は，医師免許取得後2年間，所定の基準を満たしたプログラムのもとで，臨床研修に専念従事して，その修了を医籍に登録することが義務づけられた。2年間の総括評価を受けて，修了証が発行されない場合は，医籍への登録がされず，医療機関の管理者となることができなくなった。

　新しい制度では，研修に専念できる環境の整備のほか，研修の質を高めるために「臨床研修の到達目標」などの具体的内容が掲げられている。

2．かかりつけ医（家庭医）と病診連携

　適切な地域医療の推進には，かかりつけ医（家庭医）と，地域における医療施設機能との連携が必要である。上述した1987（昭和62）年の「家庭医に関する懇談会」の報告を踏まえ，家庭医機能研究事業を展開するとともに，1991（平成3）年度から病診連携が2次医療圏で推進されている。

3．救急医療の充実

　わが国の救急医療対策は，1963（昭和38）年に消防法の一部が改正され，事故・災害などによる患者の搬送が市町村の消防機関の業務として義務づけられ，1964（昭和39）年には厚生省（現厚生労働省）から「救急病院等を定める省令」が出され，救急病院，救急診療所が都道府県知事から告示された。

　その後，交通事故対策，休日・夜間に起こった急病患者，さらに人口の高齢化に伴い増加する脳卒中，心筋梗塞などの重症患者に対する医療を確保するための施策が推進された。さらに1977（昭和52）年度から，これまでの施策を総合的に整理し，新たに初期，第2次，第3次の救急医療体制が体系的に整備された（図4-2）。

1）救急医療体制の整備

(1)　初期救急医療体制

　原則として人口5万以上の市に，休日・夜間急患センターが整備された。また郡市医師会単位で在宅当番制により，休日・夜間の診療が行われている。

(2)　第2次救急医療体制

　休日・夜間の入院治療を要する救急患者の診療を確保するため，原則として，2次医療圏単位に地域内の医療施設の実情に応じた方式で，第2次救急医療体制の整備が図られている。それには，地域内の国・公・私立病院を含めた病院群による輪番制方式と，医師会立病院などが休日・夜間に病院の一部を開放して行う，地域医師会の協力による運営方式とがある。

(3)　第3次救急医療体制

　脳卒中，心筋梗塞，頭部損傷などの重篤な救急患者を受け入れるため，高度の診療機能をもつ24時間診療体制の救命救急センターが計画的に整備されている。

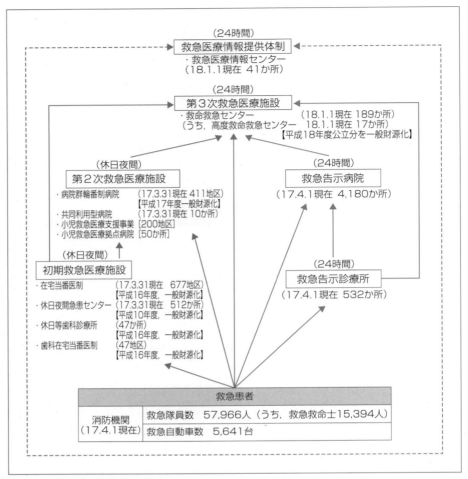

図4-2●救急医療体制の整備

2）救急医療情報センターの整備

　都道府県単位に，市町村の区域を越えた情報の収集提供を行う救急医療情報セン
ターが整備され，24時間体制で救急医療施設から空床の有無，手術の可否などの情
報を収集し，消防本部，医療施設などへそれらの情報を提供している。

3）プレホスピタル・ケアの充実

　救急現場や搬送途上における医療の確保・充実は極めて重要である。

⑴　ドクターカー制度

　1991（平成3）年度から，救急車に医師などが同乗し，早期に救命救急措置を行
うとともに，医療機関と救急車に専用回線（ホットライン）を確保し，搬送途上に
おける患者の状態を医療機関に伝えることにより，救急患者の救命率の向上が図ら
れている。

⑵　救急救命士の活動

　搬送途上で，医師の救急処置を補助し，またドクターカー方式が早期に普及でき

ない地域でも対応できるように，1991（平成３）年４月，新たな国家資格として「救急救命士」が創設された。救急救命士は搬送途上に，医師の指示のもとに，呼吸・循環機能が停止した患者に対し，半自動式除細動器による除細動，静脈路確保のための輸液，器具を使用した気道確保を行っている。2005（平成17）年４月から，心停止患者に対し，エピネフリンを投与することが認められた。

４．へき地医療の確保

　　無医地区〔医療機関のない地区で，当該地区の中心的な場所を起点として，おおむね半径４kmの区域内に50人以上が居住している地区であって，かつ容易に医療機関を利用できない地区。2014（平成26）年で637か所〕の医療を確保するため，1956（昭和31）年度から年次計画を立て，へき地中核病院，へき地保健指導所，へき地診療所，患者輸送車（艇），巡回診療車（船），へき地医療情報システムの整備，へき地勤務医などの確保，などの施策が講じられてきた。

　　図4-3および以下に，その後の「へき地保健医療対策」の推移を示す。

●**第６次計画**〔1986（昭和61）〜1990（平成２）年度〕「へき地保健医療計画」と名称を改め，へき地診療所の後方支援病院としてのへき地中核病院の研修機能を強化，へき地勤務医の研修中の代診医の派遣，へき地診療所の初期診断機器の整備，へき地勤務医の診療支援のための静止画像伝送システムの導入などが図られた。

●**第７次計画**〔1991（平成３）〜1995（平成７）年度〕診療所があっても実質的に十分な医療が確保されていない無医地区に準じる地区もへき地医療の対象とし，へき地中核病院機能強化のためのへき地医療担当指導医の導入，大病院や医科大学などからのローテーション医師の確保などが図られた。

●**第８次計画**〔1996（平成８）〜2000（平成12）年度〕各自治体で定める保健医療計画に基づいて，それぞれの地域の特徴を生かした対策を推進することを基本的な考え方とし，具体的には，臨時に医師・歯科医師をへき地診療所に派遣するためのへき地支援病院の指定，へき地中核病院を中心としたローテーション事業の拡充，歯科保健医療の充実，情報技術の適切な利用，へき地救急医療の確保などに努めることとした。

●**第９次計画**〔2001（平成13）〜2005（平成17）年度〕以下に重点が置かれた。
　　①各都道府県に広域的なへき地医療対策の企画・調整を行う「へき地支援機構」を置き，担当責任者（医師）を配置する。
　　②へき地中核病院とへき地支援病院とを「へき地医療拠点病院」として再編成し，へき地支援機構の調整のもとに，２次医療圏を越えた広域的医療支援を実施する。
　　③「へき地保健医療情報システム」を構築し，へき地医療を支援する医療機構や行政機関などを情報ネットワークで結び，へき地医療に関する情報交換などを促進する。

●**第10次計画**〔2006（平成18）〜2010（平成22）年度〕以下のことをあげている。

区分		第1次（昭和31～37年度）	第2次（38～42年度）	第3次（43～49年度）1.5時間以上	第3次（43～49年度）1.5時間未満	第4次（50～54年度）30分以上	第4次（50～54年度）15～29分	第4次（50～54年度）15分未満	第5次（55～60年度）	第6次（61～平成2年度）	第7次（3～7年度）	第8次（8～12年度）	第9次（13～17年度）	第10次（18～22年度）	第11次（23～27年度）
無医地区	1000人以上	へき地診療所	へき地診療所	へき地診療所	巡回診療車（船）	へき地診療所	患者輸送車（艇）	巡回診療車（船）	第4次施策を継続 へき地医療情報システム 特定地域保健医療情報システム	第5次施策を継続 へき地診療所の機能の充実 （・医療機器の整備 ・静止画像伝送装置の導入） へき地中核病院の機能の充実 （・研修機能の充実 ・代診医派遣制度 ・静止画像伝送装置の導入）	第6次施策を継続 医師等の確保 （・へき地勤務医師等確保事業（ローテーションシステム）） へき地中核病院の機能の充実 （・へき地担当指導医） 無医地区に準じる地区についても無医地区と同様の対策を講じる	第7次施策を継続 へき地医療支援病院の指定 ローテーション事業の拡充 歯科保健医療の拡充 情報通信技術の活用 救急医療の充実	第8次施策を継続 へき地医療支援機構 へき地医療拠点病院群 へき地医療情報システム （へき地関係者の情報ネットワークの構築）	第9次施策を継続 へき地医療支援機構の強化 （社）地域医療振興協会による全国的なへき地医療支援機構の支援・調整 へき地・離島医療マニュアル等によるへき地勤務医師の診療支援 都道府県ごとにへき地保健医療計画策定	第10次施策を継続 へき地医療支援機構の強化 広域的なへき地医療支援事業の企画・調整 へき地における医師のキャリア形成支援 都道府県ごとにへき地保健医療計画策定
	500～999人			患者輸送車（艇）		へき地保健指導所									
	300～499人		患者輸送車（艇）												
	50～299人	巡回診療車（船）（36年度以降）	巡回診療車（船）												
無医地区を有する2次医療圏				へき地医療地域連携対策		へき地中核病院			医療対策協議会						
その他				へき地勤務医師等確保修学資金					へき地医療情報システム （へき地診療所サポートシステム） 医師等医療従事者の確保 ・医療従事者の紹介斡旋 ・医学生等ワークショップ						

資料／厚生労働省医政局調べ

図4-3● へき地保健医療対策の推移

①第9次計画までに整備されたへき地医療支援機構，へき地医療拠点病院などの体制を維持し，その連携を強化する。

②へき地医療支援機構をへき地医療の確保のための調整機関として強化する。

③（社）地域医療振興協会がへき地医療支援機構を支援し，調整する。

④へき地・離島医療マニュアルの活用などにより，へき地に勤務する医師の勤務環境の支援を行う。

⑤都道府県ごとにへき地保健医療計画を策定する。

●**第11次計画**〔2011（平成23）〜2015（平成27）年度〕　以下の概要で進められている。

①へき地医療支援機構，へき地医療拠点病院などの体制整備を引き続き進め，連携強化を図る。

②へき地医療支援機構の役割を強化し，広域的なへき地医療支援体制の拡充を図る。

③へき地での医療確保のため，動機づけや安心して勤務，生活できるキャリアパス構築を行う。

④引き続き都道府県ごとにへき地保健医療計画を策定する。

5．病院機能評価の推進

　患者の多様なニーズにこたえ，よい医療を効率的に提供するための病院機能のいっそうの充実・向上を図るには，客観的評価を受けるのが望ましいとの気運の高まりに応じ，「病院機能評価基本問題検討会」が設けられた。同検討会は1994（平成6）

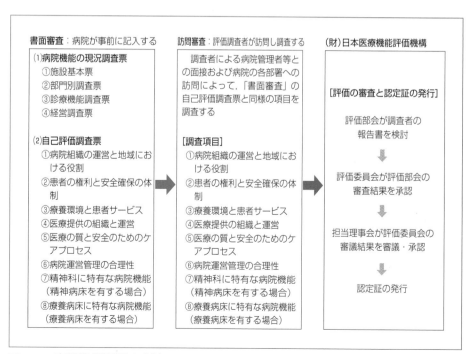

図4-4●病院機能評価の方法

年9月，病院機能の第三者評価の導入を提言した。これを受け，病院の診療・看護体制，運営管理状況に関して第三者の立場から評価するための（財）日本医療機能評価機構が1995（平成7）年に設立され，1997（平成9）年から事業が開始された。病院機能評価の方法を図4-4に示す。

　これまでに〔2020（令和2）年9月4日現在〕評価・認定を受けたのは2142病院で，その情報はインターネットを介して提供されている。2000（平成12）年の医療法改正に伴い，医療機関は認定結果を広告することが可能となり，2002（平成14）年4月からは個別・具体的な審査項目の結果について広告できるようになっている。

II 医療関係者の現況と養成の実態

　広い意味で国民の医療を担っている医療関係者の2018（平成30）年の概況を表4-2に示した。

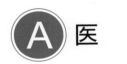 医　　師

　2018（平成30）年末の全国届出医師数は32万7210人で，人口10万対の医師数は258.8人（医療施設従事医師数では246.7人）である。医師のうち95.3％は医療施設に従事しており，医療施設以外の業務に従事する者は2.9％である（表4-3）。医療施設に従事する医師は，多い順に内科19.4％，整形外科7.0％，小児科・臨床研修医5.6％，精神科5.1％，消化器内科4.8％，外科4.4％，眼科4.3％，循環器内科4.1％，産婦人科3.5％となっている。

表4-2 ● 届出医療関係者数と率（人口10万対）〔2018（平成30）年12月31日現在〕

	実数	率 （人口10万対）
医師	327,210	258.8
歯科医師	104,908	83.0
薬剤師	311,289	246.2
保健師	52,955	41.9
助産師	36,911	29.2
看護師，准看護師	1,523,085	1,204.6
歯科衛生士	132,629	104.9
歯科技工士	34,468	27.3
あん摩マッサージ指圧師	118,916	94.0
はり師・きゅう師	241,553	191.0
柔道整復師	73,017	57.7

注：医師・歯科医師・薬剤師数以外は就業者数である。
資料／厚生労働省「医師・歯科医師・薬剤師調査」「衛生行政報告例」

表4-3● 施設・業務の種別にみた医師数〔2018（平成30）年末現在〕

	実数（人）	構成割合（%）
総数	327,210	100.0
医療施設の従事者	311,963	95.3
病院の従事者	208,127	63.6
病院（医育機関附属の病院を除く）の開設者または法人の代表者	5,183	1.6
病院（医育機関附属の病院を除く）の勤務者	146,508	44.8
医育機関附属の病院の勤務者	56,436	17.2
臨床系の教官または教員	28,688	8.8
臨床系の大学院生	5,849	1.8
臨床系の勤務医	21,899	6.7
診療所の従事者	103,836	31.7
診療所の開設者または法人の代表者	71,709	21.9
診療所の勤務者	32,127	9.8
介護老人保健施設の従事者	3,388	1.0
介護老人保健施設の開設者または法人の代表者	349	0.1
介護老人保健施設の勤務者	3,039	0.9
介護医療院の従事者	55	0.0
介護医療院の開設者または法人の代表者	4	0.0
介護医療院の勤務者	51	0.0
医療施設・介護老人保健施設・介護医療院以外の従事者	9,331	2.9
医育機関の臨床系以外の大学院生	730	0.2
医育機関の臨床系以外の勤務者	3,019	0.9
医育機関以外の教育機関または研究機関の勤務者	1,476	0.5
行政機関・産業医・保健衛生業務の従事者	4,106	1.3
行政機関の従事者	1,835	0.6
産業医	1,231	0.4
保健衛生業務の従事者	1,040	0.3
その他の者	2,448	0.7
その他の業務の従事者	723	0.2
無職の者	1,725	0.5
不詳	25	0.0

資料／厚生労働省「医師・歯科医師・薬剤師調査」

● **医師の増員計画**　1961（昭和36）年から国民皆保険制度が確立され，医療需要の急速な増加が予想されたため，医師の増員が図られ，1973（昭和48）年からは医師の地域偏在の是正と地域医療の水準向上に資するため，無医大県解消計画が進められた。その結果，1984（昭和59）年末には，1970（昭和45）年に定められた「昭和60年までに最小限，人口10万対150人の医師を確保する」という目標は達成された（図4-5）。そこで，厚生省（現厚生労働省）が設けた「将来の医師需給に関する検討委員会」は，1984（昭和59）年11月に「昭和70（平成7）年を目途に医師の新規参入を最小限10％削減すべきである」とした。これを受け，医科大学の定員削減が図られたが，1998（平成10）年末までの入学定員の削減率は全体で8.0％にとどまった。2018（平成30）年末の届出医師数は人口10万対258.8人である。

　最近，医師の不足や偏在が社会的にも大きな問題となってきた。厚生労働省は2006（平成18）年，「医師の需給に関する検討会」に報告書案を示し，専門家の議論を踏まえ，最終報告をまとめた。

　同省の2018（平成30）年調査によると，病院や診療所で働く医師の数は約31万2000人である。近年，医師の全体数は毎年約4000人ずつ増えているが，医療現場での医師不足は深刻化している。同省研究班の2005（平成17）年調査では，勤務医の

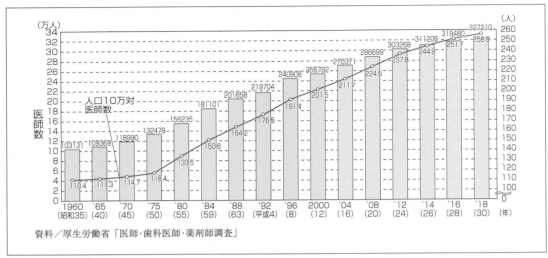

資料／厚生労働省「医師・歯科医師・薬剤師調査」

図4-5● 医師数の推移

勤務時間は週平均63.3時間に達していた。勤務医の勤務時間を仮に週48時間まで減らすために必要となる医師数は約32万4000人で，2010（平成22）年調査時でも，約2万9000人不足していたことになる。地域や特定の診療所での医師不足を解消するためには，地域の医療ニーズを把握し，医師を配置するシステムづくりなどの必要性が指摘されている。

●**医師の研鑽** 医師の研鑽は，卒前・卒後・生涯の３段階が一貫して継続的に行われることが望まれる。医学教育の基礎は卒前の段階にあることはいうまでもないが，臨床医学の修得には，卒後，国家試験合格直後の時期が重要である。第２次世界大戦後，医科大学卒業生は１年間の実地修練（インターン）を行って後，医師国家試験を受けていたが，1968（昭和43）年の医師法の一部改正によりインターン制度が廃止され，同年，「医師は免許を受けた後も２年以上，臨床研修を行うよう努めるものとする」という臨床研修制度が発足した。臨床研修制度については，プライマリ・ケア研修の重視，研修方式の見直し，研修の場の拡大，到達すべき研修目標の提示など，臨床研修の充実が図られたが，その後，臨床研修は努力規定から義務化すべきであるという大きな流れが醸成された。

　1994（平成６）年12月，医療関係者審議会臨床研修部会は，「診療に従事しようとする全ての医師に関して，幅広い基本的な診療能力を身につけることが出来るように，基本的には臨床研修を必修とするとともに，その内容等の改善を図ることが望ましい」とした。その後，関係審議会や大学，臨床研修病院などの関係者の間で議論が重ねられ，2000（平成12）年12月に卒後臨床研修を必修とする医師法の改正が行われた。これにより，卒後２年間の臨床研修は2004（平成16）年４月から必修となり，施行後は臨床研修修了者に対して終了証が与えられるとともに，臨床研修を修了した旨が医籍に登録されることになった。

●**臨床研修の現状** 2003（平成15）年６月に臨床研修病院の指定基準と臨床研修の到

表4-4 ● 臨床研修病院数

	2019年 （平成31）
研修実施病院数	2,553
臨床研修病院	2,414
基幹型	916
協力型	1,498
大学病院	139
基幹型相当	121
協力型相当	18
基幹型病院の開設者区分	1,037
国・独立行政法人等	108
公立・公的	464
公立	301
公的	163
その他	344
社会保険関係団体	29
公益法人	67
その他	248
大学病院	121
国立大学法人	42
公立大学	11
私立大学	68

注：2019（平成31）年4月1日現在。
資料／厚生労働省医政局医事課調べ

表4-5 ● 研修医在籍状況（単位：人）

	2019年 （平成31）
研修実施病院	18,179
臨床研修病院	11,156
国・独立行政法人等	1,555
公私立の指定病院	9,601
大学病院	7,023
国立大学法人	2,966
公立大学	855
私立大学	3,202

注：2019（平成31）年4月1日現在。
資料／厚生労働省医政局医事課調べ

達目標が定められ，2004（平成16）年4月から，医師としての人格の涵養を図り，プライマリ・ケアへの理解を深め，患者を全人的に診ることができる基本的診療能力を修得し，研修に専念できる環境を整備することを基本的考え方とした新医師臨床研修制度が実施されている。

　2019（平成31）年4月現在，厚生労働大臣が指定した臨床研修病院数は2553，研修医在籍者数は1万8179人となっている。病院数，在籍者数の内訳について**表4-4，5**に示す。

● **医師の再教育**　一方，診療に従事している医師の再教育も重要である。そこですべての医師が参加する教育システムを確立すべきであるという要望にこたえ，日本医師会は1987（昭和62）年4月より，医師の生涯教育をスタートさせ，自主的に生涯学習を推進し，資質の向上を図っている。

　なお専門医（学会認定医）については，多くの専門学会が自主的に認定している。これらの学会の学会認定医制度協議会が1981（昭和56）年に発足し〔2001（平成13）年度より専門医認定制協議会に改名〕，各学会の認定レベル，認定方法などの調整が図られるとともに，認定医制が社会からの評価を得て，医療における位置づけがなされるよう活動している。

　また1985（昭和60）年には，日本医学会，日本医師会，専門医認定制協議会の3者懇談会が開催され，1994（平成6）年から基本的領域科の認定（専門）医の3者

承認が実施されている。

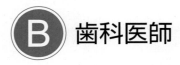

歯科医師

　2018（平成30）年末の届出歯科医師数，人口10万対の歯科医師数は表4-2に示したとおりである。医療施設に従事する歯科医師は全数の97.0％で，55.9％は医療施設を開設する者である。

　第2次世界大戦後，歯科医師養成に対する社会的要請にこたえ，国立および私立大学の定員増が図られ，1985（昭和60）年までに最小限，人口10万対歯科医師50人程度という目標は，1981（昭和56）年末には達成された（図4-6）。そのため，医師の場合と同様，厚生省（現厚生労働省）に設置された委員会は1986（昭和61）年7月，「1995（平成7）年を目途に歯科医師の新規参入を最小限20％削減すべきである」とし，1994（平成6）年度までに19.7％の定員が削減された。

　その後，1996（平成8）年の国民医療総合政策会議中間報告の提言を受け，1997（平成9）年に設置された歯科医師の需要に関する検討会は，将来の歯科医師の著しい供給過剰に対し，入学定員の削減などによる10％程度の新規参入の抑制と，資質向上のための歯科医師臨床研修の必修化を提言する報告書を1998（平成10）年5月にまとめた。

　歯科医師の資質の向上を図るため，1987（昭和62）年度より，卒業直後の歯科医師を対象として，歯科大学附属病院などにおいて，総合的な診療能力を修得するための臨床研修が行われている。1996（平成8）年，歯科医師免許取得後1年以上の

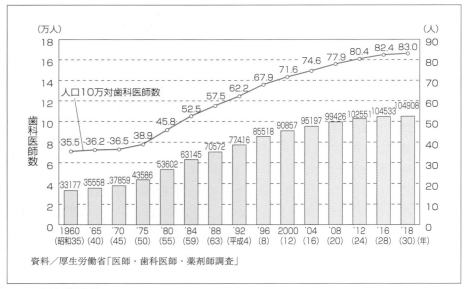

図4-6 ● 歯科医師数の推移

表4-6 ● 歯科医師臨床研修指定施設数（各年４月１日現在）（単位：施設）

	2010年度 （平成22）	2012年度 （平成24）	2014年度 （平成26）	2016年度 （平成28）	2018年度 （平成30）	2019年度 （平成31）
総数	1,895	2,131	2,310	2,428	2,381	2,373
単独研修施設*	119	140	148	153	154	154
複合研修施設（主たる施設）*	21	20	25	39	60	60
複合研修施設（従たる施設）*	1,755	1,971	2,137	2,236	2,167	2,159
	(99病院, 1,656診療所)	(114病院, 1,857診療所)	(103病院, 2,034診療所)	(121病院, 2,115診療所)	(114病院, 2,053診療所)	(118病院, 2,040診療所)

注１：＊2006（平成18）年度から，以下のとおり名称が変更となった．
　　　・単独研修施設→単独型臨床研修施設
　　　・複合研修施設（主たる施設）→管理型臨床研修施設
　　　・複合研修施設（従たる施設）→協力型臨床研修施設
　　２：単独型臨床研修施設には，管理型臨床研究施設の指定を受けているものは含まない．
　　３：大学附属病院は含まない．

資料／厚生労働省医政局歯科保健課調べ

臨床研修を行うことが努力義務として制度化され，1997（平成９）年度から大学附属病院と臨床研修施設（表4-6）において臨床研修が実施されている．さらに2000（平成12）年12月，医師とともに歯科医師の臨床研修が必修となり，研修施設の拡充，指導医の資質向上などの基盤整備などが進められ，2006（平成18）年度から実施された．

薬 剤 師

　2018（平成30）年末における届出薬剤師数は表4-2に示したとおりである．

　業務の種類別では，薬局の勤務者が全体の52.6％，病院・診療所で調剤・病棟業務に従事する者が18.4％，衛生行政機関・保健衛生施設の従事者が2.1％，無職の者が3.3％となっている．

　戦後，薬剤師の需要にこたえ薬科大学（薬学部）の新設・増員が相次ぎ，2019（令和元）年度現在，薬科大学（薬学部）の数は74（75），入学定員は１万2935人となった．薬剤師の職域は多方面にわたり，特に最近の医薬分業の進展に伴い薬局薬剤師の需要が増大している．

　このため，1996（平成８）年より，文部省（現文部科学省），厚生省（現厚生労働省），日本薬剤師会，日本病院薬剤師会の４者で，さらに1999（平成11）年からは国公立および私立の大学薬学部・薬科大学の関係者を加えた６者で，「薬剤師養成問題懇談会」を設けた．また，文部科学省においても2002（平成14）年10月に薬学教育の改善・充実に関する会議を設置し，協議の結果，薬剤師養成としての薬学教育は６年間が必要である旨がそれぞれ示された．

　これらを受け，学部教育６年の大学の薬学を履修する課程を修め卒業した者に薬剤師国家試験受験資格を与えることなどを内容とする薬剤師法の一部を改正する法律が採択され，2006（平成18）年４月から施行された．

　薬剤師に対する生涯教育は，日本薬剤師会などにより，各職域，各地域において実施され，（財）日本薬剤師研修センターでは，多岐にわたる職域における薬剤師の教育・研修を効果的に実施するため，全国規模の薬剤師生涯教育の企画・調整を行い，1989（平成１）年度から毎年，薬局・病院薬剤師指導者研修会を開催している。また，1997（平成９）年度より，免許取得後の薬剤師を対象に，１年間の実務研修を病院・薬局で行う薬剤師実務研修事業などが実施されている。

保健師，助産師，看護師

1. 保 健 師

　2018（平成30）年末現在の就業保健師は５万2955人で，表4-7にみるように，７割以上が公的機関である保健所，都道府県，市町村に勤務している。就業保健師は増加しているが，人口10万対の保健師数は41.9人，保健師１人当たりの人口は2387人で，老人保健対策など強い需要からみていまだ十分でない。

2. 助 産 師

　就業助産師は2018（平成30）年末現在３万6911人で，病院・診療所に従事する者が85％を超えている（表4-8）。近年，医療施設内の分娩の普及や住宅事情などにより自宅における助産師立会いの分娩が減少したためか，助産所就業者は減少してきたが，再び増えはじめている。

3. 看 護 師

　2018（平成30）年末現在の看護師，准看護師の就業者は152万3085人である。その就業先は表4-9に示したように，病院が約65％，診療所が約17％である。

表4-7●就業先別保健師数〔2018（平成30）年末現在〕

	実　数	構成割合（%）
総数	52,955	100.0
保健所	8,100	15.3
都道府県	1,351	2.6
市町村	29,666	56.0
病院	3,307	6.2
診療所	2,003	3.8
助産所	1	0.0
訪問看護ステーション	259	0.5
介護保険施設等	1,336	2.5
社会福祉施設	421	0.8
事業所	3,349	6.3
看護師等学校養成所または研究機関	1,148	2.2
その他	2,014	3.8

資料／厚生労働省「衛生行政報告例」

表4-8●就業先別助産師数〔2018（平成30）年末現在〕

	実　数	構成割合（%）
総数	36,911	100.0
助産所	2,103	5.7
病院	23,199	62.9
診療所	8,148	22.1
保健所または都道府県，市町村	1,659	4.4
訪問看護ステーション	16	0.0
社会福祉施設	24	0.1
事業所	23	0.1
看護師等学校養成所または研究機関	1,533	4.2
その他	206	0.6

資料／厚生労働省「衛生行政報告例」

表4-9●就業先別看護師・准看護師数〔2018（平成30）年末現在〕

	実　数	構成割合（%）
総数	1,523,085	100.0
病院	979,836	64.3
診療所	254,120	16.7
助産所	308	0.0
訪問看護ステーション	56,806	3.7
介護保険施設等	159,874	10.5
社会福祉施設	28,872	1.9
保健所または都道府県，市町村	10,466	0.7
事業所	5,832	0.4
看護師等学校養成所または研究機関	16,913	1.1
その他	10,058	0.7

資料／厚生労働省「衛生行政報告例」

●**看護職員の需給見通し**　1991（平成3）年12月に策定された「看護職員需要見通し」においては，2000（平成12）年に就業者を約116万とすることで需給が均衡するものと見込まれた。1999（平成11）年末で約113万4000人が就業するというように，順調に増加したが，21世紀初頭における看護職員の計画的かつ安定的な確保を図るため，2010（平成22）年12月に，第7次看護職員需給見通し〔2011（平成23）〜2015（平成27）年〕が策定された（表4-10）。この見通しにおいては，より手厚い看護体制の実現，勤務条件の改善，研修の実施などの需要増の結果，2011（平成23）年末では需要が供給を約5万6000人上回るが，2015（平成27）年末にはその差が1万4900人に改善されると見込まれた。

●**看護教育の充実**　1992（平成4）年6月に成立した「看護婦等の人材確保の促進に関する法律」に基づき総合的な施策が講じられたが，さらに1994（平成6）年12月の少子・高齢社会看護問題検討会報告書において，高齢化，医療の高度化・専門化，高学歴志向など，看護を取り巻く環境の変化に対応するため，大学等高等教育の充実，養成所の魅力づくり，カリキュラムの充実などが提言された。1996（平成8）年，「看護職員の養成に関するカリキュラム等改善検討会中間報告書」を受け，「保健師

表4-10● 看護職員需給見通し（単位：人，常勤換算）

区　分	2011 (平成23)	2012 (平成24)	2013 (平成25)	2014 (平成26)	2015 (平成27)
需要見通し	1,404,300	1,430,900	1,454,800	1,477,700	1,500,900
①病院	899,800	919,500	936,600	951,500	965,700
②診療所	232,000	234,500	237,000	239,400	242,200
③助産所	2,300	2,300	2,400	2,400	2,400
④訪問介護ステーション	28,400	29,700	30,900	32,000	33,200
⑤介護保険関係	153,300	155,100	157,300	160,900	164,700
⑥社会福祉施設,住宅サービス(⑤を除く)	19,700	20,400	20,900	21,500	22,100
⑦看護師等学校養成所	17,600	17,700	17,700	17,800	17,900
⑧保健所・市町村	37,500	37,600	37,800	38,000	38,200
⑨事業所，研究機関等	13,800	14,000	14,100	14,300	14,500
供給見通し	1,348,300	1,379,400	1,412,400	1,448,300	1,486,000
①年当初就業者数	1,320,500	1,348,300	1,379,400	1,412,400	1,448,300
②新卒就業者数	49,400	50,500	51,300	52,400	52,700
③再就業者数	123,000	126,400	129,600	133,400	137,100
④退職者等による減少数	144,600	145,900	147,900	149,900	152,100
需要見通しと供給見通しの差	56,000	51,500	42,400	29,500	14,900
（供給見通し／需要見通し）	96.0%	96.4%	97.1%	98.0%	99.0%

注：四捨五入のため，各項目の数値の合計等は一致しない。
資料／厚生労働省「第七次看護職員需要見通しに関する検討会報告書」

助産師看護師学校養成所指定規則」などが改定され，1997（平成9）年4月の入学生から適用された。

　看護学校などの数，総定員数の推移は表4-11に示した。看護系大学は2019年4月現在で289校が設置されており，これは3年課程に含まれる。

●**看護職員の確保**　看護職員の確保については，離職の防止と潜在看護職員の再就業の促進に重点が置かれる。前者については院内保育施設に対する補助の充実，後者については1992（平成4）年度から，中央および都道府県ナースセンターを設置し，確保を図った。2017（平成29）年度の再就業者は約1万2000人，ナースバンクの求職者数は約6万7000人である。

　なお，看護教育と看護業務の質的向上のため，1996（平成8）年度から看護師養成所の教育養成講習会の延長，1998（平成10）年からは実習指導者講習会の拡充を実施，1999（平成11）年度からは中堅看護職員を対象に実務研修，2000（平成12）年度からは専門看護研修が行われている。

　また在宅看護に対する国民の多大なニーズにこたえるため，訪問看護師養成講習会や訪問看護師指導者研修会などが開催されている。

　1991（平成3）年から，5月12日を「看護の日」，この日を含む1週間を「看護

表4-11●看護師など学校養成所数，総定員の年次推移（各年4月）

	看護師						准看護師		保健師		助産師	
	総数		3年課程		2年課程							
	施設数(か所)	総定員(人)	施設数(か所)	総定員(人)	施設数(か所)	総定員(人)	施設数(か所)	総定員(人)	施設数(か所)	総定員(人)	施設数(か所)	総定員(人)
1990（平成2）	876	111,917	469	69,932	407	41,985	622	72,563	65	2,548	79	1,960
2000（　12）	1,085	153,200	664	108,697	421	44,503	529 (130)	60,195 (21,525)	147	8,165	124	4,958
2005（　17）	1,093	166,852	683	115,431	343	34,196	295 (24)	29,221 (3,215)	173	11,109	146	7,939
2007（　19）	1,034	177,185	707	126,633	259	33,082	280 (24)	27,708 (3,290)	195	13,643	150	8,832
2009（　21）	1,023	189,532	721	138,375	229	32,572	265 (21)	25,626 (2,780)	215	15,642	174	9,882
2010（　22）	1,031	192,195	734	143,503	223	29,897	260 (21)	24,806 (2,660)	225	16,809	180	10,199
2011（　23）	1,023	195,375	739	147,378	209	28,772	251 (18)	24,300 (2,570)	230	17,209	185	10,066
2012（　24）	1,038	199,268	759	151,533	205	28,310	249 (20)	23,764 (2,570)	232	17,480	186	9,350
2013（　25）	1,043	204,085	773	156,245	193	27,665	243 (17)	22,990 (2,480)	238	17,120	197	8,303
2014（　26）	1,059	211,907	797	164,917	186	26,315	238 (16)	22,470 (2,540)	253	18,748	202	8,925
2015（　27）	1,080	219,108	823	173,273	181	25,160	234 (15)	22,294 (2,540)	264	19,558	206	9,242
2016（　28）	1,081	222,069	827 (256)	177,259 (86,476)	178	24,015	234 (15)	22,034 (2,540)	268	20,753	210	10,089
2017（　29）	1,090	227,257	843 (267)	182,572 (90,364)	169	23,690	231	21,226	277	21,632	214	10,547
2018（　30）	1,107	231,590	861 (280)	187,090 (95,253)	168	23,305	228	20,939	287	22,512	219	10,455
2019（令和元）	1,115	232,086	872 (289)	189,241 (98,730)	165	22,610	227	20,072	286	22,532	219	10,004

注1：「総定員」は，各学校養成所の「入学定員」×「修学年数」の合計である。
　2：「准看護師」の（　）は，高等学校衛生看護科の再掲である。
　3：保健師と助産師の総定員は，大学については保健師および助産師課程は選択制であるため，学年定員を計上している。
　4：看護師3年課程の（　）は，大学の再掲数値である。

資料／厚生労働省医政局看護課調べ

週間」とし，国民一人ひとりの看護に対する理解を深め，看護の重要性について啓
発・普及するための活動が行われている。

 その他の医療関係職

1．理学療法士，作業療法士

　身体に障害のある人々を速やかに社会生活に復帰させるためのリハビリテーショ
ンの根幹となる理学療法および作業療法については，1965（昭和40）年に「理学療
法士及び作業療法士法」が制定され，専門医療技術者としての理学療法士（PT），

作業療法士（OT）の身分が確立した。理学療法士は，身体に障害のある者に対し，基本的動作能力の回復を図るため，治療体操や運動を行わせたり，電気刺激マッサージなどの物理的手段を加えることを業とする。作業療法士は，身体または精神に障害のある者に対し，応用的動作能力または社会的適応能力の回復を図るため，手芸や工作などの作業を行わせることを業とする。2019（令和元）年末の免許取得者は理学療法士が17万2252人，作業療法士が9万4420人である。

2. 視能訓練士

視能訓練士は，両眼視機能に障害のあるものに矯正訓練および必要な検査を行うことを業とし，2019（令和元）年度末の免許取得者は1万6166人である。

3. 臨床工学技士，義肢装具士

臨床工学技士は，人工心肺装置，血液透析装置，人工呼吸器などの生命維持装置の操作と保守点検を業とする者である。義肢装具士は，義肢と装具の装着部位の採型，それらの製作と身体への適合を行うことを業とする者である。2019（令和元）年度末の免許取得者は臨床工学技士が4万5631人，義肢装具士が5516人である。

4. 診療放射線技師

診療放射線技師は，放射線を人体に照射し，またはX線写真の撮影を業とする者で，2019（令和元）年度末の免許取得者は8万8728人である。

5. 臨床検査技師

臨床検査技師は，検体の検査や政令で定める生理学的検査を行うことを業とする者で，2019（令和元）年度末の免許取得者は20万2255人である。

6. 救急救命士

救急救命士は，重度傷病者が医療機関に搬送されるまでの間に，当該者に救急救命処置を行うことを業とする者で，1991（平成3）年に創設された。2020（令和2）年4月末の免許取得者は6万3310人である。

7. 歯科衛生士，歯科技工士

歯科衛生士は，歯科予防処置，歯科診療補助，歯科保健指導を行う者である。歯科技工士は，歯科医療の用に供する補てつ物など，また矯正装置を作製，修理または加工することを業とする者である。2019（令和元）年度末の免許取得者は，歯科衛生士が28万9891人，歯科技工士が12万948人である。

8. 言語聴覚士

言語聴覚士は，音声機能，言語機能または聴覚に障害のある患者・障害者に対し，

訓練，検査，指導を行うことを業とする者で，2019（令和元）年度末の免許取得者は3万2833人である。

9．精神保健福祉士

　精神保健福祉士は，精神障害者の社会復帰に向けた自助努力を支援する視点から，精神障害者が日常生活を営んでいくうえでの種々の助言，指導などを行う者で，2020（令和2）年2月末までに8万6781人が登録されている。

Ⅲ　医療保障の現状と課題

Ⓐ　医療保障・医療保険制度のあゆみ

　日本国憲法（第2次世界大戦後に制定された）下の社会保障体制を検討するなかで，医療問題はいち早く取り上げられた。医療保障の中心となる医療保険制度の戦後の変遷を表4-12に示した。

●**医療保障の体系的整備**　医療保障の体系的整備について，1956（昭和31）年11月，社会保障制度審議会は「医療保障に関する勧告」において，「疾病が貧困の最大の原因であることを思い，生命尊重の立場に立つならば，教育と並んで医療の機会均等は最優先に重視されねばならない」として，国民皆保険の必要性を強調した。そして，この医療保険を中心に，医療扶助による補完を含めた医療保障体系を示し，医療の範囲には診療のほかに予防を含め，「医療は必要にして効果的なものでなくてはならない」と医療の基本的なあり方を明示した。

●**国民皆保険，老人保健制度**　国民皆保険体制は1958（昭和33）年度より計画的に推進され，1961（昭和36）年4月に実現した。また高齢化社会に対応して検討されてきた老人のための老人保健法が1982（昭和57）年に制定された。これもわが国の医療保障のなかで画期的なことであった。老人保健制度は，老人の疾病の予防，治療，機能訓練などの総合的な保健事業を実施するとともに，老人医療費を国民が公平に負担するため，公費と医療保険各法の保険者からの拠出金，ならびに医療費の一部を自己負担する制度である。老人保健法の成立後も医療費が増大するなかで，超高齢社会における医療保険制度についても安定した基盤づくりを目指した改訂が次々と行われた。

●**介護保険制度**　2000（平成12）年には介護保険法が施行された。高齢社会にあって，寝たきりや認知症の高齢者が急増する一方，核家族化が進み，家族の介護機能の変化などが起こったことで，介護問題は老後の最大の不安要因となった。従来，高齢者介護については，老人福祉と老人保健の2つの異なる制度によるサービスがあっ

表4-12● 医療保険制度の変遷

・1947（昭和22）年	労働者災害補償保険法制定 健康保険法改正：業務上傷病に対する給付の廃止
・1948（　　23）年	社会保険診療報酬支払基金法制定，国民健康保険法改正：市町村公営の原則 国家公務員共済組合法制定
・1953（　　28）年	日雇労働者健康保険法制定，私立学校職員共済組合法制定 健保法改正：給付期間を3年に延長
・1954（　　29）年	政府管掌健康保険に，初めて国庫負担導入（10億円）
・1956（　　31）年	公共企業体職員等共済組合法制定
・1958（　　33）年	国保法全面改正（国民皆保険の推進，被保険者5割給付）
・1961（　　36）年	国民皆保険の実現
・1962（　　37）年	社会保険庁の設置，地方公務員等共済組合法制定
・1963（　　38）年	療養給付期間の制限徹廃
・1967（　　42）年	健保特例法制定（薬剤一部負担金の創設）
・1968（　　43）年	国保7割給付完全実施
・1969（　　44）年	健保薬剤一部負担金の廃止
・1973（　　48）年	老人福祉法の改正（老人医療のいわゆる無料化） 健保法改正：高額療養費制度の創設，政管健保の国庫補助の定率化など
・1977（　　52）年	健保法改正：ボーナスを対象とした特別保険料の創設
・1980（　　55）年	健保法改正：標準報酬等級表上限の弾力的改定，保険料率の上限改定など
・1982（　　57）年	老人保健法制定
・1984（　　59）年	健保法等改正：本人1割自己負担，退職者医療制度の創設など
・1986（　　61）年	老人保健法改正：一部負担金の改定，加入者按分率の引上げ
・1988（　　63）年	国保法改正：高医療費市町村における運営の安定化，保険基盤安定制度の創設
・1990（平成2）年	国保法改正：保険基盤安定制度の確立，国庫助成の拡充と財政調整機能の強化，老人保健拠出金に 　　　対する国庫負担の合理化
・1992（　　4）年	老人保健法改正：一部負担の引き上げおよび物価スライドの導入，介護に着目した公費負担割合の 　　　引き上げ，老人訪問看護制度の創設など 健保法等改正：政管健保の中期財政運営方式の採用，出産関係給付の改善，医療保険審議会の創設， 　　　標準報酬等級の改定など
・1993（　　5）年	国保法改正：国民健康保険財政安定化支援事業の制度化，保険基盤安定制度国庫負担の見直し
・1994（　　6）年	健保法等改正：療養の給付の見直し，訪問看護療養費の創設，入院時食事療養費の創設，傷病手当金・ 　　　出産手当金の減額措置の廃止，保健事業・福祉事業の推進，遺族年金（災害補償）の対象者の拡大， 　　　療養取扱機関・国民健康保険医等の廃止，拠出金による老人保健施設等の整備，老人保健福祉審 　　　議会の創設など
・1995（　　7）年	国保法等改正：応益割合に応じた保険料軽減制度の拡充，高額医療費共同事業の拡充，基準超過医 　　　療費共同負担制度に係る指定基準および負担基準の見直し，保険料の賦課限度額の引き上げ，精神・ 　　　結核に係る住所地特例の創設，老人医療費拠出金の算定にあたっての老人加入率上・下限の見直し， 　　　公費負担割合が5割となる老人医療費の対象拡大
・1997（　　9）年	健保法等改正：被用者保険本人の2割負担，外来薬剤一部負担の導入，老人保健の一部負担の改定
・1998（　　10）年	国保法等改正：退職者の老人医療費拠出金負担の見直し，老人加入率上限に関する特例の見直しなど
・1999（　　11）年	老人の薬剤一部負担に係る臨時特例措置：老人の薬剤一部負担を国が代わって負担
・2000（　　12）年	介護保険法施行
・2001（　　13）年	健保法等改正：老人の一部負担の上限として定率1割負担を導入，高額療養費の自己負担限度額の見 　　　直しなど
・2002（　　14）年	健保法等改正：老人医療の対象年齢および公費負担割合の段階的引き上げ，3歳未満の乳幼児の2割 　　　負担，一定以上所得の高齢者の2割負担
・2003（　　15）年	健保法等改正：3～69歳について原則的に給付率を7割に統一，被用者保険における総報酬制導入， 　　　外来薬剤一部負担の廃止
・2006（　　18）年	健保法等改正：現役並み所得の高齢者の3割負担，療養病床に入院する高齢者の食費・居住費の負 　　　担引き上げなど
・2008（　　20）年	健保法等改正：未就学児の2割負担，老人保健法の高齢者の医療の確保に関する法律への改正に伴 　　　う長寿医療制度（後期高齢者医療制度）の創設など
・2010（　　22）年	医療保険制度の安定的運営を図るための国民健康保険法等の一部を改正する法律施行
・2012（　　24）年	国民健康保険法等改正（財政基盤強化策の恒久化等）
・2013（　　25）年	健康保険法等改正（協会けんぽへの財政支援措置等）
・2015（　　27）年	国民健康保険法等改正（都道府県が国保運営に中心的な役割りを担う等）
・2019（令和元）年	健康保険法等改正（被保険者番号の電子資格確認等）

たが，介護保険制度は両制度を再編して新たな仕組みを創設し，保健・医療・福祉にわたる介護サービスを総合的に実施しようとするものである。

●**診療報酬の改定**　2002（平成14）年４月には，薬価を除く診療報酬本体で初のマイナス（1.3％）改定が行われた（薬価などを含めた実質の改定幅は2.7％の引き下げ）。内容は，長期入院にかかわる保険給付の特定療養費化，再診料・外来診療料への月内逓減制（ていげん）の導入，処方せん料，画像診断などの合理化，小児医療や生活習慣病指導の評価の充実などを含むものとなっている。

　2004（平成16）年４月の改定では，薬価などの引き下げにより全体として実質マイナス1.0％の引き下げが行われた。診療報酬本体の改定は，「医療技術の適正な評価」「医療機関のコスト等の適切な反映」「患者の視点の重視」などの観点から実施され，加算・減算・逓減制・算定制限の見直しなども含む内容となっているが，改定率は±０％とされた。

B　医療保険

1．制度の概要（図4-7）

　わが国の医療保険は，被用者保険と国民健康保険，およびこれらを基礎にした共同事業である後期高齢者医療制度による医療に大別される。

　被用者保険には，事業所に使用されている者を被保険者とする健康保険と船員保険，共済組合があり，国民健康保険は，一般地域居住者を被保険者とする市町村の国民健康保険が中心である。後期高齢者医療制度は，被用者保険，国民健康保険に加入している75歳以上の者，および65歳以上75歳未満で障害認定を受けた者を対象としている。

　医療保険は疾病（しっぺい），負傷，死亡または分娩（ぶんべん）などに対して，保険者が保険給付を行う制度であり，医療給付は現物給付の形が原則である。後期高齢者医療制度の給付は後期高齢者医療広域連合が行う。業務上の傷病（ほしょう）に対しては，労働者災害補償保険をはじめ，国家公務員・地方公務員に対してはそれぞれの補償制度がある。

2．被用者保険

　健康保険法によるものは，全国健康保険協会が運営する全国健康保険協会管掌（かんしょう）健康保険〔協会けんぽ：政府管掌健康保険が2008（平成20）年10月から協会けんぽとなった〕と，各健康保険組合が運営する組合管掌健康保険に分かれている。これに船員保険，国家公務員共済組合，地方公務員等共済組合，私立学校教職員共済が加わる。

1）医療給付内容

　被保険者・被扶養（ふよう）者について，診療，薬物，治療材料，処置，手術，在宅療養・看護，入院，看護，食事療養，訪問看護について給付される。被保険者はもちろん，

制度名		保険者（平成29年3月末）	加入者数（平成29年3月末）[本人/家族]千人	保険給付 医療給付 一部負担	高額療養費制度，高額医療・介護合算制度	入院時食事療養費	入院時生活療養費	現金給付	財源 保険料率	国庫負担・補助
健康保険	一般被用者 協会けんぽ	全国健康保険協会	38,071 [22,428/15,643]	義務教育就学後から70歳未満 3割 義務教育就学前 2割 70歳以上75歳未満 2割（現役並み所得者3割）	（高額療養費制度）・自己負担限度額（70歳未満の者）（年収約1,160万円～）252,600円+（医療費-842,000円）×1%（年収770～約1,160万円）167,400円+（医療費-558,000円）×1%（年収370～770万円）80,100円+（医療費-267,000円）×1%（～年収370万円）57,600円（住民税非課税）35,400円（70歳以上75歳未満の者）（現役並み所得者）80,100円+（医療費-267,000円）×1%，外来（個人ごと）57,600円（一般）57,600円，外来（個人ごと）14,000円（年144,000円）（住民税非課税世帯）24,600円，外来（個人ごと）8,000円（住民税非課税世帯のうち特に所得の低い者）15,000円，外来（個人ごと）8,000円・世帯合算基準額70歳未満の者については，同一月における21,000円以上の負担が複数の場合は，これを合算して支給・多数該当の負担軽減12月間に3回以上該当の場合の4回目からの自己負担限度額	（食事療養標準負担額）・一般 1食につき460円・住民税非課税世帯90日目まで1食につき210円91日目から1食につき160円・特に所得の低い住民税非課税世帯1食につき100円	（生活療養標準負担額）・医療区分（Ⅰ）（Ⅱ）（Ⅲ）1食につき460円+1日につき370円・住民税非課税世帯1食につき210円+1日につき370円・特に所得の低い住民税非課税世帯1食につき130円+1日につき370円*療養病床に入院する65歳以上の者が対象*難病等の入院医療の必要性の高い患者の負担は食事療養標準負担額と同額	・傷病手当金・出産育児一時金等	10.00%（全国平均）	給付費等の16.4%
	組合	健康保険組合	29,463 [16,284/13,179] 1,399				同上（附加給付あり）	各健康保険組合によって異なる	定額（予算補助）
	健康保険法第3条第2項被保険者	全国健康保険協会	19 [13/6]				・傷病手当金・出産育児一時金等	1級日額390円11級 3,230円	給付費等の16.4%
	船員保険	全国健康保険協会	122 [58/64]				同上	9.60%（疾病保険料率）	定額
各種共済等	国家公務員	20共済組合	8,697 [4,514/4,184]	（※）平成26年3月末までに既に70歳に達している者 1割	（70歳未満の者）（年収約1,160万円～）140,100円（年収770～約1,160万円）93,000円（年収370～770万円）44,400円（～年収370万円）44,400円（住民税非課税）24,600円（70歳以上の現役並み所得者）44,400円		同上（附加給付あり）	―	なし
	地方公務員	64共済組合						―	
	私学教職員	1事業団						―	
国民健康保険	農業者・自営業者等	市町村 1,716	32,940 市町村 30,126	70歳以上75歳未満2割（※）（現役並み所得者3割）	・長期高額疾病患者の負担軽減血友病，人工透析を行う慢性腎不全の患者等の自己負担限度額10,000円（ただし，年収約770万円超の区分で人工透析を行う70歳未満の患者の自己負担限度額は20,000円）（高額医療・高額介護合算制度）・1年間（毎年8月～翌年7月）の医療保険と介護保険における自己負担の合算額が著しく高額になる場合に，負担を軽減する仕組み。自己負担限度額は，所得と年齢に応じてきめ細かく設定			・出産育児一時金・葬祭費	世帯ごとに応益割（定額）と応能割（負担能力に応じて）を賦課	給付費等の41%
		国保組合 163	国保組合 2,814						給付費等の35.9～47.3%
	被用者保険の退職者	市町村 1,716						保険者によって賦課算定方式は多少異なる	なし
後期高齢者医療制度		[運営主体]後期高齢者医療広域連合47	16,778	1割（現役並み所得者3割）	自己負担限度額 外来（個人ごと）（現役並み所得者）80,100円+（医療費-267,000円）×1%（多数該当の場合）44,400円（一般）57,600円 14,000円（年144,000円）多数該当の場合：44,400円（住民税非課税世帯）24,600円 8,000円（住民税非課税世帯のうち特に所得の低い者）15,000円 8,000円	同上	同上ただし，・老齢福祉年金受給者1食につき100円	葬祭費 等	各広域連合によって定めた被保険者均等割額と所得割率によって算定されている	・保険料 10%・支援金約40%・公費約50%（公費の内訳）国：都道府県：市町村 4:1:1

注1：後期高齢者医療制度の被保険者は，75歳以上の者および65歳以上75歳未満の者で一定の障害にある旨の広域連合の認定を受けた者。

2：現役なみ所得者は，住民税課税所得145万円（月収28万円）以上または世帯に属する70～74歳の被保険者の基礎控除後の総所得金額等の合計額が210万円以下の者。ただし，収入が高齢者複数世帯で520万円未満もしくは高齢者単身世帯で383万円未満の者，および旧ただし書所得の合計額が210万円以下の者は除く。特に所得の低い住民税非課税世帯とは，年金収入80万円以下の者等。

3：国保組合の定率国庫補助については，健保の適用除外承認を受けて，平成9年9月1日以降新規に加入する者およびその家族については協会けんぽ並とする。

4：加入者数は四捨五入により，合計と内訳の和とが一致しない場合がある。

5：船員保険の保険料率は，被保険者保険料負担軽減措置（0.50%）による控除後の率。

出典／厚生労働省編：厚生労働白書 平成30年版，資料編，日経印刷，2018，p.27.

図4-7● 医療保険制度の概要（平成30年6月現在）

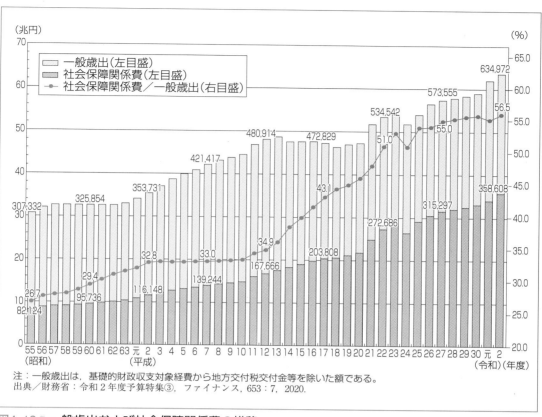

注：一般歳出は，基礎的財政収支対象経費から地方交付税交付金等を除いた額である。
出典／財務省：令和 2 年度予算特集③，ファイナンス，653：7，2020.

図4-12●一般歳出および社会保障関係費の推移

表4-17●社会保障給付費の部門別推移

	社会保障給付費							国民所得 （億円）
	総額 （億円）	医療		年金		福祉その他		
		（億円）	構成割合(%)	（億円）	構成割合(%)	（億円）	構成割合(%)	
1975（昭和50）年度	117,693	57,132	48.5	38,831	33.0	21,730	18.5	1,239,907
85（　60）	356,798	142,830	40.0	168,923	47.3	45,044	12.6	2,605,599
95（平成7 ）	647,314	240,593	37.2	334,986	51.8	71,735	11.1	3,784,796
2000（　12）	781,272	260,062	33.3	412,012	52.7	109,198	14.0	3,859,685
05（　17）	877,827	281,094	32.0	462,930	52.7	133,803	15.2	3,873,557
10（　22）	1,034,879	323,312	31.2	524,184	50.7	187,384	18.1	3,619,241
15（　27）	1,148,596	377,107	32.8	549,465	47.8	222,024	19.3	3,884,604
17（　29）	1,202,443	394,195	32.8	548,349	45.6	259,898	21.6	4,041,977

資料／国立社会保障・人口問題研究所「平成29年度社会保障費用統計」

表4-18●社会保障給付費の国際比較（2007年）

	国民所得比（%）	国内総生産比（%）
日本	26.1	19.2
アメリカ	20.1	16.5
ドイツ	34.8	26.2
スウェーデン	36.9	27.7

資料／国立社会保障・人口問題研究所「平成21年度社会保障給付費」

表4-19● 国民医療費の国際比較（2018年）

国名	1人当たりの医療費		総医療費の対GDP比	
	順位[1]	金額（ドル）	順位[1]	比率（%）
アメリカ	1	10,586	1	16.9
スイス	2	7,317	2	12.2
ノルウェー	3	6,187	11	10.2
ドイツ	4	5,986	3	11.2
スウェーデン	5	5,447	5	11.0
オーストリア	6	5,395	10	10.3
デンマーク	7	5,299	8	10.5
オランダ	8	5,288	12	9.9
ルクセンブルク	9	5,070	35	5.4
オーストラリア	10	5,005	15	9.3
日本	15	4,766	6	10.9

注1）：本表各項目の順位は，OECD加入国間におけるもの。
資料／OECD HEALTH DATA 2019，厚生労働省資料

った社会経済的背景，さらに社会保障に対する国民の考え方の違いなど様々な要因によるものと考えられている。

表4-19は，2018年の国民1人当たりの医療費の国際比較で，わが国の医療費は逐年増加してはいるが，1人当たりの医療費は対GDP比（%）でみる限り，国際的には低い水準にある。

厚生労働省が近年の実績を踏まえて将来の医療費を推計したところ，2010（平成22）年度の国民医療費37.5兆円，75歳以上の医療給付費11.7兆円から，2025（令和7）年にはそれぞれ52.3兆円，22兆円となると見込まれている。

●**医療費抑制対策** 高騰する医療費に対する対策は各国共通の大きな"悩み"となっており，医療費抑制を図る医療政策が緊急かつ困難な問題となっている。医療費の抑制策には，医療需要の抑制と医療供給の抑制とがある。

医療需要の抑制は，いわゆる受益者負担を強化することによって行われる。受益者負担強化の効果は，負担強化が小さいときは一時的効果に終わり，一方，負担が大きくなると，低所得者や高齢者などの社会的弱者に対しては過大な負担となり，マイナス面が強くなる。したがって需要面からの医療費抑制にはおのずと限界がある。

医療費抑制に大きな効果が期待できるのは，直接的・間接的な医療供給の抑制である。直接的規制は，診療報酬・薬価に対する統制管理，診療内容の限定などの短期的規制から，病床規制，医師などの養成規制，高額・高度の診断・治療機器の使用規制，医療費支払方式の変更に至る中期・長期的規制にまで及ぶ。

これらの医療費抑制政策のうち需要抑制は，一定の限度内であれば医療保障システムの根幹にかかわるような問題とはならないが，供給抑制は，医療システムの根本をゆるがす危険性をはらんでいる。

需要抑制にせよ，供給抑制にせよ，医療政策の転換を余儀なくされた原因は，一

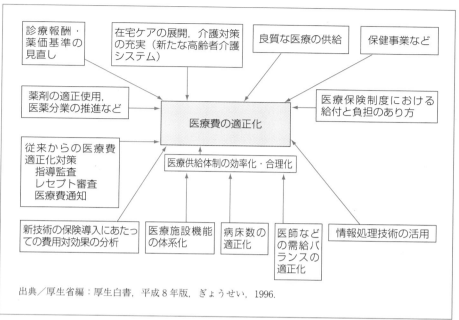

出典／厚生省編：厚生白書，平成8年版，ぎょうせい，1996.

図4-13◉**医療費の適正化に向けた総合的な対策の展開**

部には政府の過大な関与による医療保障制度の肥大化にあると指摘されるが，急速な高齢化と著しい医療技術革新が医療保障に及ぼした大きな影響を予見できなかったことが強調されている。平等主義に支えられた医療保障であれば，新たに開発された医療技術は，需要があれば無関係に採用され医療費の増大を促すことになろう。

　いずれの国の社会保障制度，医療制度，医療政策も，その国民の生活慣習に根ざした倫理観，価値観のなかに組み立てられている。しかし，残念なことに，最良の解決策はいずれの国も見出していない。

　わが国の医療費の増大の実態はすでに述べたところである。医療費増大の多くが，医療技術革新によるものであることはいうまでもないが，本来，医療需要の多い高齢者の増加と密接に結びついて増幅されたことは，多くの分析の指摘しているところである。

●**医療費の適正化**　わが国の政府が現在進めつつある医療政策再構築，医療費の適正化を図4-13に示した。その主なものは，患者負担の強化，医師数の適正化，病床の規制＊，長期入院の是正，高額新医療機器の共同利用の促進，在宅医療の充実，病院・診療所間の連携強化，薬物や検査の適正化，医療指導監査の強化，新しい老人保健制度の推進など，需要と供給の両面からの広範な短期的・中期的抑制策であるが，私的医療供給と健康保険制度は貫くとしている。活力ある福祉社会を求める行財政政策は，医療費抑制の面を強調するきらいがあるが，これまでわが国では，高

＊**病床の規制**：病床規制は，各種の病院およびその病床が適正に分布すること，また医療需要を適正に満たすために必要である。

い医療水準を保ちながら，医療費は国際的にはむしろ低い水準にあった。今後も十分に満足のいく水準の医療を平等に受けられる医療体制を整備していくには，当然のことながら，国民にはそれ相当の負担が求められる。

　医療問題に詳しい経済学者の宇沢弘文は，その著書『「豊かな社会」の貧しさ』のなかの「望ましい医療制度とは」で次のように述べている[1]。「……医療費が国民経済のなかで占める割合が高まるにつれて，経済学的にみて医療費が国民所得ないしは国民総生産の何％が適正かが議論の対象となる，……どれだけを医療サービスの供給ないしは医学研究，臨床的技術の開発に当ててよいかという問題は，もともと経済学の理論的枠組みのなかで考えることはできない……医療という人間の営みのなかで最も神聖にして，最も人間的な営為に対して，利潤追究の動機に基づき市場原理を適用することは経済学のなかですら論外である。……医学的な観点から望ましい医療制度とは何かという問題がまず問われるべきであって，そのような制度を公正かつ効率的に運用するためには，どのような経済的制度をつくり出せばよいかを考察するのが経済学の役割である。……要約すれば，医療を経済に合わせるのではなく，経済を医療に調和させるようにしなければならない」

　国の医療制度は，その国の歴史，文化，経済，社会，生活様式に加え，国民の価値観，倫理観に根ざしたそれぞれの国に独自のものである。長寿は人類の崇高な目標であったし，医学・医療の進歩は人類の福祉と健康を守り続けるであろう。医療保障をめぐる諸問題は，高齢社会に入ってしまったわが国にとって，国民一人ひとりの生活にかかわる重要な問題である。いかなる水準の医療を望み，いかなる負担を分かち合うかは，最終的には国民が決めることになる。国民各層における深い関心と活発な議論が強く望まれる。

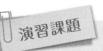
演習課題

1　わが国の医療計画推進の経過を知っておこう。

2　医療施設の動向を知っておこう。

3　医療サービスの推進・確保のための課題をまとめてみよう。

4　医師，歯科医師など医療関係者のそれぞれについて需給動向を把握しておこう。

5　医療保険にはどのようなものがあるかを知り，その概要を把握しておこう。

6　老人医療，公費医療の内容を知っておこう。

7　医療保障の今後の課題について話し合ってみよう。

文献

1）宇沢弘文：「豊かな社会」の貧しさ，岩波書店，1998.

第5章

現代医療における諸問題

この章では

● 医の倫理は，歴史的にどのように把握されてきたかを学ぶ。

● 現代医療における医の倫理について理解する。

● バイオエシックス（生命倫理）の考え方を学ぶ。

● 先端医療，臨床医学研究にはどのようなものがあるか，その倫理的問題は何かを知る。

● 医療における患者の権利について理解する。

● 症状（真実）告知に関する考え方と，告知に伴う責務について考える。

● 脳死の判定基準と臓器移植のあり方，法的・倫理的問題点を知る。

● 死と生命保持，安楽死，尊厳死についての考え方を知る。

● 死を共有する医療とは何か，それはどのように実践されているかを学ぶ。

I 医療の進歩と医の倫理

A 医療に関する誓約，規範などにみる倫理の歴史的あゆみ

1. ヒポクラテスの誓い

　　呪術（じゅじゅつ）あるいは信仰として，それぞれ国家宗教と結びついていた古代の医療が宗教から脱却し始めたのは，古代ギリシャとされる。現代医学の源流といわれる古代医学の最高峰はヒポクラテス（Hippocrates, B.C. 460〜B.C. 377）である。

　　ヒポクラテスは，経験に富んだ熟練（じゅくれん）の実地医家であったばかりでなく，偉大な教師として，高い目標を掲げ，合理的精神と無比の職業的品位を保ちながら，ギリシャ人医師たちに強い影響を及ぼした。

　　ヒポクラテス学派の医学は，彼の没後1世紀ほどしてアレキサンドリアのプトレマイオス王家の命で，「ヒポクラテス全集」に集大成された。全集の特徴は，「まず病人のあらゆる特異な症状を鬼神の力によるとした古代民族の考え方（迷信）とは大きく異なり，ギリシャ自然哲学的思考の影響を受けた合理性から，観察に基づく目的論的推論によって病気の原因にさかのぼり，それを治療の対象としようとした態度を，医師の思想と行為の唯一の規範としたことにあった」と解されている。ヒポクラテスの高度の職業観は，**ヒポクラテスの誓い**（表5-1）にみられる。

　　この誓約は「ギルドの誓約」と解され，コス島の医師たちはこの厳粛（げんしゅく）な誓約を行って，初めて医師連盟への加入が認められたもので，次のようにも要約される。

　　①師とその家族に感謝し，学問と技術を乱用してはならないこと
　　②あらゆる措置（そち）は，もっぱら病人に役立つかどうかの観点から判断し，それに合致しなければならないこと
　　③たとえ頼まれても致死薬は与えず，堕胎（だたい）のための器具も与えないこと
　　④医師の私生活と医療技術に関しては清廉潔白（せいれん）であるべきこと
　　⑤診療基準は時代によって制約され，相対的価値しかないが，治療にあたっては，その基準を守るか，自分が学んだことに限るべきこと
　　⑥患者との間の性的関係はいかなる種類のものも重大な過失であること
　　⑦職業上の秘密は保持すべきこと

　　理念や規範は，世代を越えて常に新しく認識されて実現されない限り，時の流れとともにその指導性を失うものである。ヒポクラテスの誓約は，時代の流れ，医療の進歩，社会の変化に応じて，その内容を拡大し，時代を超越する医師の倫理の基

表5-1 ● ヒポクラテスの誓い

「医神アポロ，アスクレピオス，ヒギェア，パナケイアおよびあらゆる男神女神の前に誓う。
この誓約，この義務を，わが力，わが誠を以て服膺せんことを，わが師を親とあがめ，禍福を
ともにし，必要の場合には需要の物品もわかつべし。その子孫を視ることわが兄弟の如くし，
医術を学ばんと望むものには，無報酬，無条件にてこれを授くべし，わが子，わが師の子，及
び学籍に登録せられ，医師規約によりて宣誓したる人々は，学課，講演，その他すべての教習
にあずからしむるも，それ以外の誰人にも許さざるべし，わが力，わが誠を以て病者のために
計り，その危害を禦がんことを努むべし。

　何人に請わるとも，致死薬を与えず，またかかる指導をせず，婦人に堕胎用の器具を与えざ
るべし。純潔と敬虔とを旨として，わが生を送り，わが術を施すべし。決してみずから截石術※
を行うことなく，これを義務とする人に委ぬべし。いずれの家に入るにも一に病者の安寧を念
とし，不善不義を遠ざけ，ことに男女を問わず，自由民と奴隷とを論ぜず，これと情交を結ぶ
如きことをなさざるべし。業務上より見聞し，または人の私生活に関して知り得たる秘密は，
厳守して口外せざるべし。

　われ能くこの誓いを守りて悖ることなからんには，ねがわくはわが生にわが術に幸多からし
め，永く世人の尊敬を受けしめ給わんことを。もしこれを破らば，われに処するにその逆を以
てし給うべし」（今裕訳）

本とされてきた。その高貴なヒューマニズム※こそ，医師の行為のモチーフである
からと思われる。

2．唐の時代の『備急千金要方』，江戸時代の『養生訓』

　古く医の倫理を唱えたのはギリシャだけではなかった。中国でも唐の時代の『備
急千金要方』は，医師の患者に対する心得として「治療にあたっては，必ず精神を
安らかに統一し，欲求心を捨て，まず大悲大慈，惻隠の心を発し，あまねく庶民の
苦痛を救うことを願うべきである。もし病苦の者が来て救いを求めるならば，その
貴賤，貧富，長幼，美醜，敵味方，同族異族，愚知なるを問わず，あまねく至親の
感情をもって一視同仁とし，また前後を考慮し，吉凶を恐れ，自己の身命を惜しむ
ことなく，病者の苦悩を己の苦悩として深く同情し，危険，昼夜，寒暑，飢渇，疲
労の別を避けず，一心に救済に当り，為にする心や人にみせる心があってはならな
い」[1]と説いた。

　わが国でも江戸時代に，貝原益軒が有名な『養生訓』のなかで，「医は仁術なり，
仁愛の心を本とし，人を救うを以って，わが身の利養を専に志すべからず。天地の
生み育て給へる人をたすけ，万民の生死をつかさどる術なれば，医を民の指命と云
い，きわめて大事の職分なり。医術の良拙は人の命の生死にかかわる人を助くる術
を以って，人をそこなふべからず。学問にさとき才性ある人を撰んで，医とすべし」
と説いている。

※截石術：截石術は，切石刀を用いて膀胱内の結石を小片に砕く方法。現在では用いられない術式。

※ヒューマニズム：一般に人間性を尊重し，これを束縛し抑圧するものからの人間の解放を目指す思想をい
う。

3．ナイチンゲール誓詞

　看護の歴史は人類の誕生とともに始まったことであろうが，長く正規の看護教育はなかった。

　ナイチンゲール（Nightingale, F., 1820〜1910）はイギリス人であり，イタリアのフローレンスに生まれ，イギリスで教育を受けた。病院を参観し，正規の看護教育の必要性を痛感し，ドイツのプロテスタントの学校で看護学を学んだ後，各地の病院で看護の実際を修めた。クリミア戦争（1853〜1856）の際は野戦病院で傷病兵の看護に超人的な活躍をした。1856年，イギリスに帰って国民的歓迎を受けるとともに，多額の寄金が寄せられ，財団と看護学校を創立した。ナイチンゲールは看護師の職業意識を高めた。彼女の教えをもとにつくられた「**ナイチンゲール誓詞**」*（表5-2）は看護学校の卒業式などで朗読されてきた。

4．世界医師会のジュネーブ宣言

　1948年，世界医師会は，医師の倫理に関する国際倫理法典として「**ジュネーブ宣言**」（表5-3）を決議した。

　この内容は先に掲げたヒポクラテスの誓いと多くの点で共通している。

表5-2●ナイチンゲール誓詞

「われはここに集いたる人々の前に厳かに神に誓わん──
わが生涯を清く過ごし，わが任務を忠実に尽くさんことを。
われはすべて毒あるもの，害あるものをたち，悪しき薬を用いることなく，また知りつつこれをすすめざるべし。
われはわが力の限りわが任務の標準を高くせんことを努むべし。わが任務にあたりて，取り扱える人々の私事のすべて，わが知り得たる一家の内事のすべて，われは人にもらさざるべし。
われは心より医師を助け，わが手に託されたる人々の幸いのために，身を捧げん」

I solemnly pledge myself before God, and in the presence of this assembly to pass my life in purity and to practice my profession faithfully.
I will abstain from whatever is deleterious or mischievous and will not take or knowingly administer any harmful drug.
I will do all in my power to elevate the standard of my profession, and will hold in confidence all personal matters committed to my keeping and all family affairs coming to my knowledge in the practice of my calling.
With loyalty will I endeavor to aid the physician in his work and devote myself to the welfare of those committed to my care.

*誓詞を作成したのはアメリカ，ミシガン州デトロイトのファランド看護学校，現在のハーパー病院のリストラ・E・グレッター（Gretter, Lystra E.）夫人で，1893年といわれている。

表5-3 ● ジュネーブ宣言

> 「医業に従事する一員となったときに，
> 　私は，私の生涯を，人類への奉仕のためにささげることを厳かに誓う。
> 　私は，師に対して，師が当然受くべき尊敬と感謝の意を表する。
> 　私は，良心と尊厳とをもって医業を行う。
> 　私の患者の健康が，私の第1の関心事である。
> 　私は，私にうちあけられる秘密を尊重し厳守する。
> 　私は，自己の力の及ぶ限り，医師という職業の名誉と高潔な伝統を必ず守り通す。
> 　私の同僚は，私の兄弟である。
> 　私は，私の義務と患者との間に起こる宗教や国籍や，人種や政党や社会的地位に関する問題
> に対する考慮を排除する。
> 　私は，受胎の時から人間の生命に対して最大の尊敬の念をもってし，脅迫の中にあっても，
> 人道に反する医学知識を用いることはない。
> 　私は，これらの誓いを，厳粛に，自由に，かつ私の名誉にかけて，行うものである」

B　現代医療における倫理

1．倫理とは何か

1　「倫理」の意味

　「人間は，社会的動物である」とは，古代の哲学者アリストテレス（Aristoteles, B.C. 384〜B.C. 322）の弁である。私どもはたった一人で生きているのではなく，必ずある一定の集団や共同体，つまりは社会のなかで生活している。社会には必ず一定のルールがあり，ルールのない社会は存在しない。

1）2つの社会的ルール

　社会のルールは大きく2つに分類される。1つはメートル法や時間の表し方や交通規則などのように，客観的に一定の基準を設けるものである。それとは別に一定した価値観に基づいたルールがある。たとえば，イエスの黄金律「何事でも人々からしてほしいと望むことは，人々にもそのとおりにせよ」（「〜しなさい」という勧奨命令）や孔子の恕「自分にいやなことは他人にもしてはならない」（「〜してはならない」という禁止命令）を例にあげることができよう。このように「〜すべきである」とか「〜してはいけない」「〜したほうがよい」など，価値観を含んだルールが**倫理**（道徳）といわれるルールである。

　私どもは生きるうえで，「ゴミのぽい捨てをしてはいけない」というような日常的な事柄から，「私はどう生きるべきか」という個人的で実存的な問題や，「これからの日本の医療政策はどうあるべきか」という社会問題や，「これ以上の環境の悪化を食い止めるためにはどうしたらよいだろうか」というような地球規模の問題まで，様々な倫理的問題を抱えている。それが倫理問題であるということをどれくらい明確に意識するかどうかは別にして，私たちは，社会で生活している限り，倫理

1 医学・医療のあゆみ
2 健康と疾病
3 医学と医療
4 わが国の医療供給体制
5 現代医療における諸問題

的問題に一切かかわらないで生きているということはあり得ないのである。

2）倫理と法

　ところで，一定の価値判断を含んだルールという点では，法も社会のルールの一つである。**倫理と法**は重なる部分もあるが，異なる点もある。その違いは，法は公的に認められ明文化された外的規範であり，一定の強制力をもつのに対して，倫理は内的規範であり，必ずしも強制力を伴うとはいえないという点にある。同じように嘘をついても，単に知人や友人に嘘をついたからといって罰せられることはないが，公的な場で「法律により宣誓した証人が虚偽の陳述をしたときは，三月以上十年以下の懲役に処する」（刑法第二編第二十章第百六十九条「偽証」）ということになる。しかし，倫理には強制力がないといっても，法のように明記され公認された仕方で強制力をもたないという意味であって，嘘をつけば自分自身が恥じるところもあるだろうし，嘘をついた相手からは信頼されなくなるという罰を受けるという意味では，一定の強制力はある。私たちは日常生活において多くの場合は，法を意識しているというよりは，むしろ倫理的ルールに則って行動している。

3）職業倫理

　倫理には，このように社会で一般的に"善い"と認められている倫理があるが，特定の職業にある者がもつべき倫理というものもある。とりわけ医師や看護師など，国家資格として認められている専門職には，通常よりも高い**職業倫理**が求められている。専門とは，「宣言した（profess）」ということである。欧米の伝統では，この語は神に宣言したという意味であるが，わが国では社会に向かって宣言したと解釈するのが妥当であろう。世界医師会の宣言や国際看護師協会の宣言などは，専門職につく者が守るべき倫理規範を公言したものである。公言しているのであるから，この職につく者は，これに記された倫理を守り，この職の専門性について社会的責任をもち，常にその職の質を保証し質を高めていく努力をしなければならない。

　またこの職に属する一人ひとりが，その職業集団に埋没することなく，この集団自体のあり方を見据えていかなければならないのである。近年，医療事故が頻発し，医学界・医療界のあり方が問われ，自浄作用のなさが批判の対象となっている。医師や看護師など，医療従事者一人ひとりが患者を尊重する医療を行わなければならないだけでなく，医療者集団のあり方に対しても倫理的自覚をもたなければならない。医師や看護師が同僚をかばおうとして，患者の不利益になることに目をつぶっていいはずはないのである。

2 倫理と自由

1）倫理は固定的ではない

　私たちの社会は決して固定的なものではなく，常に変化している。したがってそこで認められている倫理も決して固定的なものではない。確かに「嘘をついてはならない」や先にあげたイエスの黄金率，孔子の恕などは，地域や歴史を越えて普遍的に成り立つ倫理であるといえる。しかしある時代ある地域で"善い"とされることが，別の時代，別の地域では"悪い"とされることも多い。現代という同じ時代

に限っても，世界を見渡せば地域により文化により，様々な価値観や倫理観があることはよく知られているだろう。したがって，ある社会で認められている倫理があっても，それが絶対に正しいとはいえないのであり，倫理を固定的なものととらえて，ただそれに従えばいいだけだと考えるのは誤りである。倫理の具体的内容は社会によってつくられていくものである。

2）倫理と自由－倫理の基本

　それと同時に重要なのは，倫理とは常に「自分自身はどうすべきか，どのようにかかわるべきか」という問いを含んでいるという点である。意見の相違はその場の雰囲気を壊すから，自分の本意ではないが黙っていて，周りの意見に従おうとするのは，本来とるべきあり方ではない。他人がどうであろうとも，自分はどうすべきかという問題は，必ず問いとして存在している。なぜなら，人間は考えることができ，一人ひとりが考え行動する自由をもっているからである。おそらく動物は自然法則に従って生きているのであろう。しかし人間だけは，「どのように生きることがいいのか」という問いを問い得るのである。しかも一人ひとりがそのように問い得るのである。それを哲学者カント（Kant, I., 1724～1804）[2]は“自由”とよび，「**自由は倫理の存在根拠であり，倫理は自由の認識根拠である**」と定式化した。すなわち，一人ひとりが自由に考え意思し行動することができるからこそ，様々な場面で，そのつど倫理を問い，それに一定の答えを出し，行為することができるのであり，責任も生じてくるのである。反対に，そうしたことを通じて，一人ひとりが自分を自由な主体であると認識するのである。

　医師会や看護協会がいかに理想的な倫理規範を宣言していても，一人ひとりの医師や看護師が，決められているから仕方なく守ろうという意識では，倫理とはいえないのである。また人権尊重といっても，それをお題目のように唱えたところで無意味である。具体的な場面で，どうすることが患者の人権を尊重することになるのか，一人ひとり考え，実践していかなければ，倫理は生きたものとはならないのである。

2．医療倫理とは

　以上述べたように，医学を学び医療を行う者には，ヒューマニズムの精神が強調され，医師には特に倫理に欠けることがあってはならないと説かれてきた。医学という科学自体には倫理性はないが，これを実践する医療の場ではその倫理性が極めて問題となる。人間は権力を専有すると，えてしてそれを乱用しやすい。上述した「ヒポクラテスの誓い」『備急千金要方』『養生訓』「ナイチンゲール誓詞」や「ジュネーブ宣言」は，医学・医療が人間を対象とし，人の生命に関与するものであることから，医師・看護師はその有する権力を決して乱用すべきでなく，人間に対する深い愛情と人間の生命の尊厳に対する畏敬の念をもつことが不可欠であるという，医師・看護師のモラルを説いたものであると思われる。

　古くから，医師は道徳的な生活を営むよう一貫して要求されている。その前提は，

そのような教えに従えば，正しい倫理的・道徳的な判断を下し，行動する医師になりうるということであろうが，果たして現代の医療においてそれが常に可能であろうか。

　かつて医療は，自らの身体的苦悩を処理できない患者のために，全面的な判断と処置を委（ゆだ）ねられた医師が，任された大任を果たすため，たとえ不確実性がある場合でも，高度の知識と技術と注意によって，ひたすら患者のために尽くすというのが，洋の東西を問わず伝統的な医療のあり方として広く認められ，医の倫理の基本に置かれていた。この考え方は**パターナリズム**（paternalism。家父主義，家父長主義，恩情主義と訳される）とよばれ，医師の善行原則を強調するものである。現在でも救急医療などでは有効に機能する場合があるものの，患者自身の意思を尊重する姿勢に乏しいとして，批判されるようになった。

　また，医療が著しく科学性を強め，技術的にも確実性が高まり，大きく発展してきた今日では，人間の生命に対する干渉の善悪をも含めた倫理が問われるようになってきた。

■1 医師の職業倫理

　近年，長足な進歩を示している医学・医療に対し，国民の強い期待や関心が寄せられる一方で，人々の権利意識の高まりに伴って，医師や医療機関に対する要望や批判が目立ってきた。そのため医療者側も情報公開やインフォームドコンセントなどに努めているが，医師自身が自らの使命の重さを深く認識し，高度化する医学・医療の修得に努め，医の倫理を遵守（じゅんしゅ）して国民の信頼にこたえることが必要である。

　倫理は上述したように，内面的，個人的なもので強制すべきものではないが，「医の倫理」，なかでも「医師の職業倫理」については，医師の所属する各団体がそれぞれの基準や綱領を作り，会員にその遵守を求めることが第一歩であろう。わが国の医師の最大組織である日本医師会が2004（平成16）年に「医師の職業倫理指針」を発表している。

　立派な綱領が作られても，これが遵守・実践されなければその意義は乏しい。人間はしばしば怠惰（たいだ）に流れ，自己中心的になり，金銭欲や名誉欲のため非倫理的行為をしがちである。それを監視する委員会を設け，不正行為を行った会員を処罰することも行われているが，強制加入でない団体や組織では効果は限定される。医の倫理に関する法的規制には様々な問題があり，国によってその対応は異なっている。

1）日　本

　日本医師会は1951（昭和26）年に「医師の倫理綱領」を示したが，2000（平成12）年，その改訂版というべき**「医の倫理綱領」**（表5-4）を定めた。医師は課せられた重大な責務を深く認識して，医学と技術の習得に努めるとともに，自ら人格を高めるように心がけるべきこと，医療を受ける人々の人格・人権を尊重し，医療内容を十分説明してインフォームドコンセントを通じて奉仕すべきこと，さらに医療を通じて社会の発展に寄与すべきことなどを定めている。

　また全国公私病院連盟は「病院経営・管理の倫理，医の倫理」（1981年）を，日

表5-4●日本医師会「医の倫理綱領」

> 「医学および医療は，病める人の治療はもとより，人びとの健康の維持もしくは増進を図るもので，医師は責任の重大性を認識し，人類愛を基にすべての人に奉仕するものである。
> 1．医師は生涯学習の精神を保ち，つねに医学の知識と技術の習得に努めるとともに，その進歩・発展に尽くす
> 2．医師はこの職業の尊厳と責任を自覚し，教養を深め，人格を高めるように心掛ける
> 3．医師は医療を受ける人びとの人格を尊重し，やさしい心で接するとともに，医療内容についてよく説明し，信頼を得るように努める
> 4．医師は互いに尊敬し，医療関係者と協力して医療に尽くす
> 5．医師は医療の公共性を重んじ，医療を通じて社会の発展に尽くすとともに，法規範の遵守および法秩序の形成に努める
> 6．医師は医業にあたって営利を目的としない」

表5-5●日本医師会生命倫理懇談会の見解

第1次生命倫理懇談会	「男女産み分け」に関する報告 「脳死及び臓器移植」についての最終報告	1986（昭和61）年9月 1988（昭和63）年1月
第2次生命倫理懇談会	「説明と同意」についての報告	1990（平成2）年1月
第3次生命倫理懇談会	「末期医療に臨む医師の在り方」についての報告	1992（平成4）年3月
第4次生命倫理懇談会	「医師に求められる社会的責任」についての報告	1996（平成8）年3月
第5次生命倫理懇談会	「高度医療技術とその制御」についての報告	1998（平成10）年3月
第6次生命倫理懇談会	「高度情報化社会における医学・医療」についての報告	2000（平成12）年3月
第7次生命倫理懇談会	「遺伝子医学と地域医療」についての報告	2002（平成14）年3月
第8次生命倫理懇談会	「医療の実践と生命倫理」についての報告	2004（平成16）年2月
第9次生命倫理懇談会	「ふたたび終末期医療」についての報告	2006（平成18）年2月
第10次生命倫理懇談会	「終末期医療に関するガイドライン」についての報告	2008（平成20）年2月
第11次生命倫理懇談会	「高度情報化社会における生命倫理」についての報告	2010（平成22）年2月
第12次生命倫理懇談会	「移植をめぐる生命倫理」についての報告	2012（平成24）年2月
第13次生命倫理懇談会	「今日の医療をめぐる生命倫理」についての報告	2014（平成26）年3月

本病院会は「倫理綱領」「医師の基本的勤務要領」（1982年）を定めている。

なお日本医師会は「生命倫理懇談会」を設け，これまでにない医学・医療技術の進歩に伴って起こった新たな倫理問題について，その見解を表明してきた（表5-5）。

わが国では医師の職業倫理について法的効力をもつ規則はほとんどない。医師法に定められた医道審議会が，医師の不正行為や不祥事件について，行政処分（医師免許の取り消し，停止など）を行っている。

2）アメリカ[3]

アメリカ医師会は1847年に設立され，その第1回総会において「医の倫理綱領（code of ethics）」が制定された。同綱領はその後5回にわたって改正され，1980年に採択された「医の倫理綱領」では，より簡潔な構文での「医の倫理原則」が前文と7項目で構成された。1980年改正の基本的な考え方は，当初の「医の倫理綱領」

と共通する要素をもちつつも，実質的には「患者を中心とする医の倫理原則」へ大
転換したことが特色とされた。この大転換の背景は，1960年代から1970年代にかけ
て展開された様々な人間尊厳の回復と人権運動の大きな広がりのなかで生まれた，
医学研究や臨床現場での患者の多くの問題提起や提案であり，医の倫理の具体的内
容も患者中心へと発想を転換したものであった。

　1980年の「**医の倫理原則**」は2001年6月，アメリカ医師会評議員会で，一部の項
目についての修正と，新しい2項目の原則が追加され承認された（表5-6）。2001
年度の改正は，新しい時代のなかで医師が社会的に要請されている業務上の倫理に
おける最も重要な原則は，「患者を最優先し，その尊厳と人権を守ることにあること」
を宣言したことに大きな意義があると評価されている。

　アメリカ医師会の「医の倫理原則」に関し重要な役割を果たしているのが，「倫理・
司法問題審議会」である。同審議会は第1に，医の倫理原則および関連する司法上
の様々な問題点を分析・調査・整理してその内容を会員へ周知させるなど，アメリ
カ医師会の倫理的基盤を内容的に充実させる機能を果たしている。第2は，不正行
為，倫理的・法的違反を行った会員を制裁，処罰する役割を果たしている。第3は，
アメリカ国民の多元的な価値観，多様な人種の存在，社会的・文化的背景や宗教的
伝統，出身国，性別などに関する不平等と差別に由来する不服申し立てを受理し，「医

表5-6●アメリカ医師会「医の倫理原則」（2001年）

〈前文〉医業専門家集団は長い間にわたり，主として患者の利益のために展開されてきた倫理
宣言の総体を承認してきた。この専門家集団の一員として，医師は患者に対する最優先かつ至
上の責任と同じように，社会や他の保健職業専門家及び自己への責任を認めなければならない。
米国医師会により採択された次の諸原則は法律ではなく，医師の名誉ある行動にとって本質的
なことを定めている行動の基準なのである。

Ⅰ．医師は人間の尊厳と権利への同情の念を持って適切な医療を与えることに献身しなければ
　　ならない

Ⅱ．医師は専門的水準を保持し，専門家としてあらゆる対応に正直に対処し，人格またはその
　　能力に欠陥を持った医師及び詐欺，または欺罔に携わる医師を適切な機関に報告することに
　　努めなければならない

Ⅲ．医師は法律を遵守するとともに，更に患者の最大の利益に反するような諸要件の変更に努
　　力すべき責任を認めなければならない

Ⅳ．医師は患者の権利，同僚医師及び他の保健職業専門家の権利を尊重しなければならない。
　　また，法の制約の範囲内で患者の秘密とプライバシーを擁護しなければならない

Ⅴ．医師は科学的知識の学習，応用を，…推進継続させ，医学教育への積極的な関与を保ち，
　　また相互に関連する情報を一般の人びとに得させ，必要に応じ他の保健職業専門家の持つ能
　　力を活用しなければならない

Ⅵ．医師は患者に適切な看護を供与するに当たり，救急の場合を除き，業務を遂行する相手方，
　　共に業務を行う者，及び医療を供与する環境を，自由に選択できるものとする

Ⅶ．医師はコミュニティ（地域共同社会）の改善および公衆衛生の向上に貢献する諸活動に参
　　加すべき責任を認めなければならない

Ⅷ．医師は，患者のケアに当たって，患者への最大限の責任を有する

Ⅸ．医師はすべての人々の医療へのアクセスを支援する」

　───：改正された部分
　～～～：新たに追加された項目

資料／木村利人：日本医事新報，4052，2001．12．22．

の倫理原則」の具体的内容と事例に即して，解決のために幅広い視座からの検討，審査，裁決の任にあたっている。

3）イギリス[4]

イギリス医師会は，会員の利害を代弁し会員にサービスするための専門家集団であり，職能的組合である。倫理に関しては『今日の医療倫理－その実務と哲学』という350頁ほどの書物によって「医師たちが医師会に持ち込む倫理的問題」に対する考え方が示されている。患者中心の姿勢でつくられ，その内容は，①承諾と拒否，②守秘と医療記録，③子ども，④生殖と遺伝技術，⑤死にゆく者へのケア，⑥治療の中止・蘇生術の放棄，自殺幇助と安楽死，⑦治療と処方，⑧研究，⑨業務の重複，⑩医師間の関係，⑪専門職間の関係，⑫医療資源の配分，⑬目的と哲学，の13章からなる。

イギリスの医療は国の責任で提供する体制（国営医療。National Health Service；NHS）がとられ，その管理に重要な役割を果たしているのが中央医師評議会（General Medical Council；GMC）で，その構成と機能が医師法によって定められている。GMCは，①半数以上の全国医師の互選による選出委員（54名），②枢密院による任命委員（非医療者25名），③大学および医療協会からの指名委員（25名）で構成されている。ＧＭＣの任務は，①医師の登録と管理，②「医業規準（standards of practice）」の設定，③医学教育の監督，④問題ある医師（problem doctors）に対する処置，の４つである。

登録された医師には完全登録医（fully registered medical practitioner）という称号が用いられ，NHSを担当することが許されることから，わが国の医師免許に似ているが，これをもたないからといって臨床に従事することを禁じられているわけではない。「standards of practice」は，免許取消権限を背景として，医師の行動

表5-7 ● 登録医の患者に対する義務

「①患者のケアを第一の関心事とせよ
②すべての患者を礼儀正しく，思慮深く扱え
③患者の尊厳とプライバシーを尊重せよ
④患者の言うことに耳を傾け，その意見を尊重せよ
⑤患者にわかるように情報を与えよ
⑥患者が自分のケアに関する決定に十分にかかわれるように，患者の権利を尊重せよ
⑦あなたの知識と技術を最新のものに保っておけ
⑧専門家としての自分の能力の限界を認識せよ
⑨正直な，そして信頼に値する者となれ
⑩信頼して委ねられた情報を尊重し保護せよ
⑪自分の個人的見解が患者のケアに偏見を与えないようにせよ
⑫あなたもしくは同僚が診療に適していないかもしれないと信ずる理由がある場合には，患者を危険から守るためにすばやく行動せよ
⑬自分の医師としての地位を濫用しないようにせよ
⑭同僚との協同は，患者の利益にもっともよくなるようにせよ
これらの事柄において，あなたは患者や同僚を不公正に差別してはならない。そして，あなたはいつも自分の行動を正当なものと証し得るように準備していなければならない」

基準を定めたもので，**「登録医の患者に対する義務」**（表5-7）を基本とし，それを解説した「良質の医療のための原則（Good Medical Practice）」，などが公にされている。

　問題のある医師に対する制裁機能はGMCの最大の任務とされ，①非行（「専門家自律規範」に違背する行為など），②健康（医師に自覚がなく，患者に被害が及ぶ可能性があると判断される場合），③業務（医師としての業務遂行（すいこう）が不適切であると判断される場合など）の3つの側面について整備・実行されている。

2 看護倫理

1）看護師の立場・看護の専門性

　従来，看護師は，ナイチンゲール誓詞（表5-2参照）に「心より医師を助け」とあるように，医師が行う診療を補助する役目を担（にな）うものとされてきた。すなわち看護師は，診断や処方など治療方針を決定する医師から様々な指示を受け，それを実行するのであり，そこには主従関係がつくられていた。その結果，必ずしも患者主体の看護を実践できないこともまれではなかった。この主従関係に，男性（医師）から服従を要求される女性（看護師）の関係というジェンダー（性）による役割分担や差別意識を読み取ることもできよう。

　しかし近年は，看護の専門領域が確立され，看護師の専門性も認められている。同じ患者に対して，医師と看護師は共同しつつも異なる視点から医療行為を行うものととらえられるようになった。とりわけ，看護師がほかの医療従事者と異なるのは，「人の生命に直接かかわっていることを昼夜問わず24時間，科学的・意図的な観察を通して，異常の早期発見に努め，看護と治療の継続性を保障していること」[5]にある。すなわち看護師には，単に病気だけをみるのではなく，患者一人ひとりを，その人の生活や家族や希望などを含めて，看護という専門職の目から，プロセスをとおして全人的に看（み）ていくことが求められているのである。

　今日，看護の「ケア」概念の重要性が注目されているのも理由のないことではない。確かに，患者の自己決定権の尊重は重要なことではあるが，しかし実際の患者は，全員が必要な情報を正確に理解したうえで判断し決定できるわけではない。むしろ自己決定ができるどころか，病（やまい）を抱えて苦しみながら，様々な悩みを抱え，自分一人では判断できず，時には弱く，他人に支えられることを望んでいるような存在なのである。そこで，患者を尊重することは，必ずしも患者の自己決定を尊重することとイコールなのではなく，意思や希望や強さと同時に苦しみや迷いや弱さや揺れ動く感情などをもつ一人の人間の姿をそのまま受け入れ，寄り添うことだと考えられるようになってきたといえる。

　だからといって，弱い患者に一方的に感情移入し同情するというようなことではない。看護ケアはあくまでも客観的な観察に基づく看護行為として行われるものである。それは同時に，その看護行為の意義と問題点を看護師自身が自覚的にとらえ直す作業を伴うものであるから，そのような見直しを経て，よりよい看護がなされるようになっていくのである。

　すなわち，患者は看護師とのかかわりのなかで，病を受け入れ，自己自身の生き方を見出すのであり，看護師も患者とのかかわりのなかで，よりよい看護のあり方をつくり上げていくことになるのである。メイヤロフ（Mayeroff, M.）[6]は「相手が成長し，自己実現することとしてのケアは，一つの過程であり，展開を内にはらみつつ人に関与するあり方であり，それはちょうど，相互信頼とともに深まり，質的に変わっていく関係をとおして，時とともに友情が成熟していくのと同様に成長するものなのである」と述べている。

2）看護師の倫理

　国際看護師協会（International Council of Nurses；ICN）は「**ICN 看護師の倫理綱領**」（**資料1**）において，看護師の基本的な責任として「健康を増進し，疾病を予防し，健康を回復し，苦痛を緩和すること」の4つをあげている。また「看護のニーズはあらゆる人々に普遍的である」としている。そこで看護においても，生命に対する畏敬の念をもち，患者の人権を尊重することが倫理原則である。アメリカでは倫理原則として，善行，正義，自律，誠実，忠誠の5つがあげられている。表**5-8**は**日本看護協会**の「**看護者の倫理綱領**」〔2003（平成15）年〕である。

　看護師は患者を尊重し，患者の自己決定を支えなければならない。理念としては患者の自己決定権の尊重が倫理原則とされ，医師から患者へのインフォームドコンセント（IC）がなされているといっても，実際には患者は医師に疑問を尋ねにくく，希望を言いにくいということもある。そのような場合，患者や患者家族が看護師に相談することも多い。看護師は患者へのケアを通じて意図的な働きかけを行い，身近で親しみやすい存在となるよう心がけなければならない。看護師には，医師の説明が，正しく患者や家族に理解されているか否かを判断する役割があり，患者の理解を助けていかなければならない。また，ICに関しては，医師だけではなく，看護記録の患者への開示など，看護師からのICのあり方もこれから検討されねばならない。看護師から患者に看護計画を説明し，患者の理解と同意を得ること，同時に患者の意見や希望を聞きながら看護計画を立て直すことなども行われており，また看護師間での申し送りもナースステーションで行うのではなく，患者の枕もとで患者の理解を得ながら行う方法などが試みられている。

　医師との関係づくりも，よりよい看護を提供するうえで重要な倫理的課題である。看護師は医師とは異なった立場から患者の医療にかかわり，ほかの医療従事者とチームを組んで医療を行うのであるが，治療指針の決定は医師の専権事項でもあり，医師と完全に対等な立場で医療に参加するということが難しい場合もある。たとえ看護独自の分野であっても，医師の方針に従うことによって，看護師が考える看護方針が実現できない場合もある。従来からの医師との主従関係が是正されていない状況もあり，看護師が医師の方針に関して疑問を投げかけたり，意見を言うことが困難であることも少なくない。それは結果的に，看護師が考える患者にとって最善の医療とはならないので，看護師は患者と医師との間でジレンマを抱えることになるのである。患者主体の医療を考えるなら，医師も看護師も，ほかの医療従事者と

表5-8 ● 看護者の倫理綱領〔日本看護協会，2003（平成15）年〕

「人々は，人間としての尊厳を維持し，健康で幸福であることを願っている。看護は，このような人間の普遍的なニーズに応え，人々の健康な生活の実現に貢献することを使命としている。

看護は，あらゆる年代の個人，家族，集団，地域社会を対象とし，健康の保持増進，疾病の予防，健康の回復，苦痛の緩和を行い，生涯を通してその最期まで，その人らしく生を全うできるように援助を行うことを目的としている。

看護者は，看護職の免許によって看護を実践する権限を与えられた者であり，その社会的な責務を果たすため，看護の実践にあたっては，人々の生きる権利，尊厳を保つ権利，敬意のこもった看護を受ける権利，平等な看護を受ける権利などの人権を尊重することが求められる。

日本看護協会の「看護者の倫理綱領」は，病院，地域，学校，教育・研究機関，行政機関など，あらゆる場で実践を行う看護者を対象とした行動指針であり，自己の実践を振り返る際の基盤を提供するものである。また，看護の実践について専門職として引き受ける責任の範囲を，社会に対して明示するものである。

1. 看護者は，人間の生命，人間としての尊厳及び権利を尊重する
2. 看護者は，国籍，人種・民族，宗教，信条，年齢，性別及び性的指向，社会的地位，経済的状態，ライフスタイル，健康問題の性質にかかわらず，対象となる人々に平等に看護を提供する
3. 看護者は，対象となる人々との間に信頼関係を築き，その信頼関係に基づいて看護を提供する
4. 看護者は，人々の知る権利及び自己決定の権利を尊重し，その権利を擁護する
5. 看護者は，守秘義務を遵守し，個人情報の保護に努めるとともに，これを他者と共有する場合は適切な判断のもとに行う
6. 看護者は，対象となる人々への看護が阻害されているときや危険にさらされているときは，人々を保護し安全を確保する
7. 看護者は，自己の責任と能力を的確に認識し，実施した看護について個人としての責任をもつ
8. 看護者は，常に，個人の責任として継続学習による能力の維持・開発に努める
9. 看護者は，他の看護者及び保健医療福祉関係者とともに協働して看護を提供する
10. 看護者は，より質の高い看護を行うために，看護実践，看護管理，看護教育，看護研究の望ましい基準を設定し，実施する
11. 看護者は，研究や実践を通して，専門的知識・技術の創造と開発に努め，看護学の発展に寄与する
12. 看護者は，より質の高い看護を行うために，看護者自身の心身の健康の保持増進に努める
13. 看護者は，社会の人々の信頼を得るように，個人としての品行を常に高く維持する
14. 看護者は，人々がよりよい健康を獲得していくために，環境の問題について社会と責任を共有する
15. 看護者は，専門職組織を通じて，看護の質を高めるための制度の確立に参画し，よりよい社会づくりに貢献する」

共に自由な討論の場をつくり，それぞれの専門的視点から話し合っていかなければならないことは言うまでもない。

今日，地域看護のように，介護や福祉との連携を図り，どのような場面にも対応できる看護師が求められる分野もあれば，がん専門看護師，糖尿病専門看護師や感染症専門看護師の育成など，特定分野での専門性が強く求められる分野もあり，社会のニーズは多様化している。このようなニーズにこたえていくためにも，看護師には広い社会的意識と高い倫理的意識が求められている。

バイオエシックス（生命倫理）

1．バイオエシックスの生まれた背景

1 バイオエシックス誕生の基盤

　バイオエシックス（bioethics）は，ギリシャ語の βios（ビオス）すなわち生命・生物という言葉と，$\eta\theta$ikos（エティケー）すなわち倫理という言葉の合成語であり，1960年代後半のアメリカで初めて登場した。この基盤になったのは，1950年代後半から1960年代前半に起こった公害反対闘争，反戦運動，人種や性に対する反差別運動のような人権や環境保全をめぐる市民運動であり，それまでの価値観や倫理観に対しての市民側からの根本的な問い直しが行われ，医療についても患者の人間性を回復するための権利運動が患者側から展開された。特に自己の生命についての再認識と自覚が深まり，「自分の生死にかかわる運命の主人公は他ならぬ自分自身である」という「患者の自己決定権（right of self-determination）」が主張されるようになった。

2 バイオエシックスとは

　バイオエシックスは，科学を踏まえた人間生存の哲学であり，生命への畏敬（いけい）を中核として諸科学を統合する学際的学問であり，新しい時代に即した医療のあり方について模索し，時代に応える方策を具体的に研究していく学問である。"Encyclopedia of Bioethics"（1995年，改訂版）によれば，バイオエシックスとは，「様々な分野にまたがった多様な倫理的方法論を用いる，生命科学とヘルスケアについての，倫理的視野，決定，管理および政策を含んだ倫理的次元の総合的研究（Bioethics＝the systematic study of the moral dimensions–including moral vision, decisions, conduct, and policies–of life science and health care, employing a variety of ethical methodologies in an interdisciplinary setting）」（S. XXI）である。

2．バイオエシックスの基本的テーマと対応

●**新たに登場した倫理問題**　医学・医療の進歩は，医師にかつてないほどの生と死に対する支配力を与え，従来の医の倫理では対応しえない様々な事態を生み出し，そのつど深刻な倫理的問題を引き起こしている。バイオエシックスは表5-9に掲げたように，人間生命の始期をめぐる諸問題，人間生命の質をめぐる諸問題，人間生命の終期をめぐる諸問題を研究領域としている。バイオエシックスは先端医療をめぐる生命倫理と考えられがちであるが，日常臨床における病状・病名，投与する薬の内容と注意事項，検査，治療などについての患者への説明や同意，告知などの諸問題をはじめ，生命の質，死の迎え方と死の尊厳，限りある医療資源の配分，社会的・文化的価値観の多様性と死生観のあり方，人の健康・福祉，自然環境，動植物との共生の問題など，人の生命にかかわるすべての事項を研究課題としている。これら

① 医学・医療のあゆみ
② 健康と疾病
③ 医学と医療
④ わが国の医療供給体制
⑤ 現代医療における諸問題

表5-9●バイオエシックスの研究領域

1. 人間生命の始期をめぐる諸問題
   遺伝子操作，人工授精，体外受精，生殖医療，胎児の保護，胎児実験，胎児の遺伝子診断，妊娠中絶，遺伝相談，その他
2. 人間生命の質をめぐる諸問題
   自然・社会環境と生命・生命権，治療と看護，人工臓器，臓器移植，再生医療，患者の権利，医学研究における倫理綱領，保健・医療と政治・財政・法律，その他
3. 人間生命の終期をめぐる諸問題
   死の定義，死期の医療・看護，延命装置の使用，ホスピスケア，安楽死，医療辞退・尊厳死，その他

の諸問題は単に医療の枠にとどまらず，人間（人格）とは何か，生とは何か，生はどうあるべきか，死とは何かという，人類に問いかけられている基本的な問題なのである。

3．生命倫理の4原則

　生命倫理の分野で，新たな医療技術を受容し医学・医療のあり方を考えるうえで最も基本となるべき倫理原則として，以下の4原則があげられる。ビーチャム（Beauchamp, T. L.）とチルドレス（Childress, J. F.）により提唱されたものである。

　①**自律尊重原則**（autonomy）：人を自律的存在として扱い，その人の自己決定権を尊重しなければならない。判断能力に制限のある場合はその人を保護しなければならない。

　②**無危害原則**（non-maleficence）：他者に害悪や危害を加えてはならない。

　③**善行原則**（beneficience）：害悪や危害を予防しなければならない。害悪や危害を除去しなければならない。善を実行するか，あるいは促進しなければならない。

　④**正義**（justice）：ある政策をとることが，社会の公正さを損なうものであってはならないし，公正さを促進するものでなければならない。

　「自律尊重原則」はとりわけ重要な倫理原則であり，後述（本章Ⅰ-E「臨床医学研究と倫理」，Ⅱ-C「患者の自己決定権」）するので，ここではそれ以外の倫理原則についてまとめておく。

1）無危害原則について

　ビーチャムとチルドレスは，「**無危害原則**」を害悪や危害を加えないという消極的な行為原則とし，これに対して危害を予防し除去するという積極的な行為は「善行原則」に入れている（実際の行為においては，明確な区分が存在するわけではないので，「無危害原則」の解釈に，害悪や危害を予防し除去することまで含めるものもある）。「無危害原則」にあたるものとしては，苦痛を与えない，殺してはならないという倫理がその例である。危害の概念を広くとると，身体的危害のほかにも，評判，財産，プライバシー，自由などを妨害しないこともこの倫理原則に含まれることになる。

2）善行原則について

　「**善行原則**」は，医療者には患者の苦痛を除去し，患者の幸福を増進する義務があるという倫理原則である。これは医療においてこれまでも行われてきたことである。患者の生命を守ることは基本であり，患者のためによいことをしようと考えない医療者はいないだろう。その意味では従来のパターナリズムといわれるものは，一方的に医療者側の「善行原則」をうたったものとも解釈されうる。そしてパターナリズムが，患者の判断能力や意思を認めない点において批判されているとすれば，それは「自律尊重原理」に反するからなのである。現在，パターナリズムが批判され，「自律尊重原理」が重視され，強調されているが，患者の苦痛を除去し，患者の幸福を増進しなければならないという「善行原則」は現在においても医療の根本的な倫理原則である。患者の健康の回復，幸福を促進することは医療の目標であるとともに，医学研究や看護研究の目標でもある。この倫理原則が適応されるのは，多くの場合，患者個人に対する医療行為に対してであるが，しかしそれだけではない。たとえばある感染症の予防法が発見されたとすれば，それを公衆衛生の計画に入れ，実行しないことはこの倫理原則に反するのである。

　以上の倫理原則に基づいて考えてみるなら，安楽死問題は，「死によって苦痛から開放されたい」という本人の自己決定を尊重する「自律尊重原則」と，「殺してはならない」という「無危害原則」の対立ともとらえられる。また，それが本人の苦痛を除去し幸福を増進するといえるかどうかが思料される点では，「自律尊重原則」と「善行原則」の解釈の問題でもある。倫理原則は，そのどれもが認められた原則であっても，相互に対立したり矛盾する場合があり，このような対立や矛盾をはらんだ問題こそが倫理的問題なのである。

3）正義について

　「自律尊重原則」「無危害原則」「善行原則」の３原則が，多くの場合，患者と医療者の１対１の関係において守られるべき倫理原則であるのに対して，「**正義**」は社会全般にかかわる倫理原則である。たとえば，医療費のあり方や保険制度のあり方の問題などに適応される。医療費が増大しても経済全体の成長のなかに吸収されうる範囲のものであった時代は終わり，これからは医療費の増大は経済全体のあり方との兼ね合いのなかで決められていかざるをえない。また医療費内部でも，どのような医療政策にどれだけの予算を配分するかという問題がある。そのとき，基礎となる倫理原則が「正義」である。これについては，いくつかの考え方がある。「功利主義」の立場は，社会全体の幸福が増すことをもって正義と考えるものである。これに対して「平等主義」は，社会を構成する一人ひとりに，実質的な社会的資源や財の平等な配分がなされることをもって「正義」と考えるものである。平等主義のなかには，ロールズ（Rawls, J.）[7]が言うように，すべての人が同じレベルの配分に到達することよりも，根本的な不平等が減少したときに正義が実現されるとする考え方もある。また「自由主義」は，一人ひとりがアクセスできる機会や手続きやシステムが平等に開かれ保証されたうえで自由に活動できることをもって正義と

考えるものである。実際には，このうちのどれか一つだけに基づいて政策が立案されるわけではなく，それぞれの要素が加味されていると考えられる。

　付言すると，この「正義」原則は，南北問題を考える際にも重要な倫理原則である。先進国と途上国の間の経済格差や生活格差，医療技術も含めた科学技術発展における格差は今後ますます拡大するものと予想されている。このような格差を「正義」に照らして是正（ぜせい）していかなければならないのであり，それは先進国の責任でもある。

4）4原則批判とヨーロッパ大陸型の考え方

　この4原則に鑑（かんが）みれば，従来の医学や医療の問題は，善行原則と無危害原則だけに基づいて，主に医師によって判断されてきたということになる。4原則により，患者の自律尊重，正義にかなった配分などが倫理として明確にされたことの意義は大きい。わが国に生命倫理が導入された際にも，とりわけ患者の自律尊重と，そのためのインフォームドコンセントが強調されたのであった。

　だが，4原則に対する批判もある。人々が自明なものとして受け入れている共通道徳をもとに倫理問題を解決しようとする共通道徳理論は，4原則が実質的な解決に結びつかない点を批判する。患者が自分の視点から医療者に語る物語を共感的に理解しようとする物語倫理，ケア／ケアリングの立場やフェミニズムの立場からは，4原則が前提している自律的・合理的人間観が批判されている。

　アメリカ型の生命倫理が個人の自律尊重，自己決定の尊重を重視するのに比べると，ヨーロッパ大陸型の生命倫理では人間の「尊厳（dignity）」の尊重が重視される。最も基本的な倫理は，人間の尊厳の不可侵性（ふかしん）と，それに基づく人権の擁護（ようご）である。ヨーロッパ大陸でも，個々人の価値観や生き方の多様性を保証するために，個人の自律は尊重されるが，人間の尊厳の尊重に照らして，制限される。また人間は心身一体の統一体（integrity）であるから，ある人の身体を傷つければ，その人の心を傷つけ尊厳を侵害することになる。したがって，人体は不可侵なものであり，その人が自由に処分してよい（売買してよい）所有物ではないのである。人間は人間相互の関係性のなかで守られるべき「傷つきやすい存在（vulnerability）」であり，「社会的連帯性（solidarity）」により，社会が個々人を支えていかなければならない。アメリカが新自由主義・市場経済至上主義に呼応するようなかたちで自己決定権を拡大していくのに対して，ヨーロッパ大陸では，公共の秩序（ちつじょ）を守り，個人と公共のバランスをとろうとする傾向が強い。

先端医療と倫理問題

1．遺伝子解析・遺伝子医療と倫理

1 遺伝子解析研究

　ヒトゲノム・遺伝子解析の研究が今，急速に進められている。人間の身体は60兆

個の細胞からなっているが，その細胞の一つひとつにすべての遺伝子が含まれている。遺伝子の本体はDNAという物質であり，このDNAはA，T，G，Cという4つの塩基の組み合わせから成り立っている。現在，ヒトゲノムの塩基配列の解読が終わったが（第1章Ⅸ「今後の医学・医療の方向」を参照），その配列がどのような情報をもっているのかは，これからの研究課題であり，研究者がしのぎをけずって解読を進めている。わが国でもミレニアムプロジェクト実施をはじめとして，政府が積極的に推進している。

　ヒトゲノム・遺伝子解析研究が進められると，以下のようなことが可能になると考えられている。

　①疾患の発症メカニズムが，遺伝子やたんぱく質など，分子レベルで解明される。

　②疾患のメカニズムが解明されることにより，その疾患の診断法や治療法が開発される。遺伝子治療もこれに含まれる。

　③遺伝子の配列は個々人によって違いがあり，これの解読が進めば，同じ症状や疾患であっても個人差に考慮した薬の使い方や治療が可能になる。このような個人個人に適した医療のあり方はオーダーメイド医療（テーラーメイド医療）といわれる。

　④個人個人の病気になりやすさのリスク判定が可能となるので，個人個人に最も適した発病予防を考えることができる。

2 遺伝子医療の倫理的な問題

　以上のように，ヒトゲノム・遺伝子解析研究によって，医学・医療は大きく変化していくものと予想されている。しかし同時に，このような研究が進むにつれて，様々な倫理的な問題も生じてくるものと考えられる。

1）遺伝情報の特性－その倫理問題

　まず第1に遺伝子研究は情報を扱うものであるという点である。しかも遺伝情報には，従来の医療情報とは異なる特徴がみられる。従来のようにその人が罹患している一定の疾患があり，その病状を理解し治療法を選択するために当人の病歴や年齢や性別や職業などの個人情報も必要であるということではなく，遺伝情報ではその情報そのものが重大な意味をもっている。しばしば生命の設計図にたとえられるように，遺伝情報は私たちの生命の生物学的・身体的なあり方のプログラムを示している。多因子疾患や環境要因も大きいと考えられる疾患では，現在のところ発病の機序が解明されるまでには至っていないが，これからはその解明が進むことになる。また，単に肉体的な疾患についてだけではなく，精神病や性格や知能などに関する遺伝子解析研究も始められている。そもそも人間の，いわば精神性に踏み込んだ研究をどこまでやってよいのか，もしよいとすれば，どういう条件で行われるべきなのかという問題は，あまり論じられていないが，新たな偏見や差別を生み出す可能性も考えられるので，重要な倫理的問題である。

2）遺伝情報は私的情報－その倫理問題

　第2に，遺伝情報は極めて個人的で私的な情報である。コンピューターに入力し

1 医学・医療のあゆみ
2 健康と疾病
3 医学と医療
4 わが国の医療供給体制
5 現代医療における諸問題

解析するという手段をとる限り，個人情報の漏洩には十分その対策が立てられ，個人情報が確実に保護される保証が必要である。これは，いかに医療者が善意で研究を進めるとしても，個人の善意に頼っていては防ぎきれない問題である。遺伝子解析研究は一研究施設内で行われるだけではなく，多施設との共同研究や，外国との共同研究というかたちで行われることが多い。情報管理のシステムのあり方，セキュリティの確保に十分注意を払う必要がある。わが国では2001（平成13）年に文部科学省・厚生労働省・経済産業省の「ヒトゲノム・遺伝子解析研究に関する倫理指針」が出され，個々の研究に関しては守るべきガイドラインが提示されている〔2004（平成16）年，全部改正〕。しかしこれだけでは十分ではなく，法的にも個人情報の保護が保証される必要があり，個人情報の漏洩・流用・悪用などには法的な罰則が不可欠である。わが国では2003（平成15）年に「個人情報の保護に関する法律」が公布された。

　また，遺伝情報をだれが，どのような目的で使うのかについて，広範に検討されているとはいえず，社会的な合意が形成されているともいいがたい。たとえば遺伝情報はDNA鑑定として犯罪捜査には現在すでに使われている。生命保険会社は顧客やこれから加入する客の遺伝情報を取得しようとするかもしれず，入学や就職に際しても学校側や使用者側は遺伝情報を知りたいと考えるかもしれない。たとえばパイロットを雇うときに，将来その人が発病するかもしれない病気に関する情報を知ることは，乗客の安全を考えるときに許されるだろうか。あるいは保険会社は顧客にどこまで遺伝子検査結果の申告を要求できるのだろうか。現に裁判になった事例もある。

　出生前診断にはどの程度用いられるようになるのだろうか。治療法のない病気が出生前に判明すると，結果として選択的中絶がなされることにもなる（後述する）。

3）遺伝情報－オーダーメイド医療の倫理問題

　第3に，個々人の特性に合ったオーダーメイド医療に関する問題である。オーダーメイド医療といっても，すべての疾病が治療対象となるのではなく，社会的に多くの人がかかるがんや糖尿病や高血圧などの疾患に研究費が投入され，治療薬が開発されることになるだろう。それによって多くの人が恩恵を受けることができるようになるだろうが，しかし，あまり注目されない，罹患率の高くない疾患についてはどうであろうか。コストに対する経済的な効果が考慮されなくてはならないのは確かなことであるが，医療の場合は，すべての人が平等に医療にアクセスできることを保証するという公平性の視点も大切である。

4）遺伝情報－予防医学の倫理問題

　4つ目の懸念は，遺伝子診断やオーダーメイド医療のもつ予防医学の性質から生じる問題である。単一遺伝子疾患の例であるが，たとえばハンチントン（Hantington）病のように，メンデル（Mendel）優性の遺伝病であり，遅発性であり，有効な治療法のないような病気の場合，その遺伝子検査を受けることが本人にとって幸福なことかどうかは難問である。また遺伝情報は血族も一部共有する情報であるため，

だれがどのように知ることが許されるのかという問題もある。とりわけ，理解力や判断能力が十分にない子どもや高齢者などの場合，問題はいっそう複雑になる。遺伝子検査や診断をめぐっては，いくつかの見解が出されている。日本遺伝カウンセリング学会，日本遺伝子診療学会，日本産科婦人科学会，日本小児遺伝学会，日本人類遺伝学会，日本先天異常学会，日本先天代謝異常学会，家族性腫瘍研究会などによる「遺伝学的検査に関するガイドライン」（2003年），家族性腫瘍研究会（現日本家族性腫瘍学会）の「家族性腫瘍における遺伝子診断の研究とこれを応用した診療に関するガイドライン」（2000年）などを参照されたい。厚生労働省は，2004（平成16）年に「医療・介護関係事業者における個人情報の適切な取扱いのためのガイドライン」を告示している。

当事者には正確な情報提供だけではなく，心理的・精神的・社会的サポートも必要である。2002（平成14）年から臨床遺伝専門医制度，2005（平成17）年から認定遺伝カウンセラー制度が開始された。

おそらく多くの疾患は，遺伝子によってその発病が一元的に決定されているのではなく，複数の遺伝子が関与する多因子疾患であり，また環境要因による影響を受けるものと考えられている。そこである疾患に関与する遺伝子が診断されたとしても，必ず発病するということまではいえない場合，どのような医療が適切だといえるのかが問題である。現在，乳がんを発病する前に乳房を切除するという治療法も選択肢の一つとなってきている。現時点では健康であっても将来を見すえて手術を受けるという治療法は，これまでにはなかった方法である。

5）遺伝子治療の倫理問題

遺伝子の研究は，遺伝子治療も視野に入れたものである。遺伝子を導入して行う治療である遺伝子治療は，現時点では，本人にのみ限定される体細胞遺伝子治療（somatic cell genetherapy）に関して，国レベルでの審議を経て許可される。その有効性も含めて，どこまで遺伝子操作を行ってよいのかは今後の検討課題である。現時点では，将来の子孫に影響することのない体細胞に関して遺伝子治療が許可されることになっているが，生殖細胞遺伝子治療（germline cell gene therapy）も考慮すべきだという意見もある。体細胞での治療の場合，個々人が受けざるを得ないが，生殖細胞で治療してしまえば，子孫は治療を受けなくてよいことになるからである。これは人類の遺伝子プールに影響を及ぼす問題となろう。

6）遺伝情報は人類共有の遺産

最後にあげておきたいのは，遺伝子情報が個々人の情報であると同時に，人類の遺産であるという点である*。個々人の情報も人類に共通する遺伝情報があってこそ科学的意義をもつのである。これまで人類は地球上の様々な自然の資源を利用してきたが，人体こそは人類最後の資源ともいわれている。人体の利用，とりわけ遺伝

---

*1997年のユネスコ総会で採択された「ヒトゲノムと人権に関する世界宣言」において，ヒトゲノムは「象徴的な意味で，人類の遺産である（in a symbolic sense, it is the heritage of humanity）」と述べられている。

子研究，遺伝子治療，ゲノム創薬の開発などは，一部の人々のためではなく，人類全体の幸福のために役立つものでなければならないはずである。ある発見に特許取得がなされ，それが商業化されれば，研究目的でこの知見にアクセスできなくなってしまうが，それでは公正であるとはいえない。〔ゲノムシークエンス（ゲノム配列）を発見しただけでは特許にはならないが，このシークエンスを身体から取り出したり，それで何か新しいものをつくった場合には，特許取得が可能である。〕

　さらに問題なのは，現状でも北の先進国と南の途上国の間には非常に大きい経済的格差が生じている点である。たとえばHIV感染者の95％は途上国に住んでいるが，エイズ発症を遅らせる薬を使うことができるのは，先進国の人々ばかりなのである。それは薬が高価であり，途上国のほとんどの感染者には手が届かないからである。このような南北格差は今後，先進国の技術開発によってますます拡大していくことが予想されている。これはもちろん遺伝子研究やゲノム創薬の開発に限ったことがらではない。しかしとりわけ，ヒトゲノム研究は世界中の人を対象とするものであり，遺伝子は人類に共通する遺産なのであるから，その研究成果が人類全体に還元されるものでなければならないことは明らかである。先進国に住む私たちは，これからの医療技術の発展が世界にもたらす影響を考え，あるべき姿を模索しながら行動していかなければならないのである。国際的なヒトゲノム解析組織であるHUGO（Human Genome Organization）でも，ヒトゲノム解析によって得られた成果・利益は世界中の人々に平等にもたらすように生かそうという意味で「利益の共有（benefit sharing）」を提起している。

2．出生前診断と倫理

1 出生前診断の方法

　出生前に行われる診断としては，受精卵診断（着床前診断）と胎児診断がある。

1）受精卵診断

　受精卵診断は，体外受精の技術によってつくられた受精卵の遺伝子異常を診断するものである。血友病や筋ジストロフィーなど重篤な遺伝病の診断に用いることが想定されているが，導入の是非をめぐっては賛否両論がある。受精卵の段階で診断されるので，ある受精卵が遺伝病を発病すると診断され，破棄される場合，通常の人工妊娠中絶に比べると，女性が受ける肉体的・心理的負荷が少ないといわれる。そこで受精卵診断を望む人もいるが，受精卵の破棄は同じ病気をもつ人々への差別と同じ意味であるとして反対する人もいる。実際にこうした病気をもつ患者や家族の間でも意見が分かれている。そもそも受精卵は人の生命の萌芽ではあっても，現に生きている人と同じ存在ではないので，受精卵をどう位置づけるのかという倫理的な問題も残されたままである。

　現在は日本産科婦人科学会が「重篤な遺伝性疾患」〔1998（平成10）年の同学会会告〕に限って申請を受けつけ，個々にその可否を審査している。2006（平成18）年2月には均衡型染色体構造異常に起因する習慣流産も審査対象に加えられた。

表5-10●胎児診断の主な検査方法

検査方法	検査内容	検査の目的（時期）
超音波断層法	・画像診断の一つ ・動画がリアルタイムで観察できる ・血流などは色をつけて表示できる	・胎児発育（初期〜後期） ・先天異常の診断（初期〜後期） ・羊水量，胎盤の状態，臍帯巻絡の有無，胎児の血流（中期〜後期）
絨毛検査	・少量の絨毛を採取して分析する ・直接分析もできるが培養が必要なこともある	・胎児が染色体異常，代謝異常，DNA診断可能な疾患などに罹患していないかどうか（初期）
羊水検査	・羊水中の細胞を培養して分析する	・胎児が染色体異常，代謝異常，DNA診断可能な疾患などに罹患していないかどうか（初期〜中期）
母体血清マーカー検査	・母体血中のα-フェトプロテイン，hCG，uE3などの増減から，胎児がダウン症である確率を算出する	・胎児がダウン症である確率（初期〜中期） ・その他，エドワーズ症候群，無脳症などの確率が算出できる

初期：妊娠15週頃まで，中期：16〜27週頃まで，後期：28週以降。

2）胎児診断

　胎児診断は，胎児の段階で児の状態を診断するものである（通常ヒトの外観を示すに至る胎生6〜8週を境としてそれ以前を胎芽，それ以後出産までを胎児とよぶ）。もともとは早期に疾患を発見し，治療に結びつけることが目的であるが，現実には治療法のない疾患が発見されるので，選択的中絶が行われている＊。

　主な検査方法を表5-10にあげておく。

　定期検診の際に行われるのが超音波診断法である。これはルーティン化された検査のなかに含まれているため，妊婦が出生前診断であるという認識をもちにくいといわれている。

　母体血清マーカー検査については，1999（平成11）年に厚生科学審議会先端医療技術評価部会・出生前診断に関する専門委員会が「母体血清マーカー検査に関する見解」をまとめた。それによれば，「本来，医療の内容については，受診者に適切な情報を提供し，十分な説明を行ったうえでその治療を受けるかどうかを受診者自身が選択することが原則である」としながらも，この検査には「(1)妊婦が検査の内容や結果について十分な認識を持たずに検査が行われる傾向があること，(2)確率で示された検査結果に対し妊婦が誤解したり不安を感じること，(3)胎児の疾患の発見を目的としたマススクリーニング検査として行われる懸念があることといった特質や問題点があり，……現在，我が国においては，専門的なカウンセリングの体制が

＊わが国の「母体保護法」には，胎児の状態を事由にする中絶規定，いわゆる胎児条項はないが，事実上は行われている。そこで法に明記すべきだという意見もある。しかし法に明記することは，公的に選択的中絶を認めることと同義であるとして反対意見も根強い。人工妊娠中絶が可能な期間は，1990（平成2）年の厚生事務次官通知により妊娠満22週未満までである。

十分でないことを踏まえると，医師が妊婦に対して，本検査の情報を積極的に知らせる必要はない。また，医師は本検査を勧めるべきではなく，企業等が本検査を勧める文書などを作成・配布することは望ましくない」としている。しかし，これは母体から血液を採取するという非侵襲的検査方法であり，安価でもあり，普及している。その結果をみて，羊水検査などへ進むことにもなる。

　今後は母体血中の胎児細胞や母体血漿中の胎児由来DNAを用いた診断技術が開発される可能性があり，画像処理技術のいっそうの進歩に伴い，従来より多くの疾患についてより精確に診断されるようになるものと予想される。多くの人が利用するようになれば，経済的に安価にもなるだろう。

■2　出生前診断における倫理的諸問題

1）診断内容

　まず診断内容に関して以下の点があげられる。まず，すべての異常や疾患がわかるわけではないという点である。また，ある疾患が発見されたからといっても，その疾患についてすべてがわかるわけでもない。そもそも出産自体，常に危険を伴うものであり，さらにその子が生まれてからどのように成長するのか，どのような人生を歩むのか，それは神ならぬ私たちにはわかるはずもない。ましてや，人間は自分から考え行動するという自由な主体なのであるから，胎児段階でのわずかな情報でその子の一生の幸不幸まで判断できるはずはないのである。ところが，出生前診断について胎児の情報が過剰に評価されやすい。

　研究が進んで次々に遺伝子診断が導入されるようになれば，より多くの疾患についてより精確な情報が得られるだろう。果たしてどのような研究なら許されるのか，研究が臨床の場へ応用されるときに，どのような検査項目が出生前診断に入れられるべきなのかについて，多くの倫理的な問題が出てくるであろう。だが，どのような倫理的問題があるか検討されるより前に，研究と臨床応用が進められている。

2）クライアント，医師

　診断内容の受け手であるクライアント，診断内容を伝える医師についても次のような問題点が指摘されている。

　まずクライアントであるが，これまでの生育歴のなかで先天異常や疾患や障害をもつ人々と接した経験がなく，知識ももたないという人も決してまれではない。ほとんど予備的な知識ももたずに気軽に出生前診断を受けてしまうかもしれない。極端な場合には診断内容を理解できず，偏見や思い込みで判断し中絶してしまう可能性もあり，そのような対応が新たな障害者差別や偏見を生み出すと危惧する声もある。

　他方，情報を伝える医師についても，どのような知識をもっているのか疑問である。同じ疾患であっても，その疾患をもつ子どもが生まれたときの親と接するだけの産科医がもつ知識と，その後の親子の成長をみている小児科医との知識の違いが指摘されることもある。医師が疾患や障害についての医学的知識をもっているのは当然であるにしても，疾患や障害をもつ子がどのように生育するのかという生活上

の知識までもっているとは限らない。すなわち十分な情報提供という点では，医師だけに任されるものではないのである。

　出生前診断について，まずカウンセリング体制が確立されていなければならないことは明らかである。カウンセリングにかかわるスタッフが充実していなければならないし，非指示的なカウンセリングのやり方など，クライアントに提供されるカウンセリングの質や内容も高めていかなければならない。

3）決定主体

　以上のような問題が解決されたとしても，出生前診断を受けるかどうか，その結果をどう受け止めるかを決めるのは当事者である。ではこの当事者とはだれのことなのだろうか。むろん，妊娠・出産する女性であることは当然である。妊娠を継続するかどうかは女性の自己決定権に委ねられているからである。しかし，女性だけなのであろうか。たとえ女性が決定について主導権をもつとしても，本来は子の両親，すなわちカップルが決めるべきではないだろうか。

　わが国では，善意からの行動であるかもしれないが，子からみて祖父母が介入してくる例がみられる。これでは女性，あるいはカップルの自己決定を尊重することにはならない。

4）胎　　児

　受精卵診断でも，受精卵とはそもそもどう位置づけられるのかという問題があるが，同じように胎児診断においても胎児とはどう位置づけられるのかという問題がある。わが国では，22週未満であれば人工妊娠中絶が可能であるから，そこまではいわば女性が所有するもののようにも解釈できるが，それ以降はそうではない。しかし，人工妊娠中絶を認めない国もあり，認めている国でも人工妊娠中絶可能な期間は国によって異なる。たとえばイギリスのように，通常の中絶と選択的中絶を区別し，選択的中絶については出産直前まで可能とする国もある。このように法的基準は絶対的なものではなく，社会が決めているものなのである。それでは胎児はどのようにとらえられているだろうか。

　胎児は，現に生きている人と同じ資格をもっているわけではないが，しかし将来，人となる存在である。それをどう考えるのかは様々な見解がある。受精の段階から人であるという見解，着床の段階から人であるという見解，神経組織が形成される段階から人であるという見解，母体外で生存可能な段階から人であるという生物学的知見に基づく見解がある。

　また倫理的・社会的な人とは，生物学的にヒトかどうかの問題ではなく，社会において尊重されるべき生存権を主張できるかどうかが基準であるという見解もある（パーソン論とよばれる）。それによれば，生存権を主張できるためには何らかの自己意識をもっていなければならないので，自己意識をもっていると判断される段階からが人であるということになる。さらには，人とは周囲の人との間で人として認められる存在であるから，母親がわが子であると認める段階からが人であるという見解もある。

3 出生前診断の賛否

出生前診断については，以下のような反対論，賛成論がある。

1）反　対　論

①出生前診断が広範に行われるようになれば，選択的中絶が増えるようになるだろう。その結果，集団的に遺伝子レベルでのコントロールが働くことになるので，長期的にみれば遺伝子プールに影響があるかもしれない。その影響がどのようなものか，現時点では予想がつかない。

②出生前の診断によってわかることはわずかなことにすぎないにもかかわらず，その情報だけで個々の人の生きる価値を決めてしまうことになる。それは人間観としても狭量である。

③検査の受診や出産は，原則的には当事者の自己決定に任されているから，そこには自由があるといえるが，現実に中絶を選ぶ人が増えれば，出産するという選択はしにくくなるだろう。そうなれば自己決定が尊重されているとはいえなくなる。

④選択的中絶は，現に生きている特定の遺伝子・染色体異常，先天異常などの障害をもつ人々を差別することと同じである。その結果，社会全体として優生政策を実現してしまうだろう。さらには，このような差別は，民族，階級などを理由とする他の差別にも簡単に結びついてしまうだろう。

2）賛　成　論

①出生前診断によって生まれてくる子の質を選択するのは，あくまでも当事者の自己決定に委ねられるべきである。選択的中絶が行われるかもしれないが，だからといって出産するという選択肢が否定されるわけではない。

②選択的中絶を認めるからといって，それは今生きている疾患や障害をもつ人を差別することにはならない。なぜならまだ人にはなっていない胎児と，現に生きている人は同じではないからである。

③当事者の自己決定が尊重されるのであるから，過去のように国家が主導する優生政策とは異なるものである。

④生まれてくる子の質を選ぶことは親の権利である。また，このような検査がある以上は，検査が利用され，その限りで疾患などをもたずに生まれてくることは子の権利でもある。

4 望ましい社会はどのような社会か

上述のように，出生前診断には様々な倫理的問題があり，人々の意見も様々である。しかも，決めるべき内容は胎児の生命にかかわる事柄である。自分自身が罹患している病気の治療法の選択の場合は，自分自身に関する決定であるが，出産は，女性あるいはカップルの自己決定ではあっても，自分一人にかかわることを決めるのではなく，将来人となる胎児および胎児とのかかわりを決めることになるのである。中絶を，女性の選択の権利と胎児の生きる権利の対立としてとらえることもできるだろう。

　実際に決定内容を左右する要因は様々であろうが，その決定には社会のあり方や社会通念が反映されることには疑問の余地がない。人は社会のなかで生活しているのであり，社会を離れて生きていくことはできず，私たちはある程度その社会で一般的とされる社会通念を受け入れているからである。出産に続く育児も，もちろん社会のなかでなされる行為である。育児に責任をもつのは親であるが，しかし育児にかかわるすべてを親だけが担うわけではない。子どもは社会のなかで育つのであり，社会には子どもが健やかに育つための環境を用意する責任がある。そこで，私たちは単に出生前診断の賛否を論じるだけではなく，私たちが生きている社会がどのような社会かを考えてみなければならないのである。

　私たちの社会とはどのような社会なのだろうか。先天異常や疾患や障害をもつ人々にとって暮らしやすい社会になっているのだろうか。いわゆる五体満足な人たちだけが暮らしやすい社会なのではないだろうか。その結果，「障害をもって生まれたら不幸だ」という先入観や偏見が横行しているのではないだろうか。私たちはどのような社会をよい社会だと考えるのだろうか。それは，いわゆる健康な人だけが生活しやすい社会なのではなく，病気や障害があっても，さらには高齢者になっても安心して地域を基盤として生きていける社会のはずである。出生前診断をめぐる倫理的な問題は，私たちがどういう社会を好ましい社会として望んでいるかという問題をつきつけているともいえるのである。

３．生殖補助技術と倫理：人工授精，体外受精・胚移植，代理懐胎，クローン人間

　ここでは不妊治療に用いられる生殖技術を取り上げる。今日，生殖補助技術（assisted reproductive technology；ART[*]）とよばれており，人工授精，体外受精，顕微授精，配偶子提供，代理懐胎などがある（表5-11）。最近ではクローン技術の不妊治療への応用も話題になっている。不妊症は医学的には健常な性行為があって２年間妊娠しない状態を指す。原因は女性４割，男性４割，不明２割といわれ，10組のカップルに１組が不妊症であると推定されている。人工授精はすでにわが国でも60年以上の歴史があり，体外受精も今や通常の不妊治療の一つとなっているので，もはや先端医療とはいえないかもしれない。しかし倫理的・法的問題は残されたままである。

　2000（平成12）年，厚生科学審議会先端医療技術評価部会・生殖補助医療技術に関する専門委員会から「精子・卵子・胚の提供等による生殖補助医療のあり方についての報告書」が出された。この報告書では，基本的な考え方を次のように示している。

　①生まれてくる子の福祉を優先する。
　②人を専ら生殖の手段として扱ってはならない。
　③安全性に十分配慮する。

---

[*]**ART**：ARTは「妊娠を成立させるためにヒトの卵子と精子，あるいは胚を体外で取り扱うことを含む，すべての治療あるいは方法」である。

表5-11 ● 主な生殖補助医療

		遺伝子の親		受精場所	産みの親
		精 子	卵 子		
1	配偶者間人工授精	夫	妻	体内	妻
	非配偶者間人工授精	ドナー	妻	体内	妻
2	配偶者間体外受精・胚移植	夫	妻	体外	妻
	非配偶者間（精子提供）	ドナー	妻	体外	妻
	非配偶者間（卵子提供）	夫	ドナー	体外	妻
	非配偶者間（胚提供）	ドナー	ドナー	体外	妻
3	人工授精型代理懐胎*	夫	ドナー	体内	第三者
	体外受精型代理懐胎	夫	妻	体外	第三者
	体外受精型代理懐胎（精子提供）	ドナー	妻	体外	第三者
	体外受精型代理懐胎（卵子提供）**	夫	ドナー	体外	第三者

＊　卵子提供者と出産する女性は同一人物。
＊＊卵子提供者と出産する女性は同一人物である場合もあるが，別人の場合もありうる。別人の場合は，子にとって遺伝上の母と産みの母と育ての母の3人がいることになる。

④優生思想を排除する。
⑤商業主義を排除する。
⑥人間の尊厳を守る。

1　人工授精

　人工授精は，夫側に不妊原因がある場合の治療法である。人工的に腟，頸管，子宮腔または卵管内に注射器などで精子を注入し受精させるものである。夫の精液を用いる**配偶者間人工授精**（AIH）とドナーの精液を用いる**非配偶者間人工授精**（AID）がある。AIHは性交障害や精子減少症の場合などに用いられるが，特に倫理的問題はないと考えられている。AIDは無精子症などの場合に用いられ，わが国では1948（昭和23）年から行われているが，ドナーの精液を用いるため，以下のような点が倫理的問題としてあげられている。

　第1は，この方法で生まれてきた子の生物学上の父親を知る権利が保証されていないという点である。諸外国ではカルテの保存を長期間義務づけたり，専門の機関を設けるなど，子が一定の年齢に達したときに，本人の希望により親を知る権利を保証しているが，わが国ではまだ具体的な対策はなされていない。だが，実際は親からの告知の問題が指摘されている。子に親を知る権利があるとしても，子がそれを行使するためには，親から子へAIDの事実が告知されていなければならないが，告知が行われていないという調査報告も出ている（国内の調査では8～9割の親が「子どもにAIDで生まれたことを告げない」と答えている）。告知すべきなのか，告知するとしてどのように告知したらよいか，などの問題があり，カウンセリング態勢を整える必要性も指摘されている。

　第2はドナー精子の選択をめぐる問題である。アメリカの精子バンクにみられる

ように，「優秀な」精子を選ぼうとするならば，それは優生思想につながるという批判がある。

　第3は，この技術を用いることによって，シングルマザーとなることが可能であり，女性同性愛カップルも子をもつことが可能になるので，このような家族形態に否定的な立場から批判されている。

　第4は，ドナー精子の提供は無償であるべきか，それとも金銭の授受がなされてもよいのかという問題がある。これはほかの技術でも同じであるが，アメリカでは精子バンク・卵子バンクがあるが，わが国では商業主義を排除するという考え方から，無償であるべきだと考えられている。

2　体外受精・胚移植

　体外受精は，排卵誘発薬による過排卵処理後，排卵直前の成熟卵を採取して体外で精子と受精させる技術であり，卵管因子，頸管因子，男性因子，免疫因子，子宮内膜症などによる不妊や原因不明不妊などがその適応とされる。1978年にイギリスで世界初の体外受精児が誕生し，わが国では1983（昭和58）年に東北大学医学部附属病院（現東北大学病院）で初の体外受精児が誕生した。その後，凍結受精卵を用いることが可能になるなど技術的改良が進み，体外受精・胚移植（IVF-ET），配偶子卵管内移植（GIFT），接合子卵管内移植（ZIFT），顕微授精などの方法がある。成功率は2割程度とされる。こうした治療を用いた出生児数は2009（平成21）年で約2万6600人を超えている。ちなみに同年の出生数は約107万人である。卵子提供による体外受精は，卵巣機能不全などのように妻に不妊原因がある場合に，ドナーから提供される卵子を用いる治療法であるが，今のところわが国では認められていない。

　体外受精はこれまではカップルの間でのみ認められてきたが，人工授精においてはドナーからの精子提供が認められていることと矛盾していると指摘されてきた。また，ドナーを認めるとすれば，精子ドナーだけではなく卵子ドナーも認めるべきだという指摘もなされてきた。近年，実際にドナーからの精子・卵子の提供を受けた体外受精・胚移植による出産が報告され論議をよんだ。2000（平成12）年の厚生科学審議会の報告書では，一定の条件下（それ以外の方法では妊娠できない場合に限る，商業目的の禁止，十分なインフォームドコンセントの実施など）でドナーからの精子・卵子の提供を認める方向が示されている。さらには提供胚の移植も，胚の提供を受けなければ妊娠できない夫婦に限って認める方向で検討されている。この場合は，遺伝上の両親と育てる両親は別々だということになる。

　近年では，卵子売買の問題が取り上げられるようになった。先天的に卵巣が形成されていない場合（子宮は形成されていることが多い），病気のために卵巣を摘出した場合，早発卵巣不全，加齢により卵子の質が低下している場合などに，卵子提供による治療が有効とされる。わが国では，卵子提供や代理出産を認めない建前となっているため，海外で行う人々が増えている（生殖ツアー，リプロダクティブ・ツーリズムなどといわれる）。民間の斡旋業者にまつわる問題や，卵子売買の是非

の問題，卵子提供者の保護の問題もあるが，何よりも生まれてくる子どもの福祉が重要であり，喫緊（きっきん）の検討課題であろう。

　体外受精については，そのほかにも，多胎妊娠（たたい）・減数手術の是非（ぜひ）も問題になり，現在は受精卵を胎内に移植する際には原則1個とすることが学会レベルで決められている。また体外受精においては，もはや不妊治療には用いられない凍結受精卵，いわゆる余剰胚（よじょうはい）が生じており，その扱いをめぐる問題も生じている。余剰胚を研究に用いることについても倫理的な問題が生じる。研究目的のために余剰胚をつくることは多くの国が禁止しているが，どこまで利用してよいのかについては国によって対応が異なる。近年では，ES細胞（胚性幹細胞）研究にあたって余剰胚の提供を受けることが必要であるため，あらたな議論をよんでいる。

❸　代理懐胎・代理出産

　代理懐胎（かいたい）には，人工授精型代理懐胎（サロゲイトマザー）と体外受精型代理懐胎（ホストマザー）がある。**人工授精型代理懐胎**は，夫の生殖機能は正常であるが，妻が卵巣や子宮の摘出などにより妊娠できない場合に，第三者の子宮に夫の精子を人工授精し，妊娠・出産してもらう方法である。**体外受精型代理懐胎**は，カップルの精子と卵子を使用できるが，妻が妊娠期間を耐えられず出産できない場合に用いられ，カップルの受精卵を，第三者の女性の子宮に移植して妊娠・出産してもらう方法である。人工授精型代理懐胎では，出産した女性が，生まれた子の生物学上の母親である。体外受精型代理懐胎は，精子提供者と卵子提供者，妊娠・出産する女性の関係にはいくとおりかがあり，卵子ドナーと出産する女性が別人であることも可能であるから，生まれた子にとっては，生物学上の母と産みの母と育ての母が3人別であることもありうる。代理懐胎は，第三者の人体を妊娠・出産のための道具として利用するものとみなされるので，わが国では禁止されている。多くの国で禁止されているが，アメリカでは州によって異なり，可能な州もある。近年，インドやタイでの代理出産も注目を集めている。インドでは，商業的代理出産を認める法案が提出されている。

❹　女性観，価値観，社会通念の問題

　以上，個別的に問題点をあげたが，このような生殖補助医療の開発そのものに疑問を投げかける人々もいる。それによれば，子どもがほしいという願いは自然なものであるかもしれないが，このような技術開発はその欲望を誇張し，肥大化していくものであり，その結果，不妊を受け入れるのではなく，子をもちたいという欲望をあくまでも実現しようとする姿勢が生まれてしまうとする。それと同時に，不妊は「治療すべき病気」であるという社会的偏見（へんけん）が助長されることにもなる。

　フェミニストに属する人々も，このような生殖技術開発が，女性は子どもを産むための道具であるとする女性観を内包していると批判している。また母であることに至上の価値を置くものだとも批判している。すなわち，このような生殖補助技術が前提とし，助長しているのは，「女は子どもを産んでこそ一人前」であり「母になることは無上の喜びである」という一面的な女性観や社会通念であるが，このよ

うな女性観や社会通念こそ，不妊で苦しむ女性をますます苦しめるものなのである。子をもたないという選択も一つの選択肢（せんたくし）であることを認めようとしていないとも批判している。

　また，このような技術の多くが，何らかの仕方で生まれてくる子と親との血縁関係を求めていることに疑問を投げかける見解もある。親子関係は血縁関係でなくてはならないというのも一つの固定観念にすぎないのであり，養子など別の選択肢も考慮すべきだという意見である。

５ クローン技術による不妊治療（クローン人間）

　1997年，体細胞からクローン技術によってつくられた「**羊のドリー誕生**」のニュースは，世界中で驚きをもって迎えられた。受精卵からではなく，体細胞を用いてクローン個体（ほにゅう）をつくり出すことは哺乳類では困難だとされていたからである。その後，牛やネズミやネコなどでもクローン個体が産生されている。クローン技術を用いることによって，肉質のよい牛や乳量の多い牛など，食料として優良な動物を大量に生産したり，病気の治療に必要なたんぱく質を分泌（ぶんぴつ）する動物を大量に生産して医薬品を製造したり，同じ遺伝子をもった実験動物を大量生産することにより，遺伝的条件を整えたうえで実験や研究を行うことなどができるようになると考えられており，現在，研究が進められている。

　しかしクローン技術を，不妊治療の一つとして人間にも応用してよいのだろうか。不妊治療の最後の手段として，カップルのどちらか片方とまったく同じ遺伝子をもつ子をつくることは許されるだろうか。

　現在，多くの国で**クローン禁止法**を制定している。わが国では2000（平成12）年，「ヒトに関するクローン技術等の規制に関する法律」が公布された。この法によれば，「何人も，人クローン胚（はい），ヒト動物交雑胚（また）又はヒト性集合胚を人又は動物の胎内に移植してはならない」のであり，違反した者には「10年以下の懲役（ちょうえき も）若しくは千万円以下の罰金に処し，又はこれを併科する」としている。人のクローン個体，いわゆるクローン人間の産生を禁止する理由は「人の尊厳の保持，人の生命及び身体の安全の確保並びに社会秩序の維持に重大な影響を与える可能性がある」ためである。この理由は，1998（平成10）年の科学技術会議生命倫理委員会クローン小委員会が「クローン技術に関する基本的な考え方について」で，次のように述べている。

　クローン技術の人への応用は，人間の「手段化・道具化」につながるものであり，「生まれてきた子どもは体細胞提供者とは別人格を有するにもかかわらず常に提供者との関係が意識されるという人権の侵害が実現化する」。また人のクローン個体の産生は無性生殖によるものであり，人類が発生以来行ってきた両性がかかわる生殖とはまったく異なるものである点も禁止の理由としてあげられている。そのほかにも，クローン人間は，もと（遺伝上の親）の人間が生きてきた事実を知りうる立場にあるから，もとの人間とまったく同じ人格をもち，まったく同じ人生を歩むことはないとしても，普通の人間よりも自分自身や自分自身の将来についての情報を知ってしまうことになる。それは「将来を知らずにいる権利」「未来を決められな

い権利」の侵害であると考える反対論もある。また普通の人間においては，両親から遺伝子を受け継いでいてもその発現には偶然性があるのに対して，クローン人間では一人の人間の遺伝子だけを受け継ぐので，特定の素質や条件が一方的に押し付けられることになり，それは奴隷(どれい)に等しいとする反対論もある。

4．再生医学へ向けての倫理問題

●**再生医学の可能性と問題点**　21世紀の医学・医療をリードするのは，ヒトゲノムと再生医学であるといわれている。様々な原因により欠損した組織や細胞が補充される現象が**再生**である。再生力は血液，血管，骨，肝臓，粘膜(ねんまく)が比較的強く，腺(せん)細胞，筋肉，軟骨は弱く，これまで神経細胞や心筋は再生しないと考えられてきた。しかし，今日，幹細胞の研究，幹細胞からの分化誘導技術の開発などから，神経細胞や心筋も再生しうるとされ，実際，心筋での臨床応用が行われている施設もある。現在，皮膚培養(ばいよう)も実用化が進み，軟骨，関節，角膜などを培養して移植する研究も進められている。将来，他の組織や臓器が再生されれば欠損部分に移植することが可能であり，臓器不足が解消されることになろう。また神経系の難病とされる疾患に対する根治治療の方法が開発されるものと期待されている。

　　しかし現在は，解決されねばならない倫理的問題も起きている。一つは研究試料が受精卵であったり，そこから分化したばかりの細胞であったりするので，ヒトクローン個体（いわゆるクローン人間）の産生につながる可能性があるという点である。クローン技術を用いてヒト個体として産生することは禁止されており，わが国では2000（平成12）年に「ヒトに関するクローン技術等の規制に関する法律」が公布された（前項 **5**「クローン技術による不妊治療（クローン人間）」を参照）。

　　どのような方法で胚(はい)を研究すべきかについても，2001（平成13）年に「特定胚の取扱いに関する指針」（表5-12）が公布されている。

●**再生可能な幹細胞の種類**　ヒトES細胞（胚性幹細胞）についても，2001（平成13）年，「ヒトES細胞の樹立及び使用に関する指針」が出されている。ヒトES細胞は「人の体を構成するあらゆる細胞に分化することができる可能性をもつ細胞」である。ヒトES細胞は，これを培養したからといって人個体になることは絶対にないが，あらゆる細胞に分化しうるので万能細胞ともよばれている。1998年にアメリカでヒト胚盤胞からヒトES細胞が樹立された。ヒトES細胞とは「ヒト胚から採取された細胞，または当該細胞の分裂により生じる細胞であって，胚でないもののうち，多能性を有し，かつ自己複製能力を維持しているもの，またはそれに類する能力を有することが推定されるもの」である。ほかにも，多能性よりも限定されてはいるが，分化能をもつ幹細胞として，上皮幹細胞，造血幹細胞，神経系幹細胞などが知られている。

　　原理的には，患者本人の体細胞からES細胞を樹立あるいは多能性幹細胞を作成できれば，患者本人のDNAをもつ細胞や組織を移植できるので，免疫(めんえき)の拒絶反応の問題は生じないはずである。そこでこのかたちが最も理想的であると考えられて

表5-12●特定胚の性質

胚の性質	胚の名称	胚の特徴	胚の研究の有用性	胚の取扱い
無性生殖により特定の人と同一の遺伝子構造を有する人になる胚	ヒトクローン胚	すでに存在している人の体細胞からの核移植によってつくられる胚（いわゆるクローン人間の産生につながる胚）	免疫拒絶反応のない移植医療・細胞治療に関する研究など	・人または動物の母胎への移植は，法律により禁止 ・法律に基づく指針により，適正な胚の取扱いを確保
ヒトの種としてのアイデンティティを脅かす個体になる恐れのある胚	ヒト動物交雑胚	ヒトの精子と動物の卵子（またはその逆の組合せ）の間での受精によってつくられる胚（ヒトと動物のハイブリッド胚）	（当面は想定されない）	
	ヒト性集合胚	ヒトの胚と動物の胚・細胞が集合して一体となった胚（ヒトと動物のキメラ胚）	（当面は想定されない）	
	ヒト性融合胚	ヒトの細胞の核を動物の卵に入れてできる胚	免疫拒絶反応のない移植医療・細胞治療に関する研究など	
有性生殖による一卵性多児の人工的な産生が可能となる胚など	ヒト胚分割胚	ヒトの初期の胚を分割した胚（人為的な一卵性多児）	可能性あり（不妊治療研究など）	・人または動物の母胎への移植は，指針により禁止 ・法律に基づく指針により，適正な胚の取扱いを確保
	ヒト胚核移植胚	ヒトの初期の胚からの核移植によってつくられる胚（人為的な一卵性多児）	ミトコンドリア異常症の予防・治療に関する研究など	
	ヒト集合胚	ヒトの細胞とヒトの胚を集合させて一体とした胚（ヒトとヒトのキメラ胚）	可能性あり（初期胚の段階における細胞治療に関する研究など）	
一部にヒトの要素をもつ動物になる胚	動物性集合胚	ヒトの細胞が動物の胚と集合して一体となった胚（動物とヒトのキメラ胚）	動物体内での移植用臓器の作成研究など	
	動物性融合胚	動物の細胞の核をヒトの卵に入れてできる胚	（当面は想定されない）	

資料／「特定胚の取扱いに関する指針」および「ヒトに関するクローン技術等の規制に関する法律施行規則」解説資料

いる。しかし現在，ES細胞やEG細胞，幹細胞の樹立とその研究がようやく始められたばかりである。治療に応用されるとしても，当面は，樹立されたES細胞からつくられた細胞や組織を患者に移植するというやり方が考えられており，この場合，拒絶反応の問題は残されることになる。患者自身の体細胞からの細胞や組織の再生医療に至るまでには，まだまだ越えなければならないハードルは高いと予想されている。

●ヒトES細胞　ヒトES細胞は「人の生命の萌芽（ほうが）」であるヒト胚を滅失させて樹立される。ヒト胚は，不妊治療の一つとして用いられる生殖補助技術である体外受精によってつくられた，いわゆる余剰（よじょう）胚である。

　先の「ヒトES細胞の樹立及び使用に関する指針」では，ヒトES細胞の取り扱いについて以下のように定めている。

①冷凍保存されているヒト受精胚であること。

②提供する者が当該受精胚を不妊治療に用いる予定がなく，滅失する意思があること。

③提供する者に対して，ES細胞を樹立するために用いられるというインフォームドコンセントがなされていること。

④当分の間，基礎的研究（ヒトの発生，分化および再生機能の解明，新しい診断法・予防法・治療法の開発，医薬品などの開発）に限る。臨床応用に関しては別の基準が定められるまで行わない。

⑤「ヒト胚が生命の萌芽であること及びヒトES細胞がすべての細胞に分化する可能性があることに配慮し，人の尊厳を侵すことがないよう，誠実かつ慎重に」取り扱うこと。

⑥ヒト胚は無償で提供されること。

⑦提供機関・樹立機関は，研究計画をそれぞれの倫理委員会において審査したうえで政府での承認を得ること。

　2003（平成15）年11月に京都大学でヒトES細胞が樹立された。樹立されたヒトES細胞は共有のものとされ，認可を受けたヒトES細胞使用研究機関に無償で配布されるシステムがつくられている。

●iPS細胞　京都大学の山中伸弥教授らは，2006（平成18）年8月にマウスでiPS細胞（人工多能性幹細胞）の作製を発表，翌2007（平成19）年11月21日，アメリカの科学雑誌「セル」の電子版にヒトのiPS細胞作製の論文を発表し，世界中が驚きとともに，その成功を讃えた。iPS細胞とは「体細胞に特定因子を導入することにより樹立される，ES細胞に類似した多能性幹細胞」である。

　この発表から約1か月後に，文部科学省は京都大学にiPS細胞研究の拠点となるセンターの新設を決め，約22億円の予算措置を講じた。さらに「再生医療実現化プロジェクト」では，「iPS細胞はわが国発の画期的成果」であり，「オールジャパン体制のもとで戦略的に研究を推進」していくとし，2008（平成20）年度からの5年間で約100億円の支援を決めた。京都大学，東京大学，理化学研究所，慶應義塾大学を拠点として，20を超える大学や公的研究機関が連携する研究ネットワークが立ち上げられた。京都大学は特許取得のための体制を整備し，研究成果を再生医療や新薬開発につなげるため，産業界との連携を図っている。

　iPS細胞の利点は，ES細胞にまつわる倫理問題を回避できることである。ES細胞は生命の萌芽である受精卵を滅失して作製されるため，作製に反対する意見も強い。これに対して，iPS細胞は体細胞からつくられるため，倫理的問題は生じない。ただし，iPS細胞の質を保証するためにはES細胞との比較が必要なので，ES細胞研究がなくなるわけではない。

　また，iPS細胞の作製は，ES細胞作製に比べて技術的に容易なので，気軽につくられて悪用されることを心配する声もある。

　ES細胞，iPS細胞をはじめとする幹細胞研究に共通する倫理問題となるが，試料

提供者への十分なインフォームドコンセントが必要である。研究者には，提供された細胞には提供者の遺伝情報が詰まっているため，提供者のプライバシー保護も求められている。臨床応用されるに際しては，医学的安全性の確保，目的の妥当性等が倫理的問題となるだろう。

　社会的には，どこまで再生医療を認めるかが問題となるだろう。現在，ES細胞同様，iPS細胞からも配偶子を作製することは許されている。今のところ，受精（胚の作製）は認められていないが，不妊治療への応用を考えるなら，いずれヒトiPS細胞から作製した生殖細胞から個体を発生させることになるだろう。これについてはとりわけ慎重な倫理的な検討が必要である。また，どこまで脳の機能を人為的に操作することが許されるのかという問題も出てくるだろう。

　いずれにせよ，医学研究および医療は，病気で苦しみ，新しい治療法を求めている患者の理解と協力，そして社会の理解と協力を得て，進められていくべきものである。

●**胎児細胞**　胎児細胞も利用される。利用される胎児は人工妊娠中絶を受けた胎児である。胎児細胞は増殖力が強く，免疫的拒絶が弱いという性質から利用価値が高いとされ，胎児細胞から培養して神経細胞，軟骨細胞，骨細胞，脂肪細胞，心筋細胞，腱細胞などの種々の分化した細胞の研究が進められようとしている。アメリカでは，研究目的だけではなく，パーキンソン（Parkinson）病やアルツハイマー（Alzheimer）病の治療法の一つとして胎児からの細胞移植が行われてきた。わが国では，胎児利用についてはガイドラインがつくられておらず，産科婦人科学会の会告「死亡した胎児・新生児の臓器等を研究に用いることの是非や許容範囲についての見解」が1987（昭和62）年に出されているだけである。ヒト胚，ES細胞については討議されガイドラインが出されているのに対して，かたや中絶胎児については討議されないことについての批判もある。この会告によれば，研究は中絶胎児を用いなければできず，かつ研究成果が極めて大きいと考えられる場合に限られるべきであること，胎児の母親および父親（親権者）に研究目的を説明したうえで，許可を得ることが必要であるとしている。

　中絶した胎児をどう扱うことが倫理的に正しいのか，いくつかの見解がある。

　賛成意見としては，人工妊娠中絶は女性の自己決定権に属する問題であるから，これを許されており，同様に胎児を研究や治療のために提供するかどうかを決めることも，女性の権利に含まれているとする考え方があげられる。この見解では胎児も臓器と同じように所有物と考えられている。

　しかし反対意見もある。わが国ではほとんどみられないが，そもそもいかなる中絶にも反対する人々にとっては，中絶胎児の利用は問題外である。また，中絶には反対しないが，胎児利用には反対するという見解もあるし，胎児利用を女性の権利と認める見解に反対する意見もある。それによれば，女性は，中絶を選ぶことによって，胎児の生きる権利を奪ったのであるから，その後の利用について胎児の利益を代弁できる立場にはないのである。そのほかにも，胎児利用が行われることで，

女性が中絶に伴う良心の痛みを軽減できるようになるのではないか，それは妊娠・出産についてのあるべき考え方に反するものだと懸念する声もある。また母体の安全を考えた中絶手術が行われず，研究者の都合に合わせた手術が行われるのではないかと心配する声もある（**資料2**参照）。

臨床医学研究と倫理

　臨床医学研究は，人類の福祉，医学・医療の進歩，ならびに診療に責任を負う目前の患者のために極めて重要であり，一刻もおろそかにできない臨床研究によって発見された多くの新しい事実や法則が診療の現場に生かされ，人類の幸福に大きく寄与してきた。

　今日，多くの新しい技術が開発されればされるほど，さらに分子レベル，細胞レベル，遺伝子レベルの研究が進歩すればするほど，それらの成果を臨床の場に活用するために，臨床研究の必要性はいっそう増している。臨床実験は人間，ことに患者を研究の対象とせざるをえないため，日常診療と同じく，いやそれ以上に，医療者と患者の相互信頼を前提とした協同作業であり，当然のことながら厳しい倫理的な制約を受け，方法論にも困難を伴う。

1. 臨床医学の主な臨床倫理綱領

1 ニュルンベルク綱領

●**内容と歴史的意義**　洋の東西を問わず，反倫理的な人間医学研究が長く行われてきたが，医学研究史上最も大きな反倫理的な出来事は，ナチスの医師たちによる国家的規模の犯罪とされている。**ニュルンベルク裁判***の判決文は，「第2次世界大戦開始以来，……犯罪的医学実験がドイツと被占領地で大規模に行われた。……人間に対する医学研究は，合理的に，明確に限定された範囲にとどまった場合にのみ，医学プロフェッション一般の倫理に合致する。……道徳的・倫理的・法的理念を満足させるためには，次のような一定の基本原則を守らねばならない」と述べ，後に「**ニュルンベルク綱領**」とよばれる10か条（**資料3**）を提示した。第1条の冒頭には，医学研究においては，「研究の対象となる人間の自発的承認が絶対に必要である」と宣言され，「……試験対象者が承諾を決意する前に，研究の性格・期間・目的・方法，起こりうる不快事・偶発事，その実験に参加したために起こるかもしれない健康への影響について知らされなくてはならない……」と記された。この倫理綱領は，医学研究における被験者の人権保護を目的としたものであるが，その後，新しい医療技術や治療法などを研究する場合にも適用されるようになったもので，その歴史的意義は極めて大きい。

***ニュルンベルク裁判**：1945年11月〜1946年10月。第2次世界大戦の戦勝国（連合軍）によるナチスの戦争犯罪者の裁判。戦争指導者および残虐行為責任者を人道上から断罪した，世界史上初の国際裁判。

2　ヘルシンキ宣言

1）宣言の内容

　世界医師会は1948年に「ジュネーブ宣言」を決議した（本章Ⅰ-A-4「世界医師会のジュネーブ宣言」参照）が，1949年には「医学倫理の国際綱領」を，1954年には「研究および実験の原則」を採択し，さらに1964年，**ヘルシンキ宣言**を公にした。本宣言は，1975年の東京，1983年のベニス，1996年のサマーセットウエスト，2000年のエジンバラ，2008年のソウルでの総会において修正されている。

　医学研究においては，研究者は被験者の研究協力への同意すなわちインフォームドコンセント（IC）を得なければならない。**東京での修正**では，このICについて詳細な指針が示され，倫理審査委員会を独立した委員会として取り入れ，審査委員会に提出する実験計画書にはどのような倫理的配慮をしたか記載すること，学会雑誌に，本宣言の趣旨に沿わない論文掲載の拒否を求めることなどが加えられた。**ベニスの修正**では未成年者の場合，代理人の同意のほかに本人の同意を得なければならない点が加えられ，**サマーセットウエストの修正**では，「立証された診断法あるいは治療法が存在しない研究段階におけるプラセボの使用」が認められた。

　2000年の**エジンバラでの修正**は，上記の基本原則に加えて，これからの最先端の医学研究の推進を勘案したものとなっている。その一つは，遺伝子解析研究・治療や再生医療が視野に入れられていることである。そこでは，「個人を特定できるヒト由来の材料および個人を特定できるデータ」が扱われること，研究の対象者として病気の人だけではなく現在健康な人をも含む広範な人々が想定されること，「弱い立場にあり，特別な保護を必要とする研究対象集団」が想定されること，などが考慮されている。また，これからの研究が経済的利潤を生む可能性が大きいこと，それによって格差がさらに広がる可能性が懸念され，「経済的および医学的に不利な立場の人々がもつ特別のニーズを認識する必要性」も指摘されている。すなわち，個々人の最も私的な情報であると同時に人類の共通の遺産ともとらえられるべき遺伝子の解析研究，治療，創薬開発など，医学研究の推進にあたっては従来以上の人権擁護と広範な倫理的配慮が必要であるとうたわれた。

　2008年の**ソウルでの修正**では，「医学研究に十分に参加できていない人々には，研究参加への適切なアクセスの機会が提供されるべきである」（5項）が加えられた。従来，子ども，女性（特に妊婦）などは，安全性の確保を理由に研究対象から外され，最新の医学研究の恩恵を受けられないという事態が生じていたが，このような人びとも医学研究に参加できるようにすべきだとされたのである。もちろん，子どもや女性などには，より慎重な配慮がなされなければならない。また，臨床試験の登録制度（19項），研究参加者が被害を受けた場合の治療・補償（14項）も新たに加えられた（**資料4**）。

2）医学研究の指針

　ヘルシンキ宣言は，医学の進歩は最終的にはヒトを対象とする試験に依存せざるをえないことを認めたうえで，被験者の福利に対する配慮が，科学的利益および社

会的利益より優先すべきであるという原則に立って，医学研究の倫理を守るための具体的な手続きを明らかにしたものとして国際的に高い評価を受け，現在のところ医学研究の指針として国際的に広く受け入れられている。

3　その他の倫理規定

1）被験者の保護と倫理規定

　ヘルシンキ宣言以後，人間実験や臨床研究，ことに新薬承認のための臨床試験についての倫理規定が各国でつくられた。最も詳細かつ厳格なのはアメリカで，被験者保護あるいは新薬申請の名目で，食品医薬品局（Food and Drug Administration；FDA）が新薬開発に関し1977～1981年の間に，後述する"知らされたうえの同意"（informed consent；IC）や，施設内審査委員会などの規定を定めた。

　わが国でも1985（昭和60）年，類似の規定が設けられ，特に頻度も多く，かつ重要な医薬品の臨床試験は，改訂され，現在，「医薬品の臨床試験の実施の基準に関する省令」〔1997（平成9）年3月27日，2009（平成21）年改正〕により実施されている。

2）倫理に関する国際的ガイドライン

　世界保健機関（WHO）と**医科学国際組織評議会**（Council for International Organization of Medical Science；**CIOMS**）は，共同して1981年，国際的なガイドラインを公表した。このガイドラインは医療研究の推進のために「ヘルシンキ宣言」の倫理原則の遵守を求め，今後は途上国においても，単にその地域の医療に直接関係する研究だけでなく，これまで先進国内で行われていた研究が経済的に安上がりで，かつ社会的制約の少ない途上国に舞台を移す可能性があることから，本ガイドラインを定めておく必要性を強調していることが注目される。

2．知らされたうえの同意（インフォームドコンセント）

　「ニュルンベルク綱領」「ヘルシンキ宣言」が，人間実験に関する倫理的枠組みとして最も強調しているのは**"知らされたうえの同意"**（informed consent＊；**IC**）である。

1　ICの基本

　アメリカの食品医薬品局（FDA）によると，「ICとは，本人または法的に認められた代理人による，知ったうえの同意であって，不当な誘導なしに，あるいは圧力，詐欺，いつわり，強迫などの要素なしに，あるいは他の形での強制や威圧なしに，まったく自由に選択力が行使されたものでなくてはならない」とされている。

　アメリカ大統領委員会の勧告では，以下のようにICについての見解を示している。

　①ICの原則は法律の基礎でもあるが，本来は倫理的命題である。

　②倫理的に真実な同意は，医療側と患者側の相互尊敬と相互参加に基づく共同意

＊informed consent：インフォームドコンセントの日本語には「説明と同意」「説明と理解そして同意」もあるが，「説明と理解，そして選択」という言い方が適切かもしれない。

思決定をするためのものであって，ある治療のリスクを列挙した書類に記入する儀式ではない。

③ICは，表現力のある自覚をもった知識人だけに適用されるものではなく，すべての患者にかかわるべきものである。

④ICは，成人が自分自身の価値観に基づき，また自分の固有の目標の遂行のために，医療を受け入れ，または拒む権利である。

⑤医療者は，単に患者にとって不愉快であるという理由で情報を引っ込めるべきでない。患者が望むか，開示が実際に有害である場合を除いて，社会の大多数の人は悪いニュースを隠すことを望んでいないと本委員会は信じている。

⑥情報を理解するには，家族の援助が大いに役立つ。

⑦医療上の意思決定の理想を実現するには医療者側の時間を必要とするから，医療費を決める場合にこれを考慮すべきである。

さらに，本人が意思決定能力をもたない場合の代理人や倫理委員会の役割などが列挙されている。

ICは，①**開示**，②**内容の理解**，③**自己決定**の３段階を踏み，それぞれの条件を満たしたものでなくてはならない。

2 開示の内容

開示の内容についてFDAは，

①これは（普通の診療ではなく）研究的意味をもつことと，施設内審査委員会がこの研究に被験者が参加することを承認していることの明記，

②研究の領域，ねらい，目的，方法，期間の説明，

③合理的に予見できるリスクの説明，

④予期される利益の説明，

⑤これ以外に適当な方法（代替療法）があればその開示，

⑥試験の進行中に明らかになった情報は被験者に伝えるという言明，

⑦どのような質問にも答えるという言明，

⑧与えられる賠償および医療の説明，

⑨何か障害や問題が起こったときの連絡先，

⑩研究への参加は自発的なものであり，拒絶しても不利な立場に立たないこと，および被験者が望めばいつでも中止できることの言明，

などをあげている。

3 被験者（研究協力者）の理解

臨床研究の場合は日常診療の場合よりも，しばしば理解困難な術語や表現が使用されやすいので，被験者の理解がいっそう困難であり，医師・研究者と患者・被験者との間の食い違いがいっそう激しくなることがある点を，深く考慮しておかなければならない。

4 ICの目的

ICは臨床研究者の便宜のために行われるものではなく，患者・被験者の人権を守

るためのものである。砂原[8]は，「ICは，本来診療の対象であるべき患者を臨床研究の対象として"利用"するための免罪符（めんざいふ）として考え出された仕掛けではない。もともと日常診療における人間関係の基盤としてのICが，あらかじめ確立していなくてはならないものであって，それを踏まえたうえで臨床研究の場合にはより厳格，より慎重なIC手続きが要求されるのであると理解すべきである」と強調している。

3．倫理審査委員会の設置，構成と責務

1　倫理審査委員会の設置

　臨床医学研究が行われる研究機関の長は，研究計画の適否，研究の実施・変更などの審査を行わせるため，倫理審査委員会を設置し，その意見を尊重しなければならない。

2　倫理審査委員会の構成

　医学研究や新たな治療法の倫理に関する委員会は，単に医学の専門家でだけではなく，それ以外の分野の有識者や一般の立場の者，当該施設に属していない者などの参加を得て，専門的基準ではなく，理性ある市民の基準が尊重されるようになっており，ICによる被験者個人の自己決定権の確立と相まって，被験者の人権を保証する体制ができあがった。

　2001（平成13）年に「ヒトゲノム・遺伝子解析研究に関する倫理指針」，2003（平成15）年に「臨床研究に関する倫理指針」など，政府のガイドラインがいくつか出されており，倫理審査委員会もこれらのガイドラインに則って（のっと）構成されるようになってきた。たとえば，遺伝子解析研究に関しては，先端的な医療問題を審議する倫理審査委員会の構成メンバーについて，以下のように規定されている。

　①倫理・法律を含む人文・社会科学面の有識者，自然科学面の有識者，一般の立場の者から構成されなければならない。

　②外部委員を少なくとも複数名置かなければならない。

　③外部委員の半数以上は，人文・社会科学面の有識者または一般の立場の者でなければならない。

　④男女両性で構成されなければならない。

3　倫理審査委員会の責務

　倫理審査委員会の審議は，独立の立場から，また学際的かつ多角的な視点から，公正かつ中立的になされなければならない。とりわけ倫理的観点および科学的観点から当該申請研究の内容が倫理的に許されるものか，科学的妥当性（だとう）を有しているかについて審査しなければならない。また，審査を経て実施された研究について報告を受け，適正に実施されているかどうかの実地調査を行わなければならない。これまでにも，脳死状態からの臓器摘出，臓器移植，不妊症の治療，エイズ患者のプライバシーの保護，輸血を拒否する場合の救急医療，抗がん剤の臨床実験などが審議されており，今後は遺伝子解析研究，遺伝子検査，遺伝子治療やゲノム創薬などの討議が増えるものと予想される。

　このほか，2002（平成14）年には「疫学研究に関する倫理指針」も出され，従来，公的倫理審査を経ないでなされてきた社会医学の研究も，そのあり方が見直されるようになってきた。また，個人の病歴だけではなく生活状況を対象とする看護研究においても倫理審査が求められるようになった。薬学，歯学，脳科学などの分野でも倫理審査委員会が設置されている。

４．医薬品の臨床試験における倫理

　医薬品の臨床試験（治験）は，1997（平成９）年４月に定められた「医薬品の臨床試験の実施の基準に関する省令」によって1998（平成10）年４月から実施されている。本基準は，ほかの臨床試験と異なり，治験依頼者（製薬企業），治療を行う医療機関（実施医療機関）の長，治験審査委員会，実施医療機関において治験にかかわる業務を統括する治験責任医師（または歯科医師）などの責務，および被験者（治験薬を投与される者）への厳格なインフォームドコンセントなどが定められている。

１）治験依頼者（製薬企業）の責務

　治験実施計画書などの作成，治験実施医療機関，治験責任医師の選定のほか，特に治験が適正に行われていることを確保するための実施医療機関に対するモニタリング，および治験により収集された資料の信頼性を確保するための調査（監査）の実施を義務づけており，さらに治験が終了し，または中止したときは，その結果を取りまとめた治験総括報告の作成を規定しており，従来に比べ治験依頼者の責務は著しく強化されている。

２）実施医療機関の長の責務

　治験を行うことの適否，その他の治験に関する調査審議を行うための治験審査委員会，および治験にかかわる業務に関する事務を行う治験事務局の設置，治験依頼者によるモニタリングや監査への協力などが義務づけられている。

３）治験審査委員会の責務

　実施医療機関の長から意見を求められたときは，審査の対象となる治験が倫理的および科学的に妥当であるかどうか，そのほか，当該治験がその医療機関で行うのに適当であるかどうかについて，文書により意見を述べなければならない。

４）治験責任医師（または歯科医師）の責務

　治験実施の責任を担うことはもちろんであるが，特に重要なことは

①倫理的・科学的視点から，治験の目的に応じ，健康状態，症状，年齢，同意の能力などを十分考慮して被験者を選出すること，

②被験者に治験薬の適正な使用法を説明し，使用状況を確認すること，

③被験者に有害事象を生じた場合には適切な医療が提供されるよう必要な措置を講じておくこと，

④被験者に対し，文書により適切な説明を行い，自由意思による同意を文書で受け（署名，捺印），その写しを被験者に交付すること，

と定められている。

5．臨床疫学研究における倫理

　臨床疫学研究が，近年広く行われるようになった。臨床疫学研究の対象は広範囲にわたるが，①疾患の罹患率や分布を調査し，その要因を明らかにする，②疾患の成因を探り，その予防や治療法の有効性を検証したり，環境や生活習慣のかかわり合いなどを明らかにする，などを目的に行われる。たとえば，高コレステロール血症では，心筋梗塞の発症頻度は高いことが知られているが，血中コレステロールを低下させる薬剤が果たして心筋梗塞の発症を低下させるか否かを明らかにするには，多数例を対象にした長期にわたる調査研究が必要である。2型糖尿病の発症は環境因子，特に生活習慣と深く関連しているが，食事の是正，適度の運動など，生活習慣に介入して肥満を解決したり，体重の増加を抑制した場合，2型糖尿病の発症予防は可能であるか否かを明らかにするには，適切な対象の参加を得た数年間にわたる疫学調査が不可欠である。

　臨床疫学研究のあり方が倫理的観点から検討されてきたが，この研究においても研究対象者の尊厳と人権を守らなければならないことが認識され，2002（平成14）年，文部科学省および厚生労働省の委員会によって「疫学研究に関する倫理指針」がまとめられた（がん登録事業などは同指針の適用外となっている）。

　この指針によれば，研究者は研究対象者からICを得ることが原則である。**介入研究**＊か観察研究か，人体からの試料採取の有無や，試料採取の際の侵襲性の有無によってICを受けるやり方は異なるが，説明にあたって対象者に個別的に面接する必要はないとされている。対象者への説明は，説明会を開催し集団に対して説明する，あるいは説明文書を郵送する，ホームページなどを通じて疫学研究の実施についての情報公開をする，などの方法がとられることになる。

　また，ほかの研究同様，研究計画は倫理審査委員会において倫理的観点，科学的観点から審議されなければならず，研究成果は公表しなければならない。

＊**介入研究**：指針によれば，「研究者等が研究対象者の集団を原則として2群以上のグループに分け，それぞれに異なる治療方法，予防方法その他の健康に影響を与えると考えられる要因に関する作為又は不作為の割り付けを行って，結果を比較する手法によるもの」を指し，介入研究以外のものが観察研究である。

医療における患者の権利

Ⓐ 患者の権利尊重の医療背景

1. 疾病の変貌

　近代医学の黎明期におけるコッホ（Koch, R.）の結核菌の発見（1882年）は，当時，人類の最大の脅威であった結核の原因を明らかにしたという歴史的意味をもつだけではなかった。細菌学的研究の基本原則を打ち出すことによって，感染症とその対策という近代医学的論理を定着させた点でも画期的であった。さらに，病気を人体から切り離し，病気の原因を操作するという能率的な研究方法論と，それに支えられた明快な医学思想をも創り上げたのである。その後の抗生物質の開発は細菌感染症を克服するともに，単純明快なこの医学思想をいっそう助長して，他の疾病をも類似の思想のもとに対応できるであろうとした。

　しかし，多くの疾患はこのように単純ではなかった。高血圧，動脈硬化，糖尿病，神経・筋疾患，膠原病，精神疾患，がんなどの疾患は，遺伝と環境の相互作用によって発症・増悪するか，原因不明である。さらに人口の高齢化に伴い，複数の疾病を併せもった患者も増加している。しかもこれらの疾患をもつ患者の多くは活発な社会活動を行っている。このような場合の医療における意思決定は，医師のみでは行い得なくなった。

2. 医療に対する価値観の変化

　近代社会では価値観は多様化し，医療上の価値は多くの重要な価値の一つにすぎなくなった。医療における意思決定も，患者の社会的状況や活動を考慮に入れた複雑な過程があり，医師の医学的価値判断に基づく治療を一方的に押しつけることはできない。

3. 医療技術の変化

　最近の医療は，しばしば患者の精神と身体に対し極めて侵襲的な技術体系である。しかも医療体系の優れた効率が，個々の症例に対する成果を必ずしも保証するものではないのである。

　これらの諸点から，医療における意思決定を医師のみに委ねるわけにはいかなくなったものと考えられる。

1　医学・医療のあゆみ

2　健康と疾病

3　医学と医療

4　わが国の医療供給体制

5　現代医療における諸問題

　患者の権利主張とその承認

1．医療史にみる患者の権利

　　上述したように，医療そのものに構造的変化が起きたこともあるが，より本質的には，医療における人間関係の矛盾に対する患者側の権利主張である。その背景をなすものは，いうまでもなく**イギリスの「大憲章」**（1215年），**アメリカの「独立宣言」**（1776年），**フランス革命議会の「人権宣言」***（1789年）などに代表される人権思想の発展としてとらえるべきものであろう[9]。

　　しかし，第2次世界大戦前の医療史では，患者の権利については具体的にほとんど考えられていなかった。ところが，1948年の世界保健機関の発足にあたり採用された「健康憲章」に始まり，1971年の国際連合の「精神薄弱者の権利章典」，1973年のアメリカ病院協会の「患者の権利章典」，1975年の国際連合の「障害者の権利宣言」，1981年の世界医師会の「リスボン宣言」というように，患者の権利をうたった宣言が相次いだ。

2．アメリカ病院協会の「患者の権利章典」

　　アメリカ病院協会の**「患者の権利章典」**（資料5）は医療史上画期的なもので，その前文には次のように記載されている。「アメリカ病院協会は以下の諸権利を遵守することが，より効果的な医療に役立ち，患者や担当医，および病院にとっても大きな満足をうる途であることを期待して，ここに患者の権利章典を提示する。本協会はまた，診療の最も中心たるべき患者に代わって，会員病院が本章典を支持することを期待する。適切な医療においては，医師－患者関係の重要さは周知されている。この伝統的な医師－患者関係は，医療が組織的構造によって提供されるとき新しい局面を迎える。法律的にも，病院組織が患者に対して責任のあることは，判例として確立されている。すなわち，以下の諸権利は肯定されているという認識は成立しているのである」

　　「患者の権利章典」は，患者や一般社会ではなく，医療を提供する病院が，協会という組織によって患者の権利を具体的に明らかにし，それを自ら遵守することを宣告したところに大きな意義がある。すなわち，これらの権利を全面的に承認することは，医療のやり方や医療開発の方法，さらに医学教育まで含めて，革命的といってよいほどの転換を必要とするものであると高く評価されるのである[10]。

3．患者の権利承認における日・米の違い

　　アメリカ病院協会の「患者の権利章典」と，その後に発表されたわが国の全国公

＊**人権宣言**：フランス国民の自由・平等，圧政への抵抗権を自然権として認めた17条からなる宣言。国民主権，法の支配，私有財産の不可侵を規定。

私病院連盟の「病院経営・管理の倫理，医の倫理」〔1981（昭和56）年〕や，日本病院会の「倫理綱領」，「医師の基本的勤務要領」〔1982（昭和57）年〕，「患者の権利と責任」〔1983（昭和58）年〕（**資料6**）などの間には，その哲学，立場，姿勢において大きな違いがあることに気づくであろう。

　砂原[11]は「日本のそれは現代の医療における基本的人間関係についての本質的洞察を欠き，むしろ優越者としての医師の心構えに重点を置いているように思われるが，アメリカ病院協会はまさに10年前（今から40年前となる）に，すでに明確に患者の立場に立ち，患者に代わってその権利を主張していることを強調している。……患者の権利主張だけによって，合理的な医療関係が形成されるわけではないことはまったく明らかであるが，医療は医師のためのものではなく，患者のためのものであることも明らかである。したがって，患者の権利の立場から医療における人間関係と技術関係を見直すことが，今日極めて重要な課題である」と指摘している。世界医師会は，患者の権利に関し，1981年に「**リスボン宣言**」を採択したが，その後も総会ごとに改正し，1995年にはインドネシアのバリ島で「リスボン宣言」改正を公にした（**資料7**）。

 # 患者の自己決定権

1．患者の不安・期待と医療の現実

1 患者の不安

　病気にかかったときはだれでも，肉体的苦痛とともに，病気について，治療について，社会的活動について，予後について精神的不安をいだく。さらに医師の行動についても注目し，所見や検査所見などを説明する場合，医師が無言で頭を傾けたりしただけで，自分の病状に不審な点があったり，重大な所見のあることに医師が気づいたものと受け取ることがあろう。質問に対しても納得のいく説明がなかったり，家人にのみ説明が行われた場合も，不安はいっそう高まることになる。

2 受容を促す医師の努力

　医療におけるコミュニケーションの大きな目的の一つは，患者が望ましい療養態度を自らとるように援助することである。その望ましい療養態度の原則は，受容と希望と自発性である。受容とは，患者が自らの病状を過大・過小評価することなく，ありのままを認めることである。受容という患者のこのような態度こそ，患者の人格が尊重される基本であり，医療効果を最大にすることに通じる道でもあるので，医師はこの点についてもあらゆる努力を傾けなければならない。受容に次いで希望と自発性が生まれる。

3 患者の期待と医療の現実

　一方，患者は，医師は万能であって，迷うことなく最善の治療を行ってくれるものと期待する。この大きな期待があるからこそ，自分の生命を預けることになるわ

けである。しかし，この期待が裏切られた場合には，激しい憤りを禁じえないことになる。患者や家族のこの憤りは理解しなければならないが，医師－患者の関係が混乱し，行き違いが起こり，医事紛争＊が増えることの原因の一つに，現代医療の実態についての理解に欠けていることがあろうと思われる。

4　医療の厳しさと患者・医師の営み

　砂原[12]は「医師－患者関係の安定した関係を回復・維持するには，患者も根拠のない希望的観測や，医学・医師に対する盲信を捨て，事態を注視する聡明さを持っていなければならない。……医療の難しさは，優れた現代医療の効率が，具体的な1人ひとりの患者の幸福を，必ずしも常に保証し得るものではない点にあることを深く認めねばならない。……医師は患者のために最善を尽くし，冷静に意思決定をしなければならない責任者であるが，不可能を可能にするものではない。……今日の医療は，倦むことのない科学的探究心と，精一杯の人間的努力とを結びつけることによって，ようやく近づくことのできる，高い緊張を強いられる苦悩の多い仕事である。……医師の営みは，不確実で複雑な情報の中で，可能な限り客観的，自然科学的な事実の積み重ねの中に選択を求め，絶えず修正を加えながら相対的真実へ可能な限り接近し，患者のために最善を尽くす道程であると考える」と述べている。まさしく，医師も患者も（そして社会も），現代医療の効率と限界とを正しく認識しなければならないし，不確実な情報体系である現在の医療体系のなかで，患者のためにとるべき医師の姿勢の厳しさを明示したものとして注目したい。

2．患者の自己決定権の尊重

　医療が患者のためのものである以上，患者の意思は十分に尊重されなければならない。わが国では20〜25年ほど前まで，患者は素人（医療について無知）であり，したがって患者の最善の利益を判断できるのは医師であるという建て前が広く認められてきた。患者はしばしば理性的判断に欠けることはあろう。判断の参考になる医師の説明（情報）が，意図したとおり正確に受け取られるという保証はない。患者の望ましい療養態度が受容と希望と自発性であるとはいえ，それができあがるのを待たずに治療を施さねばならない場合もあろう。時には医師の判断に従ったほうが適切という場合もあろう。しかし前にも述べたように，医療についての主体性は患者（や国民）の側にあると認識されるようになってきたことは重要である。

　多くの意見では，現代医療における医師と患者の新しい関係は，双方が納得のうえで合意した契約のもとで保たれるべきものとされてきた。医師は単に医学的価値観のみに基づいて，治療を一方的に患者に押しつけるべきではないのである。

＊**医事紛争**：医療事故，診療についての不満など，医療に関して医療関係者と患者との間で表面化した各種の争い。

3．患者の自己決定への支援－インフォームドコンセント

　アメリカを中心に普及してきた新しい医の倫理としてのインフォームドコンセント（IC）については先にも触れたが，ICは日常臨床においても患者の自己決定権を尊重し，支援するうえからも極めて重要なのである。

　日常臨床におけるICの基本的理念は，人の身体に侵襲を加えることについて，身体の主体である患者の同意が必要であるということである。

1 患者の知る権利

　患者は医師から自分の病状，病名を知らされることはもちろん，必要な検査，治療法とその効果や危険性，予後などの情報について「真実を知る権利」があり，医師には患者がそれらを十分理解できるよう「説明する義務」がある。ICの法理では，患者と医師の間には権利と義務の関係があり，医療上の法的契約ということになる。同時に，患者は真実を知る権利を放棄する権利ももつ。

2 選択権・自己決定権

　患者は医師から受けた説明に基づいて，自主的判断により，自分が受けたいと思う検査や治療法などを選択し（選択権），決定する（自己決定権）。そのうえで医師が診断のための検査や治療を行うことに同意する。患者の同意を得て初めて医師は診断のための検査や治療を行うことが可能となり，違法性が問われないことになる。同意なしに行ったとすれば，身体に対する一種の傷害となり，刑事的には傷害罪，民事的には一種の不法行為として損害賠償の責任を負うことになる。

　患者が同意した検査や治療の範囲を超えて行われた行為は，たとえ医学的に患者の利益になると信じて行ったにしても，患者の選択権と自己決定権を侵害したことになり，医師の違法行為となる。わが国でも，欧米諸国に遅れて，1970年代後半には，説明不足を理由とする医師の損害賠償責任が判例によって導入されるようになった。

　ここで特に指摘しておかねばならないことは，患者の病状に対する医療行為について，医師と患者の判断が相違ないし対立した場合，たとえ患者の判断が患者自身の生命を危険に陥らせるものであっても，医師の判断に優先するというのが法的解釈であるということである。

　また，患者のプライバシーを保護するために，医師が業務上知り得た患者や家族あるいは関係者の個人的情報についての守秘義務も，ICの重要な法理の一つである。

　1989（平成1）年，日本医師会生命倫理懇談会はその報告のなかで，IC尊重の重要性を指摘した。ICは患者の人権を尊重する点で重要であるが，それ以上に患者と医師との深い信頼関係を確立するために特に必要であることを強調した。一方，文化・風土の違うわが国に，ICを医療における民法上の契約と位置づける欧米流の考えをそのまま持ち込むことへの危惧を表明した。患者の理解力や患者の置かれている状況を十分に考慮し，説明の内容，説明の時期についても配慮しなくてはな

1 医学・医療のあゆみ
2 健康と疾病
3 医学と医療
4 わが国の医療供給体制
5 現代医療における諸問題

らない。

　ありうる可能性を数多く並べ，その選択を患者に任せるのでは医師としての責任を果たしたことにはならない。医師は自らの責任において意思決定を行ったうえで，筋の通った説明と支援と協力によって，医師が責任をもって決定した方針に，患者の理解ある同意を得るのが望ましい姿であろう。つまり，患者の人権尊重と，医師と患者の信頼関係という両者の均衡をとりながら，個々の事例で対処していくことが最も大切である。

3　決定分析の導入

　医療技術の進歩によって治療法の選択も多くなり，不確定因子も増した。患者の権利意識を尊重して，医療上の意思決定に患者の参加を認める一つの方法として決定分析（decision analysis）があり，アメリカではかなり取り入れられているようである。

●決定分析の進め方　決定分析では，まず何を決定しなければならないかを明らかにし，決定すべき選択肢をすべて列挙してそれぞれの結果を予測する。たとえばある疾患で手術か内科的治療かを決定するとき，手術による場合は死亡や障害も残ることがあるが治癒も期待できる。それぞれが起こる確率には，これまでの経験や統計などが参考となる。内科的治療の場合の障害や治癒の確率も推定する。死亡と治癒は別として，治療の結果生じる障害を患者がどう受け止めるかの評価は個人によって異なるので，十分な説明のうえ，患者の決定に委ねる。評価が決まれば，確率をかけて期待効果値（expected utility）を算出し，それぞれの選択肢について得られた値を合計し，治療上の意思決定としようとするものである。臨床医学に不確定因子が多い状況下においては，合理的な意思決定の方法かもしれないが，評価を数量化することに問題は残るとの指摘もある。

4．自己決定権と患者の責任

　患者の自己決定権を尊重するということは，言うまでもなく医療における患者自身の責任を重くすることである。社会活動を続ける慢性疾患患者では，社会的義務を解除されないばかりか，医療についての義務と責任をも求められることになる。

　今一つ大切なことは患者自身が陥りやすい依存性からの脱却である。病気が長期化すると，病気への依存，医師への依存，医療機関への依存が生まれがちであるが，これらから脱却して，積極的な病気克服への意欲をもち，治療をする義務をもつことである。医者任せ，病院任せといった，他人の指示に盲従する姿勢を改め，自分自身の健康管理に主体性をもち，病気の治療に対する根本的な責任をもつことである。

　そこに初めて医療における患者の選択権が確保され，自己決定権が確立されることになり，医療における患者と医師との正しい関係が成立することになるのである。その際，患者と医師との間の深い信頼関係が根底になることは論をまたない。

Ⅲ　病状（真実）告知

Ⓐ　死の告知について

1．末期医療における医師の苦悩

　　自分が責任をもって診療している患者が，予後不良で，あまり遠くない時期に死が訪れることが明らかになった場合，医師はそれをはっきり患者に告げるべきかどうか。それを語り，告げることによって，患者を無益に心配させたり，絶望に追い込むことを恐れるが，他方では患者自身の利益のために真相を明らかにすべきではないのか，自問し，苦しむ，大きな課題である。

2．1990年頃までのわが国の医師の考え方

　　患者にとって，主治医の口から告げられる言葉ほど決定的な意味をもつものとして受け取られる言葉はないであろう。「すべての情報を患者に告げることは，いたずらに患者の不安と混乱を招かないか」「人によっては大きな動揺に陥り，死期を早め，時に自殺を図る人さえいる」「肉体的苦痛のうえに，さらに最大の精神的苦悩を負わせることになる」少なくとも1990（平成2）年頃までは，わが国の医師の多くはこの意見に同意しており，「秘匿は病人のための治療（薬）として医師に許される」という意見さえあった。さらに「重症患者は真実を知らないほうが幸福である。医学について素人である患者にどれほど説明しても，過不足のない正しい理解を得ることは不可能である。完全な情報公開など医療の場では幻想にすぎない」と，これを支持する調査結果も報告されていた。当時のわが国の医師の90％は患者に真実を告げることに限界があると考えており，その理由として，「説明しても十分な理解が得られないだろう」が80％，「治療上むしろ悪影響がある」が60％となっていた。

3．真実の告知

　　医療における重要な問題である真実告知は，アメリカなどで続出している医療紛争と，それに対する裁判所の判決（法的解釈）[13]からも影響を受けて普及してきたことは否定できない。しかし，本来「真実の告知－知らされたうえの同意」は，人間の尊厳と平等という哲学的人間観に深く根ざしており，医療においては患者自身の利益のためと，医師－患者の正当な人間関係を確立し，患者の意思によって，医療の目的をよりよく達成するためのものでなくてはならない。

がん告知における1990年頃までの日・米の相違とその後

1．がん告知に対する日・米医師の差

　　がんの告知についての世論調査によれば，患者として知りたいと考える人は，1950年代のアメリカでは80〜90％，イギリスでは約60％であった。これに対し，わが国では1982（昭和57）年でも53％（治る見込みのない場合は24％）であったが，1988（昭和63）年には「知らせてほしい」65％，「知らせてほしくない」29％となった（読売新聞，1988.6.20付）。この数値は3年後もほとんどまったく変わっていなかった（読売新聞，1991.6.15付）。

　　アメリカにおいても，がんなどの末期患者に真実を告げる医師は1950年代では20％であったが，1980年後半には90％以上になった。その理由として，がんの治癒率，延命率が高くなったこと，裁判の判決で，患者にがんであることを告げないことが治療上の虚偽と判定されたことなどが指摘されている。同時に，患者自身の治療に対する主体性を重んじ，医師は「患者が知りたいと願う情報を伝える」という原則が普及したためでもあった。

2．がん告知に関する文化的背景

●**がん告知の是非**　1982（昭和57）年のわが国の医師に対する調査では，初期がんでも40〜50％の医師は本人には告知せず，進行がん・末期がん*の場合は70〜80％の医師がそれを告げなかった。1990（平成2）年の，日本医師会生命倫理懇談会の「説明と同意に関するアンケート調査」の結果によれば，わが国の医師の場合，がんの告知は半数が患者の状態によって決められ，本人に対してよりも家族に告げられること，告知は治る見込みのある場合のほか，本人の精神的，あるいは社会的・家族的事情が考慮されること，などが示され，実際に告知されるのは10〜30％にとどまっていた。がんを（高率にまたは専門的に）扱っている病院の1993（平成5）年の調査でも，がんで死亡した患者への告知率は約1/4で，約1/3は別の病名が告げられていた。

　　また読売新聞社の一般国民を対象とした調査では，わが国ではがんは最も恐ろしい病気であり，家族ががんにかかった場合，それを「本人に知らせる」21％，「知らせない」66％であり（1988.6.20付），その割合はその3年後とほとんどまったく変わっていなかった（1991.6.15付）。

●**患者の「知る権利」への対応**　アメリカでは1980年以降，がんなどについても告知しない態度は根本的に誤りとされ，患者が真実を知る権利を医師独自の判断で奪っ

***末期がん**：初期がんの場合には，各種のがんについて，主に病理形態学的な基準が提唱されているが，末期がんの場合には，病理学的にがんの浸潤や転移が広範囲であることに加えて，呼吸困難，悪液質（著しい衰弱）などの臨床的にも重篤な場合をいうことが多い。

てはならないし，家族や第三者に告げることは，患者のプライバシーの重大な侵害になると指摘されるようになった。しかし，当時，そのアメリカにおいてもジョンス・ホプキンス大学内科名誉教授のタマルティ（Tumulty. F. A.）のように，「不治あるいは致死性の疾患をもつ患者に，すべて真実を告げるという多くの医師の考え方に，私は同調できない。希望は人間が生きていくうえで欠かすことができない。希望がないと人生は暗く，冷たく，欲求不満を起こさせる。希望は力と勇気を与える。わずかな希望であっても，それによって人は困難に耐えることができる。夢をみたり，空想したり，計画を立てたり，手を差しのべて生を取り込もうとすることができる」との意見もあった。

　患者は自分の病気（不治のがん）について真実を知る権利があり，死期が迫っていることも，アメリカでは大部分の人が，イギリスや旧西ドイツでも半数の人が知らされるのに対し，わが国ではほとんど知らされなかった。このことについて文化人類学者の我妻洋[14]は1982（昭和57）年に，「日本では知らせないことになっている」というわが国の文化に基づく行動様式によるとして，「……“医師達は患者を死に直面することから守っている”と考えており，自分自身が死と直面することを避けているとは気づかず，“患者に対するいたわり”という我が国の行動様式に基づいていると思われる。当然のことながら多くの医師は“患者に真実を告げる（間接的に死に直面する）”という行動訓練は行われていない。……癌がほとんど常に不治の病であった時代はさておき，治癒率・延命率が高くなり，“癌であれば知らせてほしい”という人が53％に及ぶ現在でも，癌であることを患者に告げないのは，患者に無用な疑心暗鬼や不安を生ぜしめ，闘病意欲を削ぐ結果を招くと考えるからではないか。“たとえ治ることがわかっても，癌であることなど告げてもらいたくない”という考えの患者も決して少なくないので，西洋流に知る権利を日本社会で振りかざす気は毛頭ない……やはりケース・バイ・ケースということになろう。医師は既成の行動様式に機械的に従うのではなく，個々の現実に直面し判断することになる。“どんな病気をもった人間であるか”と考えるのではなく，“どんな人間が病気になったか”を考えるべきである（オスラー）。我が国の医師も癌の治療の進歩に適応する新しい行動様式をとる必要があろう」と論じた。

●**告知への対応の変化**　表5-13は，がんの告知に関し一般国民を対象とした1988（昭

表5-13● がん告知に関する新聞社の調査結果

質　　　　　問		読売新聞 （1988.6）	朝日新聞 （2000.9）	朝日新聞 （2002.3）
あなたががんにかかったとしたら，がんであることを	知らせてほしい	65%	76%	77%
	そうは思わない	29	19	18
あなたの家族ががんにかかったとしたら，そのことを本人に	知らせると思う	21	37	39
	そうは思わない	60	46	43

和63）年6月の読売新聞と，その後の朝日新聞の調査結果〔2000（平成12）年9月と2002（平成14）年3月〕の抜粋である。10年余りの間に，がんであったら知らせてほしい人，また家族ががんにかかったら，それを本人に知らせる人が確実に増加していることがわかる。わが国においても，真実を知りたい，家族にも真実を知らせたいという流れが急速に進んでいるのである。2002（平成14）年3月の朝日新聞の調査では，がんと知らされた場合，その後の治療は「医師の意見を聞いて自分で決める」が67％であり，「医者に全面的に任せる」の30％の2倍を超えた。

 # 致死を知った患者の反応

病名・病状告知は，感冒などの軽い病気と，がんなどの重篤な病気とを同じレベルで扱い得ないのは当然であるが，医療の原則として，「感冒なら告知するが，がんの場合は告知すべきでない」という論理は成り立たない。むしろ真実告知が真に問題になるのは，人命が危機に陥る場合である。

●否認〜受容の過程　キュブラー゠ロス（Kübler゠Ross, E.）[15]は致死的疾患であることを知ったときの患者の反応を系統的に研究し，最初のショック相を経て以下の相が続くとした。

第1相（否認）：事態を打ち消そうとする努力
第2相（怒り）：すべてに対する反応としての怒り
第3相（取り引き）：何かを代償にした回復や生命延長への願い
第4相（抑うつ）：過去の喪失に対する悲しみ，さらに進んだ段階では失うであろう自分自身に対する悲しみ
第5相（受容）：事態を過大・過小評価することなく，ありのままの承認

この過程は理想的に推移した場合で，途中のある相で止まったまま死を迎える場合もあり，その経過には緩急がある。いずれの段階でも重要なのは希望をもつことであり，努力することである。このことは致死的疾患ばかりでなく，ほかの病気でも同様であって，医療者に求められるのは患者との重要なコミュニケーションである。医療者は特に患者の死の受容をどうすれば援助できるかを真剣に考えなくてはならない。

 # 死の告知と死の受容と医師の責務

宗教家は，「この世に生きることのみが人生の価値であるなら，死は価値の喪失であり，人生の敗北でしかない。われわれは死を忌むべきものとする考えを捨てて，むしろ死を目指すべき目標とみることが大切である」と説く。

死を迎えつつある多数の患者の実際のケアに専念している医師の多くは次のよう

に述べている。「その際，患者に真実を告げることは，残されたわずかな時間を自分なりに最も有意義に送ってもらいたいと心から願うからである。病名や予後をある程度告げておかないと，療養のみに専念し，病気が治ってからと考えるであろうが，治る見込みのない以上，後になって残した仕事をする機会は与えられないのである。この世にあっては，自分が最も意義あると考えることに向かって精一杯生き抜くことが，死への勇敢な対応につながると考える」そして，「自分に残された，かけがえのない貴重な短い生を最も有意義に送ってもらうために，社会的（家庭的，経済的，職業上の）諸問題を処理する時間的余裕を与えるために，残された治療に真に協力してもらうために，そして死への心の準備をしてもらうために，適切な時期に真実を告げ，真実を知ってほしいと願うのである」と。

1．意思決定は患者と医師で

　告知は二者択一式に決定すべき性質のものではないし，決定できるものではない。たいへん難しい高度の医療行為であるが，患者－医師関係の基本的立場に立つと，医師は誠心誠意，患者に真実を告げるべきである。それは主として，以下の理由によるものである。

　現実の今日の情報社会では，病気について，薬や治療法について多くの情報が提供されており，真実を秘匿し続けることは実際上困難になった。慢性疾患の場合，治療は長期にわたるので，患者自身が病気の性質や薬など，治療の内容をよく理解して正しく励行しなければ医療効果は期待できないし，重大な障害さえ起こりかねない。さらに，医療における終局的な価値判断を医師だけが引き受けることは本来無理であり，現実に尊厳死＊や末期治療辞退の動きなどがすでに起きている。結局，重大な意思決定の責任は患者と医師との間で分かち合わざるを得ないのである。

2．死という厳粛な現実

　わが国においても，多くの患者は真実を知りたいと願う時代になり，告知されても比較的平静に受け止めるようになり，患者－医師関係を大切にするためにも，厳しい現実でさえ，患者に告げるのがよいという流れが急速に進んだ。笹子[16]は，主治医として治療中のがん患者440人にアンケート調査し，388人から回答を得た。そのアンケートによれば，①ほとんど治る見込みのなくなった状況でも，「そのことをはっきり告げてほしいか」の問いに対し，希望した者66.2％，希望しない者16.2％で，終末期でも真実を知りたいと望む者が多かった。また，②「治療はかなり犠牲を伴うことが多いが，あくまで抗がん治療を希望するか」の問いに対しては，希望する者が36.1％，希望しない者が40.7％であった。すなわち「誰しも納得のいく人生を過したいし，納得すれば死を受け入れるということであろう。医療者はその希望にできるだけ応えるべきで，厳しい事実も伝えていく必要がある。ほとんど

＊**尊厳死**：人間の生命は精神的，人格的なものであって，それゆえ尊重されるのであり，人間がその生を全うするにあたっては，人間の尊厳が重視されるべきとする思想。

治ることのない事実を告げずに，本当の治療を選択することは不可能である。……医師は何を提供できるかを正直に語り，最後まで患者を支え続けるべきである」と説いている。

　日本人の多く（むろん医師を含む）は宗教をもっていないし，哲学的思考の結果としての自分の確信する死生観はない。しかし医師は患者の死から目をそらすわけにはいかない。死は，患者と医師にとって厳粛な現実なのである。

3．告知に関する留意点

　告知に際しては，告知され，真実を知る末期患者の身になって，慎重に考慮すべき重要な問題がいくつもある。

　患者が自分の詳しい病状や不治の病について告知を希望しているかどうか，事前に本人の意思を深く察知する努力を払うべきである。「真実は知らされたくない」と考えている患者の気持ち（権利）は十分に尊重されなくてはならない。そのときも患者に真実と異なる作り話は避けなければならない。患者が別の機会に真実を知ったときは，患者との間に抜き去ることのできない不信感が生まれてしまう。だからといって，医師であっても（家族であっても）生きる望みを失わせるような患者への告知は許されていない。患者には生きる希望を与えなければならない。

　告知は高度の医療行為であるので，臨床経験に浅い医師が安易に行うべきではない。病気の進行状態や患者の体調，精神状態や感情の起伏などを十分に考慮して告知の時期を選び，臨床経験を積んだ上級の医師と共に行うのが望ましい。

　わが国では患者本人に告知する前に（本人には告知せず）家族に告げる場合が多いが，インフォームドコンセントの基本法理からすれば，告知は患者本人の生命にかかわる問題であり，家族や社会とも深くかかわる多くの問題もあるので，患者本人に初めに告知するのが本来の姿であろう。わが国では現実的にはそうなっていないが，実はこの点こそ大きな問題としてとらえておかなければならないのである。

4．死の告知に伴う責務

　自分の生命の終焉である死，かけがえのない死を自分で主体的に迎える権利はすべての人間にあるであろう。少なくとも，医師は，患者の死生観や死の受容について配慮し，人生の終焉についての事実をいつ，どのようにして患者に告げるべきかを厳粛に考慮すべきである。現在では告知することが一般的になったが，患者に死の病であるとの真実を告げるには，その人をこれから支え，苦悩を共有する決意がなければならない。医師の責務が解放されるのではなく，死に直面する患者と，どのようにして最後の時間を共有するかという深刻な問題を改めて自らに課することになるのである。

Ⅳ 脳死と臓器移植

　脳死と臓器移植とは，本質的には次元を異にする問題である。脳死はあくまで生命の尊厳という立場から，一方，臓器移植は，人間相互の信頼感や人類愛の立場から考察されるべきである。しかし，心臓，肝臓，膵臓などの臓器移植は，脳死状態にある者からの臓器提供が前提となるので，現実的には両者は並行して議論されてきた。

Ⓐ 脳死－新しい死の概念

1．従来の死の判定

　死は，個体のあらゆる生物学的現象が喪失していく過程のなかで判定されてきた。死への過程で，各臓器や組織がその生物学的活動を停止する時点は異なっているが，人間の生命活動の中心をなすのは脳（脳幹*を含む全脳），心臓，肺の3臓器で，それぞれ生命維持機能，循環機能，呼吸機能を営んでいる。

●**死の3徴候**　長い歴史のなかで，人の死は，**心臓拍動の不可逆的停止，自発呼吸の停止，瞳孔散大と対光反射の消失**のいわゆる3徴候により医師によって判定されてきた。これを「死の3徴候」という。特に心臓の拍動が停止すると，間もなく脳・肺の機能も停止し，しかも心臓の拍動停止の判定は容易であることから，従来は心臓拍動の不可逆的停止，すなわち**心臓死**をもって個体死（人間の死）としてきた。

2．生命維持装置の登場と新しい死の概念

　ところで，全脳機能（生命維持機能）が先に停止し，それに続いて心臓拍動や自発呼吸などが停止する場合があり，その際，人工呼吸器などの**生命維持装置**を装着することによって，全脳機能が停止しても，心臓拍動や呼吸機能を一定期間保持させることが可能になってきた。さらに加えて，生命維持機能を営む全脳機能の不可逆的消失，すなわち**脳死**の状態を確実に判定する基準も整備されてきた。

●**脳死状態の問題**　脳死の状態で生命維持装置が装着されると，機能を消失した死んだ脳と，脳以外の生きた臓器という状態が，生命維持装置によって，ある時間保たれることになる。そこには，本人にとっては人間としての生命の尊厳の問題が，終末医療に直面する家族には精神的負担と経済的負担の問題が起こり，その間に立つ医師には，このような状態を生命維持装置によって続けることが真に医療行為というにふさわしい行為であるのか，という倫理的問題が重くのしかかるのである。

＊**脳幹**：動物の脳は，太い幹を終脳が前および背側から包んでいる。この幹を脳幹といい，これに延髄，橋，中脳，間脳および終脳の一部（大脳核）が包含される。

3. 脳死の判定基準

1 アメリカにおける脳死判定基準

1968年，ハーバード大学の基準に次いで，ピッツバーグ大学の特別委員会が脳死の判定基準を設定した。死の概念と判定については各州で統一されるべきであるとの考えから，「医の倫理に関する大統領委員会」はアメリカ医師会，法律家協会，州法統一全国組織などと協力して1981年，「**死の定義**」と題する報告書をまとめた。その報告書では，「循環および呼吸の不可逆的停止，または脳幹を含めた全脳の不可逆的機能停止のいずれかをもって人の死とする。脳死の決定は現在受け入れられている医学的基準（表5-14）によって行わなければならない」とした。この死の定義は，その後，39州とワシントンD.C.で法制化され，6州では法廷判決による判断が示された。

脳死判定は，当初は生命維持装置をはずすかどうかに主眼が置かれていたが，実態としてはすでに臓器移植が行われていたことから，多くの州では「死の判定は人工生命維持装置をはずす前に行うことができる。これにより生きた臓器および組織の供給を容易にすることができる」とした。特に死の判定に際しては，臓器の供給または移植に関係する医師が脳死判定に参加することを禁じ，臓器提供者となり得る人の利益が，臓器移植のために生きた臓器を得るという目的によって侵害されないことを保障するための措置とした。

2 わが国における脳死判定基準

わが国では，1974（昭和49）年，日本脳波学会の脳死委員会が脳死判定基準を定めた。次いで，厚生省（現厚生労働省）の「**脳死に関する研究班**（班長：竹内一夫）」が，日本脳波学会の基準を基本に全国的な調査結果を踏まえ，諸外国の基準も参考にして，脳死の考え方，判定基準，判定手順などをまとめた。大要は次のごとくである。

1）脳死の考え方

①全脳死をもって脳死とする。

②ひとたび脳死に陥れば，いかに他臓器への保護手段をとろうとも心停止に至り，

表5-14 ● アメリカ「医の倫理に関する大統領委員会」の脳死判定基準（大要）

1．深い昏睡，無反応
2．脳幹機能の消失
1）対光反射の消失
2）角膜反射の消失
3）眼球頭反射の消失
4）前庭反射の消失
5）咽頭反射の消失
6）無呼吸
3．不可逆性であり，原因が立証されていること
4．上記の状態が一定期間（6〜24時間）持続していること

決して回復することはない。

2）判定の対象症例

次の2条件を満たしている症例とする。

①器質的障害により，深昏睡および無呼吸をきたしている症例である。

②原疾患が確実に診断されており，これに対し現在行い得るすべての適切な治療手段をもってしても，回復の可能性がまったくないと判断される症例である。

3）除 外 例

①小児（6歳未満）は除外する。

②脳死と類似した状態になり得る症例：急性薬物中毒，低体温，代謝内分泌障害などが類似する。

4）判定基準

①深昏睡：ジャパン・コーマ・スケール*では300，グラスゴー・コーマ・スケール*では3でなければならない。顔面の疼痛刺激に対する反応があってはならない。

②自然呼吸の消失：人工呼吸をはずして自発呼吸の有無をみる検査（無呼吸テスト）は必須である。

③瞳孔：瞳孔は固定し，瞳孔径は左右とも4mm以上である。

④脳幹反射の消失：対光反射，角膜反射，毛様脊髄反射，眼球頭反射，前庭反射，咽頭反射，咳反射の消失。自発運動，除脳硬直，除皮質硬直，痙攣がみられれば脳死ではない。

⑤平坦脳波：上記①～④の項目すべてが揃った場合に，正しい技術基準を守り，脳波が平坦であることを確認する。最低，4導出で30分間にわたり記録する。

⑥時間経過：上記①～⑤の条件が満たされた後，6時間経過をみて変化がないことを確認する。2次性脳障害，6歳以上の小児では6時間以上の観察期間を置く。

5）判定の手順

①記録：脳死判定にあたっては，確実な検査結果の記録を残すことが大切である。

②判定者：脳死判定に十分な経験をもつ，少なくとも2人以上の医師により判定を行う。

この竹内基準は，脳死判定の基準としては世界に例をみない厳しい基準であると評価された。なお厚生省研究班は，「脳死を人の死と認めるか」「脳死と判定された人から移植のための臓器を摘出してよいか」については，広い視野での論議が必要であるとした。

＊ジャパン・コーマ・スケール：Ⅲ－3方式，3－3－9方式ともいう。覚醒，刺激に対する反応様式，意識内容の3点より意識障害を把握する方法。

＊グラスゴー・コーマ・スケール：頭部外傷患者の神経学的評価を経時的に正確かつ簡便に行うための基準。開眼，四肢の反応，言語機能が主な評価基準。

1 医学・医療のあゆみ

2 健康と疾病

3 医学と医療

4 わが国の医療供給体制

5 現代医療における諸問題

脳死は人の死（個体死）かの論議

1. 世界の動向

　アメリカでは脳死を人の死（個体死＊）と定義づけたことは先に述べたが，世界の
ほとんどすべての国が，脳死を個体死と認めている。このことは，世界各国におい
て，生命観の転換，死生観の変革があったからにほかならない。スウェーデンは，「脳
死が人の死である」と定義している国である。1975年，国会の指示を受け，最高裁
判所長官のもとに組織された「人の死の問題に関する専門委員会」は，哲学，宗教
学，倫理学，生理学の見地から幅広い検討を加え，1984年，今日の科学水準におい
て脳死を人の死として認め得るとの結論を導いた。すなわち，スウェーデンでは，「脳
死が人の死である」と定義し，心臓死などほかの死に関する定義，概念は存在しな
いとした。そしてすべての医師は最も重要な職務として，定められた脳死の判定基
準と診断手法に従って死を診断しなければならないとされている。

2. わが国における論議のながれ

　医学会，特に脳死・臓器移植に関係をもつ医学会には種々の動きがあったが，「全
脳機能が不可逆的に喪失した状態と定義される脳死は医学的には個体死を意味し，
その状態を厳密に判定する基準も確立された」とする考えが医学会の大勢となった。
日本移植学会理事会は1986（昭和61）年12月，会員に対し，脳死・臓器移植を行う
にあたって守るべき指針を示した。

　第13期日本学術会議「医療技術と人間の生命特別委員会」は1987（昭和62）年10
月，医学会の大勢を認めるとともに，「人の死については医学的，法律的側面ばか
りでなく，心理的，倫理的，社会的側面をも考慮に入れ，社会的合意の形成にも慎
重な配慮が必要である。問題は重要かつ緊急であるので，可及的速やかな解決を期
待する」とした。

　日本医師会は，1984（昭和59）年以来，委員会を設けて脳死について検討を重ね
ていたが，会長の諮問機関として設けられた「生命倫理懇談会」は，「脳死および
臓器移植について」〔1988（昭和63）年1月17日〕で，大要次のような最終報告を
行った。

　①**死の定義**：従来の心臓死のほかに，脳の死（脳の不可逆的機能喪失）をもって
　　人間の個体死と認めてよい。

　②**脳の死の判定基準**：脳の死については，厚生省研究班（班長：竹内一夫）の判
　　　定基準を必要最小限の基準として大学病院などの倫理委員会において基本的事
　　　項を定め，これによって疑義を残さないように，慎重かつ確実に判定を行うべ

＊**個体死**：医学的には個体としての生命活動が不可逆的に永久に停止した状態であり，法律的には社会的関
　係における権利主体としての人間の終止を意味する。

きである。

③**患者本人または家族の意思の尊重**：脳の死による死の判定は，患者本人または
その家族の意思を尊重し，その同意を得て行うのが，現状では適当である。

④**脳の死による判定の正当性**：脳の死による死の判定は，それが日本医師会など
で認められるとともに，患者側の同意を得て，適切な方法で，医師によって確
実になされるものであれば，それを社会的および法的に正当なものと認めてよ
いと考えられる。

⑤**脳死判定による死亡時刻**：脳死判定による死亡時刻としては，①初めての脳死
判定時と，②その後6時間ないしそれ以上経ってからの脳死確認時とが考えら
れる。死亡診断書の死亡時刻は，①と②のいずれによってもよいが，死後の相
続の問題に備えて，もう一方の時刻も診療録に記録するものとする。

⑥**臓器移植**：臓器移植は，臓器提供者および受容者本人，またはそれらの家族が
十分な説明を受け，自由な意思で承認した場合に，日本移植学会の定める指針
に従って行うものとする。

最終報告は日本医師会理事会において，同年1月19日に日本医師会の公式意見と
することが決定された。

日本弁護士連合会〔会長：藤井英男（当時）〕は，日本医師会生命倫理懇談会の
最終報告書を受けて人権擁護委員会および理事会で検討し，脳死・臓器移植の是非
についての最終的態度を保留したが，1988（昭和63）年7月15日，大要次のような
意見書を採択した（朝日新聞，1988.7.16付）。

①死は個人の意思を超越した問題であり，個々の患者・家族の意思に左右される
べきではない。

②脳死を人の死と認めるかどうかは人権上の問題があり，脳死を個体死とする見
解をよりどころに，安易に臓器移植に進むべきではない。

③脳死判定基準は医師の間でも議論が分かれているので，統一されるまでは，で
きるだけ厳しい判定基準を採用すべきである。

④脳死を人の死と認めるためには，立法あるいは新しい社会的合意が形成される
べきである。

⑤社会的合意を形づくる前提として，アメリカの「医の倫理に関する大統領委員
会」のように，公開の場で脳死問題を議論することを提言する。

このように脳死問題に人権尊重の立場から慎重な姿勢を強調するとともに，立法
による承認の可能性を示唆した。

脳死・臓器移植に関する法的整備

1．国会・政府の取り組み－脳死臨調

「超党派の国会議員による生命倫理研究議員連盟」（会長：中山太郎）は，1988（昭

和63）年1月26日，国会において討議されるよう「脳死及び臓器移植に関する要望書」を衆・参両院議長へ申し入れた。

自民党の「脳死・生命倫理及び臓器移植問題に関する調査会」が，首相直属の諮問機関を設けることを提言した。現行（当時）の角膜・腎臓移植法に脳死を前提とする心臓・肝臓移植などを追加して，包括的な臓器移植法案を超党派で提出することを目指したものである。

1989（平成元）年12月1日に設置法が成立し，翌年3月28日発足した「**臨時脳死及び臓器移植調査会**」（脳死臨調。永井道雄会長ら委員15人，参与5人）は，発足以来，33回の会合と3回の海外調査，6回の公聴会などを行い，その間，1991（平成3）年6月14日に中間意見を公表し，1992（平成4）年1月22日，「脳死」を「人の死」とし，脳死者からの臓器移植を認める最終答申を首相に提出した。

答申は4章よりなり，第1章は脳死を人の死と認める多数意見を脳死臨調の意見として示し，死と認めない梅原猛委員ら4人の少数意見を第4章に付記した。

第2章には，公平・公正な移植が行われるよう，移植希望者と臓器提供者（ドナー）を登録する全国規模の臓器移植ネットワークの整備，ドナーカードの普及，患者へのインフォームドコンセントの徹底，臓器移植法（仮称）の制定などを求めた。臓器提供には本人の意思を尊重するが，事前に表明されていない場合は，近親者が本人の提供意思を認めれば提供できるとした。

第3章では，札幌医科大学の和田教授による心臓移植手術が医療不信を生んだとし，これを避けるためには，インフォームドコンセントを強く求め，人間尊重の立場を貫くことを医療者側に広く求めた。

2．脳死臨調答申への反応と対応

脳死臨調の最終答申に対し，各界から，また個人的に多くの反応があった。特に，脳死・臓器移植の立法化の要請に対し，厚生大臣（現厚生労働大臣）は慎重な姿勢を表明，日本弁護士連合会は反対意見を表明〔1992（平成4）年3月31日〕，法務省刑事局長は国会で消極的な答弁を行い（同5月25日），生命倫理研究議員連盟も当時の国会への法案提出を断念した。

臓器移植が医療として定着するには，交通事故の犠牲者などからの臓器提供が欠かせないのが諸外国の現状であるが，わが国では臓器移植ドナーが異状死体にあたる場合，検視に責任をもつ警察は，検視を経ないで臓器を摘出することは，その後の法的処置を妨げるおそれがあるとの理由で反対した。

脳死臨調は，脳死・臓器移植の実現のため，移植に関係をもつ学会などに対し，インフォームドコンセントの様式・手続きなどの策定，適正・公正なレシピエント選択のための共通基準の策定，移植施設の特定・登録・公表，審査委員会の設置の4項目を要望した。これにこたえ，日本医学会会長を世話人とした移植関係学会合同委員会は，1993（平成5）年3月，心・肝移植に共通する適用条件は，不治の末期状態にあり，原則として従来の治療法では余命1年以内と予想されること，その

他の個々の事項はすでに関係学会などで定めた基準とすることを表明した。

　厚生省（現厚生労働省）は「臓器移植ネットワークのあり方等に関する検討会」の答申に則り，臓器移植ネットワークシステムを次々と整備した。

3.「臓器の移植に関する法律」の成立・公布

　生命倫理研究議員連盟の意向により，脳死と臓器移植に関する議員立法を目標に発足した「脳死及び臓器移植に関する各党協議会」が検討を進め，1994（平成6）年4月11日，国会へ法案が提出され，審議未了で廃案となったが，1997（平成9）年6月17日，**「臓器の移植に関する法律」**（**臓器移植法**）がついに国会で成立し，同年7月16日公布された。

●**臓器移植法の概要**　同法律のあらましは次のとおりである。

①臓器の移植についての基本的理念を定めるとともに，臓器の機能に障害がある者に対し臓器の機能の回復または付与を目的として行われる臓器の移植術（以下，単に「移植術」という）に使用されるための臓器を死体から摘出すること，臓器売買などを禁止することなどについて必要な事項を規定することにより，移植医療の適正な実施に資することを目的とする。

②死亡した者が生存中に有していた，自己の臓器が移植術に使用されるための提供に関する意思は，尊重されなければならない。

③移植術に使用されるための臓器の提供は，任意にされたものでなければならない。

④国および地方公共団体は，移植医療についての国民の理解を深めるために必要な措置を講ずるよう努めなければならない。

⑤医師は，臓器の移植を行うにあたっては，診療上必要な注意を払うとともに，移植術を受ける者またはその家族に対し必要な説明を行い，その理解を得るよう努めなければならない。

⑥この法律において「臓器」とは，人の心臓，肺，肝臓，腎臓その他，厚生省（現厚生労働省）令に定める内臓および眼球をいう。

⑦医師は，死亡した者が生存中に，臓器を移植術に使用されるために提供する意志を書面により表示している場合であって，その旨の告知を受けた遺族が当該臓器の摘出を拒まないとき，または遺族のいないときは，この法律に基づき，移植術に使用されるための臓器を，死体（脳死した者の身体を含む）から摘出することができる。

●**臓器移植法運用のガイドライン**　脳死臓器移植の具体的な手順を検討してきた厚生省（現厚生労働省）公衆衛生審議会臓器移植専門委員会は，「臓器の移植に関する法律」の1997（平成9）年10月16日の施行を控え，9月5日，臓器移植の運用に関し11項目からなるガイドラインを承認した。その骨子は次のとおりである。

①ドナーは15歳以上とし，知的障害者は当面，脳死判定は見合わせる。

②臓器提供を承諾する家族の範囲は直系二親等で，喪主が総意をまとめる。

③臓器提供施設は，最初の数例は大学病院本院と日本救急医学会の指導医指定施設に限定する。

④移植施設は移植関係学会合同委員会の選定した施設に限り，選定施設以外には臓器は配分しない。

⑤脳死判定は竹内基準に準拠し，無呼吸テストでは人工呼吸器をはずす10分間という時間規定をはずす。

⑥死亡時刻は2回目の脳死判定終了時とする。

⑦臓器提供を前提としない脳死判定後に本人の意思が確認され，家族の同意が得られた場合は，改めて臓器摘出のための脳死判定を行う。

　臓器移植法に基づき，移植の手続き（脳死判定基準，臓器摘出・移植手術の記録の作成方法，記録の閲覧（えつらん）方法など）を定めた同法施行規則〔厚生省（現厚生労働省）令〕は公衆衛生審議会の了承を得て，10月8日，官報で公布された。

　提供された臓器の移植を受けるレシピエントは真に適切な患者でなくてはならないとの立場から，臓器移植関係各学会では，それぞれレシピエント選定の基準を設定している。

4. 臓器移植法のその後の改正

●**臓器移植法の問題点**　「臓器移植法」は施行されたが，問題が残った。主な点を3つあげる。

①脳死が人の死であるかどうかは，臓器提供の意思があるかどうかによって決まってくるという点である。死は一元的に決められるべきではないだろうか。

②脳死からの臓器提供は本人の提供意思と家族の承諾が必要であり，本人意思が不明の場合には提供できないため，脳死からの提供が欧米諸国に比べて著しく少数にとどまるという点である。

③本人の意思表示が可能な年齢を法解釈上，15歳以上であるとしたため，小児からの臓器提供，したがって小児への臓器移植が困難であるという点である。

　その結果，多額の費用を払って海外で移植を受ける人が後を断たなかった。折から，国際移植学会および国際腎臓（じんぞう）学会による「臓器取引と移植ツーリズムに関するイスタンブール宣言」〔2008（平成20）年〕が出され，臓器売買の禁止を強くうたうとともに，臓器供給を自国内で達成すべきだとする方針が示され，わが国でも臓器提供を増やさなければならないという声が高まった。

●**2009年の改正の概要**　こうした声に後押しされて，2009（平成21）年に「臓器移植法」の改正が行われた（表5-15）。改正法では，脳死と心臓死を区別することなく，臓器提供は，従来からの本人の提供意思が表示されている場合のほかに，本人の臓器提供意思が不明な場合（反対を表明していない場合）でも，遺族が提供に同意すれば提供が可能になった。したがって，

①脳死は人の死であるとする解釈が可能になった。

②脳死からの臓器提供の要件が緩和（かんわ）され，臓器提供が増えることとなった：日本

表5-15● 臓器移植法の改正

	改正前 1997（平成9）年	改正法 2009（平成21）年	施行日
親族に対する優先提供	○当面見合わせる （ガイドライン）	○臓器の優先提供を認める	平成22年1月17日
臓器摘出の要件	○本人の書面による臓器提供の意思表示があった場合であって，遺族がこれを拒まないとき，または遺族がないとき	○本人の書面による臓器提供の意思表示があった場合であって，遺族がこれを拒まないとき，または遺族がないとき または， ○本人の臓器提供の意思が不明の場合であって，遺族がこれを書面により承諾するとき	平成22年7月17日
臓器摘出に係る脳死判定の要件	○本人が 　A　書面により臓器提供の意思表示をし，かつ， 　B　脳死判定に従う意思を書面により表示している場合であって，家族が脳死判定を拒まないとき，または家族がないとき	○本人が 　A　書面により臓器提供の意思表示をし，かつ， 　B　脳死判定の拒否の意思表示をしている場合以外の場合 であって，家族が脳死判定を拒まないとき，または家族がないとき または， ○本人について 　A　臓器提供の意思が不明であり，かつ， 　B　脳死判定の拒否の意思表示をしている場合以外の場合 であって，家族が脳死判定を行うことを書面により承諾するとき	
小児の取扱い	○15歳以上の人の意思表示を有効とする （ガイドライン）	○家族の書面による承諾により，15歳未満の人からの臓器提供が可能	
被虐待児への対応	（規定なし）	○虐待を受けて死亡した児童から臓器が提供されることのないよう適切に対応	
普及・啓発活動等	（規定なし）	○運転免許証等への意思表示の記載を可能にする等の施策	

　臓器移植ネットワークによると，改正前に脳死下臓器提供が行われたのは86件であったのに対して，改正後は遺族の意思による提供がなされるようになった結果，脳死下臓器提供は，2010（平成22）年7月〜2020（令和2）年4月7日までに688件となっている。

③小児臓器移植が可能となった：2011（平成23）年に10代前半の男子，翌年には6歳未満の男子が脳死と判定され，遺族により臓器が提供された。しかし，い

わゆる長期脳死の事例が小児に多いこと，小児の脳が成人の脳に比べて侵襲に
対する抵抗性が強く，脳機能の可逆性も比較的高いこと，判定も成人の場合よ
り困難であることなどから，改正された法律施行規則は，生後12週未満の小児
を脳死判定から除外している。また，虐待を受けて死亡した小児からの臓器提
供は許されず，事前確認が求められている。知的障害者等については臓器提供
者からはずしている。

④親族への優先提供が認められた（第6条の2）：ここで「親族」とは，運用指
針により，事実婚を除く「配偶者」，養子縁組（特別養子縁組を除く）によら
ない「子および父母」である。このような指定提供は，脳死および死体からの
提供臓器は公平に配分されなければならないとする基本理念に反するのではな
いか，乱用されるのではないかという反対論もあったが，限定的な運用が認め
られることとなった。

⑤国と地方公共団体に，移植医療に関する啓発および知識の普及のための施策を
求めている。

 # 残されている法的・倫理的問題点

脳死からの移植医療については，以下のような問題点が指摘されている。

わが国では，脳死を人の死とすることに対する根強い反対論が存在する[17]。反対
論の根拠は，脳死状態の患者から人工呼吸器を取りはずした後も手などの自動運動
がみられる（ラザロ徴候），1年以上生存した例がある，分娩例がある，などである。

改正法に関する問題点としては，意思能力のない小児については家族の意思によ
る提供を認めているのに，知的障害者等をドナーとしないのは整合性がとれないと
される。臓器提供の場で確認を求める児童虐待についても，犯罪であるから，本来，
移植と関係なく対処されるべきことがらである。小児の自己決定の問題も残されて
いる[18]。

さらに，改正前から指摘されてきたように，「臓器移植法」が，死体からの臓器
提供のみを対象としている点も大きな問題である（ただし臓器売買禁止については
生体移植にも適用される）。すなわち，生体移植についての規定がない，内臓およ
び眼球しか対象としておらず，他の人体組織の利用についての規定がない，移植目
的の規定しかなく，人体部分を他の目的で利用することについての規定がないなど，
残された法的な課題も多い。

その他，移植医療についての問題点

1．生体臓器移植

●**生体臓器移植の現状**　移植医療は脳死が社会的に大きく取り上げられたこともあり，脳死との関連で議論されることが多い。だが，わが国における臓器移植は，生体からの臓器提供によるものが圧倒的に多い（脳死下提供でのみ可能となる心臓移植を除く）。腎臓移植は2018（平成30）年に1865例行われ，うち生体腎が1683例（90.2％），献腎が182例（9.8％）であった。同じく肝臓移植は401例行われ，うち生体肝が341例（85.0％），脳死肝が60例（15.0％）であった（臓器移植ファクトブック2019）。日本移植学会は，移植は脳死および死体からの臓器提供が望ましく，「健常であるドナーに侵襲を及ぼすような医療行為は本来望ましくない」とし，生体移植は緊急避難的，補完的，例外的になされるべきであるとしているが，脳死および死体からの提供が少なく，生体移植に頼らざるを得ないのが現状である。

●**ドナーの人権の擁護**　生体移植の場合には，健康な人から臓器を摘出するため，ドナーとなる者の自由な意思決定が必須要件である。また，レシピエントが移植によって得る利益が，ドナーが受ける不利益を上回らねばならないことも要件の一つである。各国で生体移植についても法制化がなされているが，わが国では日本移植学会のガイドライン（表5-16）に頼っている状態である。健康な人からの臓器摘出は法的に傷害罪を構成するおそれがあり，それを阻却し，ドナーの人権を擁護するために法制化が望まれている。また，これまでレシピエントの救命および生活の質の改善という目的を追求するあまり，ドナーへのケアがおざなりにされがちであった。ドナーもレシピエント同様，患者としてとらえ，術後のケアやサポートがなされなければならない。臓器提供の医療保険を求める声もある。

　海外では不法な臓器売買が行われており，世界における腎臓移植の少なくとも5％は臓器売買によるものと推定されている[19]。わが国でも，2006（平成18）年に愛

表5-16●**日本移植学会倫理指針〔2003（平成15）年〕の生体移植に関する規定（要旨）**

1．ドナーは親族に限定する。親族とは6親等内の血族，配偶者と，3親等内の姻族を指すものとする。
2．親族に該当しない場合には，当該医療機関の倫理委員会において症例ごとに個別承認を受けるものとする。さらに日本移植学会に意見を求めること。
3．提供は本人の自発的な意思によって行われるべきものであり，報酬を目的とするものであってはならない。
4．提供意思が他からの強制ではないことを家族以外の第三者が確認する。第三者とは，移植に関係していない者で，提供者本人の権利保護の立場にある者で，かつ倫理委員会が指名する精神科医など複数の者をいう。
5．ドナーへのインフォームドコンセントにおいては，ドナーにおける危険性と同時に，レシピエントの手術において推定される成功の可能性について説明を行わなければならない。
6．未成年者ならびに精神障害者は原則として対象としない。

媛県，2010（平成22）年に東京で臓器売買事件が明るみに出た。臓器は，善意から無償で提供されるべきものであり，売買の対象ではない。移植医療は，透明性を確保し，社会的な理解と信頼を得ながら，進められねばならないのである[20]。

2．組織移植

●**組織移植の現状とガイドライン**　わが国では，膵島，心臓弁，血管，皮膚，骨，網膜，羊膜（卵膜）が死体から採取され，生体からも皮膚，骨，羊膜（卵膜）が採取されている。これらのヒト組織は移植される。造血幹細胞移植は，わが国の生体移植のなかで最も広く行われており，2012（平成24）年，非血縁者間移植数は骨髄で1230件，臍帯血で1093件となっている。

　先に述べたように，これも「臓器移植法」の対象外であるため，日本組織移植学会は2002（平成14）年に「ヒト組織を利用する医療行為の倫理的問題に関するガイドライン」を作成している。

　このガイドラインは，ヒト組織提供は，ドナーや家族の自由意思によるものであること，採取および移植の際には十分なインフォームドコンセントが必要であること，ヒト組織の提供はドナー側の善意に基づいて社会全体に対して行われる公共性をもつ崇高な行為であること，ヒト組織は無償で提供されるべきものであること，組織バンク事業は，ヒト組織の採取，処理，保存および移植における安全性と有用性を確保しなければならないこと，個人情報の保護，などをうたっている。

●**組織バンクの整備**　組織バンクの数は，2011（平成23）年11月の時点で，心臓弁・血管7，骨2，皮膚4，膵島4となっており，全国的な整備がなされてきた。しかし，学会に所属せずに個別に行われているバンクもあり，運営費用の問題も含めて公的な体制をどう整えていくか，今後の課題となっている。ヒト組織は移植以外に，研究，教育，研修目的でも使われており，倫理的配慮を行いながら，ヒト組織の保存，分配を公正に行う必要がある。ここでも法制化へ向けての検討が求められている。

V　死と生命保持，安楽死，死を共有する医療

Ⓐ　臨死患者

　人間の生命を保護し救うことは，医師の貴い使命である。医師はもつものすべてを患者に捧げ，疾病の回復と生命の保全を願うであろう。しかし残念なことに，医師の能力にも，その成果にも大きな限界がある。重篤な患者を救うために，あらゆる努力を続けても，死に打ち勝つことができない場合があることを味わうだろう。

●**臨死患者の医療問題**　注目される問題に，臨死患者（dying patient）の医療の問題

がある。臨死患者とは，「医師によって不治の病と診断され，これから先，数週間から数か月のうちに死亡するであろうと予想された人々」と定義される場合が多い。悪性腫瘍を例にとれば，手術不能で，しかも多くの臓器に転移を起こした胃がんや肺がんなどの場合である。たとえ化学療法や放射線療法，免疫療法などの治療が行われても完全治癒はなく，死を回避することはできない。しかし，大多数の医師は1日でも長く患者の生命を保つため，いかなる代価を払っても救わねばならないと努力するであろう。一時的にしろ，まれには予期しなかった成果を収めることもあるだろう。しかし，死は絶対に避けられない生命の最も重要な過程である。すでに述べたように，死の告知は医師にとって避けて通れない問題であり，患者の死への過程を患者と共にどのように歩むか真剣に考えるべき大きな問題である。

死の解釈と問題点

1．死の解釈

生物はすべて死亡する。人間もまた死から目をそむけられない。人間は死をどのように受け入れ，どのように解釈しているであろうか。

意識がなくなって，呼んでも，ゆり動かしても，まったく反応がなく，自発呼吸もなく，心拍動や脈もなくなり，眼はうつろで，顔色も悪く生気がなく，体温は下がって冷たくなっていく状態を，これまで一般に「死」と受け入れてきた。

人間の死は，文明国家にあっては，医師によって宣告されている。人間の死を科学的根拠に基づいて判定するのは，医師の専決事項であり，医師の義務である。

わが国では死の概念を定義した法律はないし，死の認定についても法的規定はない。法律上の死は「生物死」ではなく，「社会死」としてとらえられている。

瞳孔が散大し，呼吸運動と心臓の拍動が不可逆的に停止したとき，医師は死と認定してきた。瞳孔の散大，呼吸運動の消失，心臓拍動の停止を「死の3徴候」とよび，この3徴候が不可逆的であることが確認された時点を死亡時刻としてきた。

2．脳の死

1970年代に入ると，「脳幹を含む全脳機能が不可逆的に消失した状態を脳死とする」考え方が生まれてきた。脳死は**植物状態**といわれる状態とは異なる状態で，ひとたび脳死に陥れば，いかにほかの臓器への保護手段をとっても心停止に至り回復することはない。

人間は身体的存在であると同時に精神的存在である。身体的機能は脳で統合され，精神的機能は脳で営まれる。このように，脳は生命の維持機能をもっている。脳の死は，身体的機能と精神的機能，すなわち生命維持機能の不可逆的に消失した状態にあるので，医学的には脳死をもって「人間の死」「個体の死」とする考え方が一般的になってきた（脳死については先述した）。

　　このように，脳死をもって個体死としようとするのが，人間の死の医学的解釈になったが，人間の死の意味は，医学ではすべてを解明できない。倫理，哲学，宗教，法律，社会など，幅広い分野からの討議が必要である。

3. 死への準備のない現代人

■1 ソクラテスの死の理解

　　死とは何か－それは医学の領域を越えた意味をもっている。死は医学のみならず，哲学，宗教，心霊学など広い領域で論じられてきた。死と真剣に取り組み，その後長い時代にわたって大きな影響を与えてきたのは，ギリシャの哲学者たちの哲学的思想である。ソクラテス*（Sokrates）は死刑の判決を受け，従容として死に臨んだが，「人間は身体的には必ず死ぬが，人間の人間たる所以の精神（霊魂）は時間的に終わりはない－死は身体と霊魂の分離にすぎない，正しく哲学する（知を愛する）ということは，心安らかに死ぬ稽古をすることにほかならない。……身体にかかわる

---

column

植物状態とは

　　脳細胞，特に新しく分化した大脳皮質細胞は，数秒以上にわたって完全に酸素の供給が絶たれると，その機能を失う。同時に古い脳（脳幹部）の障害を伴わない場合は，呼吸や循環などの生命を維持する機能は保たれるが，意識，思考，感情などの高級な機能が失われる，いわゆる「植物人間」といわれる状態となる。一般に植物状態の患者は急性期を過ぎると目を開くようになるが，外界との意思疎通はない。しかし動く物体を目で追ったり，手を握ったり離したりする。口の中へ入れた食物はかんで飲み込むことはできるが，必要とするほどのエネルギーを摂取できないので，鼻腔栄養チューブを用いることが多い。大・小便は失禁状態で，自分で体を動かすことはできないので，2～3時間置きに体位変換して，褥瘡を防止しなければならない。血圧や呼吸などは安定しており，5年，10年と生存することもある。

　　日本脳神経外科学会は1972（昭和47）年，「植物状態患者」を次のように定義した。

　　医学的には遷延性意識障害をいい，正常な生活を行っていた人が疾病または事故により，3か月以上，種々の治療にもかかわらず，①自力移動が不可能である，②自力摂食が不可能である，③便，尿は失禁状態にある，④声を出しても，意味のある発言がまったく不可能である，⑤眼を開き，手を握れというような簡単な命令にはかろうじて応じることもあるが，それ以上の意思疎通が不可能である，⑥眼球はかろうじて物を追っても認識はできない，の6項目を満たす状態にあるものをいう。

＊**ソクラテス**：古代ギリシャの哲学者。問答によって相手の無智を自覚させる方法により，アテネ市民の道徳意識の改革に努めたが，死刑に処せられた。行為の真の原因は，唯物論的自然哲学者の説く骨や肉ではなく人間各自の〈霊魂〉にあるとし，その霊魂の善さを体得させることを使命とした。

快楽や飾りは，霊魂にとってはよそものであるから，むしろひたすら修養のよろこびを求め，自分の霊魂をそれ自身の飾り，すなわち，節制，正義，勇気，自由，真理で満たすがよい。そして運命が呼ぶときにはいつでも発(た)てるようにして，冥府(めいふ)(ハデース)への旅を待つがよい」と説いた。

　また哲学者ハイデッガー（Heidegger, M.）は，「われわれの本来的存在は終わりへの存在，死への存在と考えたときにはじめて，全体的に根源的に把握(はあく)される。すなわち，死とは消失する，無になることではなく，死を含めることによって，はじめて存在の根源的な意義が把握されることになる」と説いた。

　死という人生にとって最も厳粛(げんしゅく)な出来事にあたり問題になるのは，「人生と，そして死をどう考えてきたかという，その人の哲学と直接にかかわることで，それは死を目前にした生き方に反映される」というが，死に対する確固とした心構えをもっていない現代人は，死に直面してどう対処すべきかをほとんど知らない。

２　宗教家たちの死の理解

　人間の肉体は死とともに永遠に消滅する。人間は時間的・空間的に有限な，無力な存在であることを自覚する。人間にとって死の恐怖は生命への執着であり，満たされざる生命欲の猛烈な抵抗である。死の恐怖，不安はどこからくるのか，宗教家は「多くの患者が死に近づいて自己をみつめるとき，若き日の理想とその後の現実の間に深い溝(みぞ)のあることに気づき，過去の誤った行為や罪深き怠慢(たいまん)にまつわる罪悪感は，死を目前にした患者の心の中に心理的不安を生みだす。……親，子，親しい人たちとの永遠の離別の悲しみ，死はすべてを無に帰するという完全な敗北と空虚さ」としてとらえ，次のような克服(こくふく)の道を説いている。「人生の道のりの先が無の世界であるとしたら，人生の旅はあてのない旅である。……死の彼岸(ひがん)に人生という旅の本当の目的地がある。死を乗り越えるものは，死後の永遠の生を信じることであり，そう信じるものたちにとっては，死は悲しいむごい敗北ではなく，永遠の生命の門出である」最近の統計でも宗教家（特にキリスト教）は，人に平安な死を迎えさせるのは圧倒的に宗教であって，哲学ではないと考えている。

　「彼(あ)の世」を信じ，それが生活実感ともなっていたであろう中世の人々と違い，現代人は，生命の荘厳(そうごん)な過程であり，人生の最も苛酷(かこく)な試練である死に対し，ほとんど何の準備もなく立ち向かうことになる。

　欧米では小学校から「死の準備教育」が行われるという。1982（昭和57）年11月，上智大学で開かれた「生と死を考えるセミナー」の参加者有志が自然発生的に集まって「生と死を考える会」が生まれた。同会会長の上智大学教授（当時）アルフォンス・デーケン（Deken, A.）は「私たちは生きながら死を体験することはできない。ただ死を身近な問題と考え，生と死の意義を探究し，いつかは必ず訪れる自分自身と愛する人々の死を迎える心構えをあらかじめ習得することは，いつからでもできる。……死への準備教育は同時によりよく生きるための教育でもある」と説いている。

１　医学・医療のあゆみ

２　健康と疾病

３　医学と医療

４　わが国の医療供給体制

５　現代医療における諸問題

死への対応－ターミナルケア

1. 医療施設での「孤独な死」

1 家族生活から遠のいた死

　　かつて死は，人間生活にとってたいへん身近なものであった。大家族制度のなか
では，家庭のなかで死にゆく者に，家族や親戚が集まって激励し，慰撫した。医師
もそのなかに混じって，無力であることを知りながら，できるだけのことをして臨
終を見守った。しかし現在は，死は日常的な家庭生活のなかから遠ざけられてしま
った。図5-1に示すように，1951（昭和26）年には約83％を占めていた在宅での死は，
ほぼ直線的に減少し，最近は12〜13％を占めるにすぎない。一方，1951（昭和26）
年には約12％であった病院・診療所での死は，最近減少ぎみではあるが，75％程度
を占めている。重い病人は病院に送りこまれ，家族や友人とは遠ざけられて，医師
や看護師の手に委ねられ，そこで死を迎える。また現在では，介護老人保健施設や
老人ホームで死を迎える高齢者の割合も増えつつある。

2 機器の中での孤独な生・死

　　病院では，死が予想され，死が迫りつつある患者に対しても，救命・延命のあら
ゆる努力が払われる。点滴静注が続けられ，気管切開がなされ，人工呼吸器が装着
される。血液が採取され，血液成分の変化が測定される。多くの測定器の端子が身
体各部に装着される。患者は身動きもできず，意識はあっても会話はできない。家

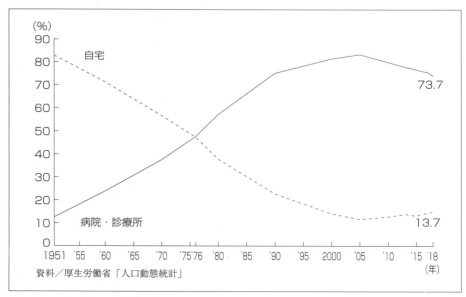

図5-1 ● 日本における死亡場所の変化

族や親しい友人は遠ざけられているが，たとえ病室へ入ることが許されても，周りの機器にさえぎられて，患者に近寄り，手を握って慰めることさえ思うにまかせない。医師や看護師は，死に臨む患者への温かいケアよりは，延命にあらゆる努力を集中し続ける。患者の死に正面から立ち向かうことを避けているようにさえみえる。善意による処置とはいえ，患者は機器のなかで「孤独な死」を迎えざるを得ない。孤独と苦痛は，医学の進歩と医師の善意によって延ばされていく。そして「孤独な死」を迎える。

2．延命治療への疑問

1 死に対する医師の意識と行動

不治の患者，臨死患者に対してなされる医師の活動の価値を評価することは極めて難しい。医師と看護師の努力は，ある期間だけ患者の生命を延長させるかもしれない。苦悩の多い臨死を少しの期間延ばすことができても，医師自身がもちえない希望を，ただ患者と家族に抱かせるだけのものではないのか，医師と看護師の献身的な努力は，むしろ義務の誤解に由来するものではないのか。このように，医師は死に対する畏怖を知らない－死もまた生を完結させるものであることを洞察できないでいるのではないか。死にゆく人間の尊厳を，生物学的秩序の次元に移し替えてしまう医師の非人間的・非人道的な思考と行為ではないのか，真の効果が疑わしい試みを避け，苦痛を和らげ，平和な死を見守る態度は，安易な思想から生まれたものでなく，死もまた苦悩からの解放を意味するという信念から生まれるものではないのか。

2 延命治療の問題点

治しうる段階の病気の場合と同じ考えのもとに，強力な治療を最後まで善意をもって続けることが，死にゆく患者に対する最も重要で親切な治療と信じているのが問題なのではないか。部品修理的な意味での技術は進歩したので，植物状態になっても呼吸や血液循環をある期間維持することはそれほど困難ではないが，「死を治そう」とすることが，果たして正当なのであろうか。

3．cureからcareへ

●cureとcareの統合　欧米では死の臨床に関連して，かねてからキュア（cure）からケア（care*）への切り替えのタイミングが，倫理と経済の両面から論じられてきた。アメリカの医学雑誌（The New England Journal of Medicine, 1983）でも医師に対し，以下のように勧告している。

①ターミナルであることを医師が肯定的に言い切る心の準備と，ターミナルであると判断した後の治療の変更について積極的である必要がある。

②ターミナルであると判定した後は，患者の快適さとクオリティ・オブ・ライ

---

*care：careは「悲しみを共にする」という語源をもつという。

フ*に重点を置くべきで，無駄な治療や検査はすべきではない。

わが国では，いまだ専門家の議論は熟していない。医療はもともとcureとcareの統合されたものである。病気の性質や経過によって一様ではなく，その判断は，時に難しいが，真に末期状態ともなれば，苦痛を増し，効果を期待し得ないcureを避け，careが中心となるのが末期医療の真のあり方（ターミナルケア）とされるようになってきた。

4．末期医療の場での医師・看護師の役割

1 医療者の役割

死の近さを知らない者は，死は必ずしも切実な苦悩とはならないが，迫りくる死を知った者は，生への強い欲望と，死への激しい不安と恐怖にさらされる。末期医療*に携わる医師，看護師は，病人の家族や友人の参加を得て，病人が自身の固有の死を全うするよう援助しなければならない。肉体的苦痛を取り去り，不安と恐怖から解放されるよう努め，最後まで社会的存在としての自己遂行を助け，残された命の価値の拡大を図り，尊厳が保たれるよう支援しなければならない。

国立佐倉病院の医師が，重症アルツハイマー（Alzheimer）病および末期脳腫瘍で余命3か月と診断された透析患者を想定し，透析医にアンケート調査したところ，回答した24人の医師は，「家族からどうしたらよいか相談があったときは透析を中止しない」が20人，「家族から中止の要望があったときは中止する」が過半数を占め，家族が継続を希望する場合は8割が継続すると回答した[21]。

（社）日本老年医学会は，すべての人は，死を迎えるに際し，個々の価値観や思想・信仰を十分に尊重した最善の医療，すなわち単に医学的な知識・技術のみでなく，ほかの自然科学や人文・社会科学を含めたすべての知的・文化的成果を還元した医療を受ける権利を有すると考え，この権利を擁護・推進することを目的に「高齢者の終末期の医療およびケア」に関する立場を2001（平成13）年6月に表明した（日本老年医学会雑誌，38：582，2001）。

2 大切なコミュニケーション

末期状態にある病人に専門的な医療を施し，生命の延長を図ることは，言うまでもなく大切なことであるが，より重要なことは，病人との人間的なコミュニケーションである。この人間的なコミュニケーションを妨げる主なものは，病人の死に当面した医師や看護師の動揺であり，途方にくれた対応である。その際，「死に触れないで，皮相で無害な話題を選ぼうとするのは，医師や看護師の自己防衛の手段ではないのか」とも指摘されている。

＊**クオリティ・オブ・ライフ**：quality of life。単に病気から回復したり，症状が緩和されるだけではなく，患者の生命の質，生活の質を重視し，高めていこうとする思想。

＊**末期医療**：末期患者に対応するには，末期の疼痛の処理および末期を迎えた患者心理の理解が大きな問題となる。末期の患者は，否認，願望，抑うつ，受容とその心理が変動するが，最終的には死を受容することが望ましく，そのためには医師，看護師を含めた医療チームとしての対応が必要である。

3 **末期医療の場の医の道**

　単なる医学的処置に逃げ込み，人間的コミュニケーションをなおざりにしては，病人の重大なニーズを満足させ得ない。病人は心の痛み，孤独，不安，恐怖，家庭への心配，そして死という難しい問題を話題とするかもしれない。死が迫る病人とのコミュニケーションがいかに難しいかは想像に難くない。「死を迎える病人の精神的な苦悩を，若い医師やナースだけに背負わせるのは酷ではないか。……病人の心理を深く理解し，慰める専門家集団を日本の医療界でもつくるべきでないか」との指摘もある。病人一人ひとりが他と異なる独自の存在であることから，すべての病人に適用し得る一般的規範はない。しかも，末期医療に携わる医療者自身の死生観が問われることになる。この永遠のテーマを問われながら，苦痛を和らげ，慰め励まし，恐怖のない静かな生命の終末を見守っていくのが医の道であると思う。

　　「Gúerir quelquefois　　時に癒し

　　　Soulager souvent　　　しばしば慰め

　　　Consoler toujours　　　そして常に励ます」

　この短句は，16世紀のフランスの外科医であったパレ（Paré, A.）のもので，アメリカ，ニューヨーク州の北部サラナク・レークに，その昔，トルドー結核療養所があり，患者たちが1918年に「感謝のしるし」として，設立者トルドー（Trudeau, E. L.）の銅像を建てたが，その台石の背面にフランス語で刻まれたものである。当時「死の病」であった結核は，医学の進歩によって克服されたが，今日の医療においても，この短句の心を常に謙虚に受け止めねばならない。

 # D　安　楽　死

　「いかに死ぬべきか」という問題が近年，特に注目されてきた。ここに述べる安楽死すなわちユータナシア（euthanasia）も，後に述べる尊厳死の問題やホスピスの増加も，その現れである。

1）安楽死の語源

　「euthanasia」は，あらゆる点からみて "よい" ことを示す接頭語「eu」と，死を意味する「thanatos」の合成語で，好ましい死，穏やかな死，つつましい死，自然な死，ということになる。

2）安楽死とは

　安楽死とは，「患者が現代の医学知識と技術からみて不治の病に冒され，死は目前に迫り，耐え難い肉体的苦痛に襲われている場合に，患者本人の嘱託または強い希望のもとに，もっぱら患者の苦痛を緩和する目的で，医師が患者の死期を若干早める処置をとることによって起こる死」のことである。

1．弱者，特に先天異常の扱いのあゆみ

1 安楽死の歴史

　安楽死，あるいはそれに類似した行為は古い歴史をもっている。

　原始民族は戦争行動などの場合，部族の行動の自由を確保するために，病人や老衰者を殺してしまった。スパルタやギリシャでは，生活能力のない奇形児は棄子の形で死亡させた。古代ローマでは，奇形児が生まれると即刻殺すことを法律で許可した。古代ゲルマン人は，戦争に際し，戦いに参加できない年老いた兵士は，本人の希望により殺すことがあった。多くの種族では，治る望みのない重い病気のときには，死に導くことが身近な慣習でもあった。

　ヒポクラテスは，有名な「誓い」のなかで，「まだ生まれないものにも，希望による殺人も，安楽死も，これを拒否する」「人はより安楽な死を願うが，人は自分自身の慈悲者たりえない」と述べた。中世に入るとキリスト教の影響で生命は尊いものとされ，自殺は全面的に否定された。近世に至って科学が発達し，神の存在を否定する思想が強くなった結果，人間の生命も自ら管理する権利があるのではないかと主張されてきた。

2 優生保護法との関係

　現在，世界のいくつかの国では「優生保護法」が制定され，特定の条件のもとでの人工中絶を認めている。本来，生命は受胎のときに創り出されるもので，胎児が

---

column

優生保護法から母体保護法へ

　母体保護法は，不良な子孫の出生を防止するための優生手術，母性の生命・健康を保護することを目的とした人工妊娠中絶，および受胎調節実施指導などについて規定している。わが国では1948（昭和23）年7月，優性保護法が法第156号として公布され，1952（昭和27）年に改正された。さらに1996（平成8）年6月，「現行法は優生思想に基づく部分が障害者に対する差別となっている」と指摘したうえで改正された。改正の要点は以下のとおりである。

①法律名を「母体保護法」と改める。

②法律の目的のなかで「優生上の見地から不良な子孫の出生を防止する」との規定を削除する。

③遺伝性疾患等の防止のための手術や，精神障害に対する本人の同意によらない規定は削除する。

④遺伝性疾患等の防止のための人工妊娠中絶に関する規定を削除する。

⑤「優生保護相談所」を廃止する。

母体を離れる前と後で，そこに質的な飛躍があるとするのは理論的にも一貫しない考え方である。しかし現に，生命科学の権威であるワトソン（Watson, J. D.）は，「人間の生命は，胎児が母体を離れてから3日後に誕生したと解すべきであろう」という提案を行った。その根拠は今までは，先天的な重度障害児で，一生，人並みの生活ができず，本人も家族も社会もたいへんな負担を負わなければならない子どもが生まれる場合もまれでなく，それは出生後3日の間に確認できるから，その間の医学的診断をもとにして，両親が希望するのであれば，その子どもは生まれなかったことにしたほうがよい，ということであった。

3 死なせる権利をめぐって

アメリカでは1982年4月，重症のダウン症候群と内臓異常をもって生まれた子どもの両親が裁判所の許可を得て死なせて以来，重い先天異常をもって生まれてきた子どもを「死なせる権利」をめぐって論争が起こった。1983年10月，重症の脊柱破裂をもって生まれた女児に対する手術を両親が拒否し，病院がそれを受け入れたため，「死なせる権利」に反対してきたアメリカ司法省は病院を相手どって訴訟を起こしたが，地裁も連邦裁判所もその訴えを却下した。アメリカではこの種の難問をめぐって次々と裁判が起こり，政府も裁判所もその対応を迫られていたが，米政府は法曹界の認識を受け入れ，「治療するかどうかの決定は，まず両親と担当医が行う。治療せず決定がなされた場合は，病院内の諮問委員会（担当医でない医師，看護師，法律家，牧師，地域代表者などで構成）の検討に任せる」との新しい規則を公にした。この決定は「安楽死」に向かう可能性があるとして論議が続いた。わが国では一般に「生命第一主義」が建前となっているが，現実に悩む家族や医師が多く，早晩，真剣な議論を呼ぶことになるだろう。

2. 安楽死と医師の立場

激しい苦痛に悩む肉親を，思いあまって殺してしまう事件は後を絶たない。自殺を幇助した内容を扱った小説も少なくない。

● **安楽死の区別**　安楽死は法的解釈（次項参照）は別として，消極的安楽死，間接的安楽死，積極的安楽死の3つに区別される（このほかに，激しい苦痛を伴う不治の病の患者に，患者の強い希望を入れて，苦痛除去の目的のために自殺の手段を提供する「自殺幇助」を含める場合もある）。**消極的安楽死**は肉体的苦痛を長引かせないために，鎮痛以外の治療をすべて中止するが，強制栄養や水分補給については意見が分かれている。**間接的安楽死**は，肉体的苦痛の除去・緩和を目的とした行為が副次的に死期を早める場合である。また**積極的安楽死**は肉体的苦痛から解放するため，致死的薬剤の投与などにより，直接生命を絶つ場合である。

● **臨死患者の痛みの除去**　ほかに適切な治療法を施すすべのない激しい痛みに苦しむ臨死患者に，適量の麻薬を投与して疼痛を取り去ることは，医師の崇高な任務である。激しい痛みに対し，そのつど大量のモルヒネを使わなくても，比較的少量の鎮痛薬を次の痛みが起こる前に規則的に与えることによって，痛みを恐れず，残され

1 医学・医療のあゆみ
2 健康と疾病
3 医学と医療
4 わが国の医療供給体制
5 現代医療における諸問題

た短い最後の時間を安心して療養してもらえるようになった。医師が同情心から患者の苦悩に終止符を打つため，極量を超えた多量の麻薬や致死的薬剤を与え，死に導いた（積極的安楽死）とすれば，それは，生命の保護を託された医師の道に反する行為である。自殺は個人の明らかな意思表示であるから，その意思に反して救助することは個人の権利を侵すものではないかという論議もあろう。患者本人が尊厳死を希望する明確な意思表示がなされたという場合などを除き，医師は生命を守るために可能な救助を行うべきものである。

●**医学的倫理**　苦痛・苦悩に耐えながら生きる力を失い，死を迎えつつある病人を見届けた者は，だれでもそのときの恐ろしく悲しい経験を忘れないであろう。その際とるべき医師の態度として，倫理学的立場から次のように説かれている。「安楽死の動機は同情であるといわれる。……同情は人間の天賦に属することは疑いないが，同情を死亡幇助の正当性の根拠として，その現れ（安楽死）は道徳的であり，それを行わないのは残酷な非道徳的行為であろうか。同情と安楽死の問題は倫理学者にとって重大である。……不治の病人を数か月にわたって切々とケアを続ける医師と看護師は非道徳的であろうか。……同情は他人の悲惨に心を動かされた人間の最初の感情反応である。この極めて自然発生的な感情反応は，倫理学的にはいまだ人間的・道徳的な行為とは判断されない。真の道徳的同情は，その究極の意義と結果とを意識することなしに，ただちに行動へとかりたてる感情ではなく，判断力によって統制されたものでなくてはならない。……何人といえども他人の生命を奪う権利はない。唯一の例外は国家が犯罪者を（法則に基づく裁判によって）死刑に処する場合だけである。医師は自然に身を捧げる公僕にすぎず，人間の生や死に関する支配者ではない（ヒポクラテス）のである。……安楽死の問題は病床で感情的に解決されるべきものではない。医学的倫理の方針にしたがって，根本的な判定を待つべきものであろう」[22]

●**医療界の姿勢**　1950年，41か国の代表者によって構成された世界医師会総会は，「安楽死は公共の利益，医学の原則，自然法則，文明の法則に反逆する」との決議を採択している。世界医師会は1987年にも，安楽死を禁じた「マドリード宣言」を採択している。もしも安楽死が日常臨床に採用されたとすれば，医師に対する信頼は完全に消失することになるであろうとするのが，多くの医師の考え方であるように思われる。

　　日本医師会の医事法・社会立法委員会は1974（昭和49）年，「最近の医学の発展は，"望みなき患者"の増加を招き，安楽死の問題が論議されているが，この問題は早晩，医学のあり方とともに社会的論議の対象とならざるをえない」と判断したうえで，次の3点を指摘した。

　　①回復の望みがなく死期が迫ったと判断されても，生命の停止行為は医師だけの判断で成すべきでなく，「医師は本来の健康の回復という目的に徹すべきであり」，それに背反する行為は社会的承認のない以上成すべきではあるまい。

　　②患者の意思が問題であり，あるいは近親者の意思がそれに代替しうるといえる

かもしれないが，「これらの意思を条件とすることは，極論すれば人権尊重のための論理を整えるための気休めにすぎない」ともいえよう。

③医師に決定権がなく，患者の自己決定権も気休めだとすると，結局，安楽死は否定されざるを得ないことになるが，生命停止についての社会的承認の有無が問題で，法律上の手続きとなれば，医師，患者および第三者を加えた判定機関によらざるを得ない。

安楽死の問題は人間の生の意味，死の意味と深いかかわり合いをもつだけに，軽々しく扱うことはできない。医師は最後まで病人の側に立ち，最善と思う治療に努力すべきであって，いやしくもその立場を放棄し，病人を殺すような側に立つことがあるとすれば，医師への信頼感は根底から崩れることになろう。しかし医療がいかに進歩しようと，人間の死を止めることはできない。迫りくる死に臨んだとき，無益な治療を頑迷に続けることなく，人々が望んでやまない真に純粋な"安楽死"をいかにして迎えさせるのか，そのためにも「生と死」への敬虔な姿勢が必要であろう。

3．安楽死の法的解釈・立法化

●**裁判所の判断**　1962（昭和37）年，名古屋高等裁判所は嘱託殺人罪を認めた裁判において，安楽死が認められるのは次の 6 つの要件をすべて満足する場合であるという判断を示した。

①病者が不治の病におかされ，かつ死が目前に迫っていること
②病者の苦痛が甚しく，何人もそれを見るに忍びない程度であること
③もっぱら病者の苦痛の緩和の目的でなされること
④病者の意識が明瞭で，明確な嘱託であること
⑤医師の手によるものであること
⑥その方法が倫理的にも妥当なものとして認容し得るものであること

判決後，裁判長は「あらゆる角度から検討した結果，われわれのあげた要件に合致する場合は，安楽死を合法と認めざるを得なかった。安楽死は現実に行われているといわれる以上，きびしい要件を決めて認めるのが法の趣旨だと思う」と語った（朝日新聞，1962. 12. 23付）。この判決は外国にも広く報道され，全世界にとって画期的であるとして，強い関心が寄せられたという。

●**法律家の解釈の一例**　安楽死についての法律家の意見も必ずしも一致していないようであるが，平野龍一[23]は次のように述べている。「法律家は比較的に安楽死を認めようという考え方が強いのに対し，医師のほうはそれを認めるべきでないという考えが強いように思われる。……医師はこれから安楽死を行うべきかどうかという場合で考える。この場合，基準になるのは法律だけでなく，倫理・宗教・習俗その他もろもろの規範である。このような立場に立たされると，たとえ法律家でも安楽死が倫理的に許されるかどうか大いに迷わざるをえない。しかし通常，法律家は事件が起こったあと，それが裁判所に出てきて，被告人を処罰するかどうかという場

面において問題を考える。倫理的に，あるいは宗教的な視点からみて非難すべき行為でも，すべて刑法でこれを処罰しなければならないわけではない。むしろある特定の，往々にしてあまり厳格な倫理基準，宗教的信条を刑罰によって他人におしつけることはかえって不当だといわなければならない。法律家が安楽死を認めようというのは，このような意味からである。……安楽死が法律上どの程度に許されるかを考えるとき，安楽死という概念の中にいくつかの違ったものが含まれていることに注意しなければならない」

　平野はさらに，安楽死の概念を次のように示している。

①純粋の安楽死：臨終の苦しみを緩和させるだけであって生命の短縮を全然伴わない場合で，法律上違法ではない。

②狭義の安楽死：苦痛を緩和するのが目的で麻酔薬を与えるが，その副作用として必然的にいくらかの生命の短縮を伴う場合である。問題は残るが，この意味の安楽死は認める可能性がある。

③不作為による安楽死：強心薬の注射を続ければ生命を延ばすことはできるが，患者や親戚からの要請で注射を差し控える場合である。医師としての倫理にもとるかもしれないが，法律上の義務はない。

④本来の安楽死：生命を断つことによって苦痛から逃れさせる場合で，苦痛を緩和しつつ生命を保つこともまったく不可能ではないので，厳格にいえば緊急避難の要件を満たしていない，人を殺す行為なので，処罰される。

⑤いわゆる不任意の安楽死：患者は死を希望しないのに，殺してしまうという行為である。認められないことはもちろんであるが，本来の安楽死との間に必ずしも明確な線を引くことができない場合のあるところに問題が残る。両者の区別は本人の同意いかんによらねばならない。

●**アメリカでの立法化の動き**　アメリカでは積極的安楽死の容認運動が盛んで，ワシントン州では，「6か月以内に死期が迫っている成人末期患者で知的・精神的能力がある場合には，文書をもって人道的な方法で穏やかに死に導くための幇助をしてくれるよう医師に要請する権利を与えてよいかどうか」について，1991年11月に住民投票が行われた。賛成が46％で過半数に達せず，州政府に立法を要求することはできなかったが，ほかの州を含め，安楽死容認の運動は進められた。オレゴン州では1994年11月，住民投票で，医師の自殺幇助を認める「尊厳死法（Death with Dignity Act）」が成立したが，州連邦地裁は1995年8月に違憲と判断し執行差し止めを命じた。しかし，宗教界の最大勢力であるカトリック教会，中絶に反対する市民団体，自殺幇助を認めない医師ら反対派などによる「尊厳死廃止提案」に対し，1997年11月4日に住民投票が行われたが，自殺幇助賛成が過半数を占め，「尊厳死法」の存続が決まった。1998〜2000年に96人が安楽死を希望し，2000年の1年間に27人が実施された。2011年には114人に致死薬が処方され，71人が死亡した。

　1990年6月，アメリカの医師キヴォーキアン（Kevorkian, J.）が，考案した自殺装置のスイッチを入れ，毒物を体内に注入して，同医師の見守るなかでアルツハイ

マーの女性が「自殺」を遂げた。ミシガン州地裁は同装置の一時使用停止を同医師に言いわたした。この積極的安楽死をめぐって専門家の意見は賛否両論に分かれた。同医師は，総計130人の自殺を手伝ったとされ，殺人罪にも問われた。

　「医師が，死を望む末期患者の自殺を手助けすることを禁じたワシントン州法は憲法違反」とする末期患者の訴訟において，一審の連邦地裁は1994年5月，原告勝訴の判決を下した。これに対し州側が控訴，1995年3月，連邦高裁小法廷は逆転判決を下した。しかし，1996年3月，サンフランシスコ米連邦高裁が，医師が生命維持装置をはずして死に至る「尊厳死」と，死ぬ薬を処方する「自殺幇助」との間には，倫理的，法的に違いはないと判断し，同州法は自由，平等の保護を定めた憲法14条に違反しており，「十分な判断能力のある末期患者は人間としての尊厳を保ちながら死を選ぶ権利がある」と州側の主張を退ける判決を下した。

　米連邦最高裁は1997年6月，自殺幇助を禁じたワシントン州とニューヨーク州の州法を合憲とする判断を下したが，「患者の死ぬ権利」について直接的な判断を避け，合法とするか違法とするかは各州の判断に委ねている。

1 オランダなどの安楽死法

1）オランダの安楽死法

　オランダでは法律によって積極的安楽死は禁止されていた。しかし，生前，知的・精神的能力をもっているときに積極的安楽死を求めていた多くの末期患者が，積極的安楽死を遂げており，それにかかわった医師の医学的処置は適正であるとして医師の裁量を認め，違法性が阻却されていた。このように実質的に安楽死を容認していたオランダの下院は1993年2月，上院は同年11月，厳しい条件を付したものの，安楽死法を容認した。オランダでは医師による安楽死は年間2000件を超え，最近では，自分では意思表示のできない重症障害児に薬物を投与して安楽死をさせた医師に対し免責判決が続くなど，許容条件は広がる気配をみせていた。

　オランダの下院は2000年11月28日，上院は2001年4月10日，新しい安楽死法「要望に基づいて生を終わらせることと自死への幇助の際の検査および刑法ならびに死体の取り扱いと埋葬制度に関する法の改正」を可決した。新安楽死法は，以下のように定めている。

●医師の姿勢　医師は，

　①患者が自由意思で，十分熟慮した後で死への介助を頼んだという確信に達していること，

　②患者の状態に治癒の望みがなく，患者の苦しみが耐えがたかったという確信に達していること，

　③患者の病状とその見通しについて，患者に知らせていたこと，

　④患者の現在の段階では，ほかに適切な解決法がないという確信に患者と共に達していること，

　⑤少なくとももう一人の独立した医師の立会いを求め，その医師に診察してもらい，その医師から①〜④について所見をもらっていること，

　　⑥生を終わらせることを医学的に慎重に遂行すること，

などを遵守する。

●**患者の状態**　患者については，年齢別に，以下のように定めている。

　　①16歳以上の患者が，もはや自分の意思を表明できない状態にある場合でも，そ
　　れに先立つ状態のとき（自分の生を終わらせることに関して適切な評価ができ
　　るとき）に，生を終わらせることへの依頼を書面に残していた場合には，医師
　　は患者の依頼に従うことができる。

　　②16～18歳の未成年の患者が，自分の生を終わらせることに関して適切な評価に
　　達しているという前提から出発できる場合は，自分の生を終わらせたいという
　　患者の願い，あるいは自死への介助を求める患者の願いに，その子を世話する
　　両親のうちの片方または両方もしくはその子の後見人がその決定に加わった後
　　であれば，医師はこれに従うことができる。

　　③12～16歳の未成年の患者が，自分の生を終わらせることに関して適切な評価に
　　達しているという前提から出発できる場合は，その子を世話する両親のうち片
　　方または両方もしくはその子の後見人が，その子の生を終わらせること，ある
　　いは自死への介助に同意していることを表明した場合には，医師は患者の願い
　　に従うことができる。この場合には，　①　が妥当する。

　　この新安楽死法は，国内・国外に大きな反響を与え，一部から厳しい批判を受け
ている。

2）ベルギーの安楽死法

　　ベルギーの下院は2002年5月16日，安楽死合法化法案を賛成86，反対51，棄権10
の賛成多数で可決し，オランダに続く，世界第2番目の安楽死を合法化した国にな
った。同法は「治療の余地がなく，肉体的・精神的苦痛が受容限界を超え，しかも
苦痛を軽減できない18歳以上の成人患者を対象とし，医師と患者双方が安楽死以外
の選択肢がないと判断し，患者が自らの意思で安楽死を書面で求め，その要求を1
か月以上保ち，第2の医師も同様の判断を示すことが条件であり，この場合，安楽
死を施した医師は刑事免責される」というものである。

3）オーストラリアの安楽死法

　　オーストラリアの北部特別地域では，末期患者が安楽死する権利を認めた「末期
患者の権利法」が1995年に成立し，1996年7月に発効したが，この法律は連邦議会
で無効にされた。

2　わが国の出来事

●**東海大学医学部付属病院の例**　1991（平成3）年4月，東海大学医学部付属病院の
医師が，疼痛に苦しむ末期の多発性骨髄腫の患者に，「やるだけのことをやったから，
自然の状態で死なせてやりたい」という家族の申し出を受けて治療行為を中止し，
さらに「楽にしてやってほしい。早く家に連れて帰りたい」という家族の懇願を入
れて，塩化カリウム液を静注して死亡させる事件が起こった。本件は「終末医療の
あり方」を逸脱した行為であり，特に患者本人の明確な「死への意思表明」がなく，

許されざる「積極的安楽死」と受け止められた。1992（平成４）年７月，横浜地検は，先に述べた名古屋高裁の判断も踏まえ，同医師を殺人罪にあたるとして横浜地裁に起訴した。1995（平成７）年３月，同地裁は，医師の積極的安楽死への関与を「緊急避難」として認めたうえで，安楽死の許容要件として，①耐え難い肉体的苦痛のあること，②死が避けられず，死期が迫っていること，③苦痛除去のための方法を尽くし，ほかに代替手段のないこと，④安楽死を望む本人の意思表明のあること，を示し，本件はこの４つの要件を満たしていないとして有罪の判決を下した。

● **京都府京北病院の例** 1996（平成８）年６月，京都府京北病院院長が，これまで長い付き合いのあった末期がん患者に痛みや苦痛を止めるためモルヒネを投与したが，効果は十分でなく，患者は日頃苦しむ別の患者をみて，「自分なら早く楽にしてほしい」と語ったこともあったことから，筋弛緩薬を投与して死亡させた事件が起こった。本事件はその後，不起訴処分で終わった。

　ホスピスなどで末期医療に携わる医師の間では，がんの痛みはモルヒネなどを適切に使うことでほぼ緩和でき，安楽死が必要となる場合はほとんどないとの意見が強い。

● **川崎協同病院の例** 1998（平成10）年11月，気管支喘息発作を起こした58歳の男性がこれまで通院していた川崎協同病院へ運ばれた。心肺停止の状態から，いったん蘇生したが，意識不明状態が続いた。これまで10数年間，この男性を治療していた主治医（47歳）は13日後，「これ以上の延命措置は忍びない」と考え，家族に「楽にしてあげたい。２日間考えてほしい」と告げた。15日後，気道を確保していた気管内チューブを取りはずすと，呼吸困難を起こし，鎮静薬を投与したが治まらないので筋弛緩薬を投与したところ，数分後に死亡した。

　病院側は職員からの指摘を受けて2001（平成13）年11月に調査を始め，2002（平成14）年４月，公表した。それによると，病院側は数か月後に上述の事件を知り，主治医に口頭注意していた。改めて調査の結果，「安楽死として許容できない行為」と判断し，主治医に「自発的に公表し，社会的責任をとるよう」説得，主治医は2002（平成14）年２月に退職した。主治医が「楽にしてあげたい」と言ったのを，家族が「安楽死」という意味で受け止めていなかった可能性が残った。同４月，病院は遺族に謝罪し，保健所と県警に届け出るとともに，外部の専門家を含めた真相究明チームを設けた。神奈川県警は殺人容疑などを視野に捜査を進めた。気管内チューブ抜管の動機・目的と正当性，家族への説明と家族の理解の了解，薬剤投与の目的・投与量など，多くの問題が指摘された。

　主治医は５月14日，朝日新聞社の取材に応じ，気管内チューブの抜管は家族の依頼であったことを強調し，抜管後，筋弛緩薬を用いたことを認めた。弁護士は「安楽死や尊厳死させたという認識でなく，家族の希望を受けて治療行為を断念した」とした。また県警から依頼を受けた専門家は８月20日，患者の死因は筋弛緩薬投与によるものと判断した。本件に関する2005（平成17）年３月の横浜地方裁判所の判決は，重篤な脳障害のある末期患者を自然死させるため気管内チューブを抜管し，

さらに苦しみ出した患者に筋弛緩薬を静注して死亡させたとして殺人罪の成立を認め，治療中止の許容性についても，1995（平成7）年の同地裁判決の線に沿って検討し，本件では違法性を減弱させるような事情すらうかがえないとした。

● **富山県の射水市民病院の例**　2006年（平成18）年3月，富山県の射水市民病院で，長い臨床経験をもつ医師が，脳死患者の人工呼吸器をはずし，死に至らしめて，世の中の注目を集めた。

　どのような死を選ぶかは患者自身の権利として認められている。患者の意思は，十分な情報を与えられたうえで自由に決定されなければならないし，推測ではなく，第三者も確認できる形で明白に表明され，それに基づいて判断されねばならない。積極的な安楽死がたとえ容認されるとしても，患者本人の明確な自由な意思表明と，医師による冷静な医学的判断が絶対条件なのである。前述の2005（平成17）年の横浜地裁判決も「直接，本人からの確認ができない限り，治療中止を認めないという考え方によれば，解決の基準は明確になる。しかし，その結果は患者の意に反するかもしれない治療が継続されるか，医師の裁量に委ねられるという事態を招き，かえって患者の自己決定尊重とは背馳する結果すら招来しかねない」とした。

3　安楽死に直接かかわったオランダ医師の信条

　安楽死が法的に認められているオランダの首都アムステルダムの療養院を舞台に，安楽死をめぐる人間ドラマを描いた『死を求める人々』の著者カイゼル（Keizer, B.）氏が来日した。その機会に面接した小林敬和記者の記事（読売新聞，1998. 9. 22. 夕刊）から，内科医として安楽死に直接かかわった同氏の信条を拾うと，「……私の勤めているこの療養院には常に280名が入院しており，年間約120名が死亡するが，安楽死を選択するのは1年にせいぜい1人である。……私自身が直接かかわったのは16年間に11人であった。"患者に毒薬を与える瞬間は，日常の世界から全くかけ離れたところにいる感じで，とてつもなく怖い"。……安楽死は厳しい条件付きだが，最も難しいのは患者が本当に安楽死を望んでいるかを確認することである。そのためには何か月，何年にもわたり，患者を知っている医師が，長時間話し合うことが絶対に必要である。……オランダにおいても安楽死の問題は解決したわけではない。医師だけでなく，宗教家，思想家，政治家，そして死すべき運命の全員が議論すべきテーマである。……私自身は安楽死よりも，人間らしく死を迎えられるように，家族や医療関係者が様々なケアをすることのほうが，基本的に大切だと思っている。……」となる。小林記者は，カイゼル氏はカトリックの家庭に育ったが，氏の死生観は医学を修める前に学んだ哲学によって形成されたものと受け止め，氏は特に影響を受けた哲学者ヴィトゲンシュタイン（Wittgenstein, L. J. J.）が「死は人生上の出来事ではない。死は体験できない」と述べているとおりで，「たいへん悲しいことではあるが，死は本当にわからない」と語ったという。しかし自ら安楽死にかかわった内科医の信条は重く受け止めてよいであろう。

E　尊厳死，消極的安楽死，自然死

1．アメリカのあゆみ

　生命維持装置の長足な開発によって，従来なら死亡してしまっていた多くの患者が，知的・精神的活動がないまま機械的に延命されるようになった。

1　尊厳死の要望

　深い昏睡状態に陥り，知的・精神的活動は失われたが，自発呼吸や血液循環，消化，排便・排尿など，植物的機能が保たれている状態（植物状態）になっても延命措置が続けられるようになった。この状態からの回復の見込みがないと判断された場合，その原因となった病気や，その結果として起こった病気に対する一切の積極的な治療を中止して，尊厳のうちに自然に死なせてほしい〔dying with dignity（尊厳死），natural death（自然死）〕という要望がアメリカで生まれ，法制化運動が展開された。

2　自然死法の制定

　1976年，アメリカのカリフォルニア州はこの強い要望を受け入れて，住民が将来に備えて，意識・知能がしっかりしている間に，その意思を法的に有効な形で表明しておき，死亡する前に法的に効力を発揮して延命措置を中止してもらえるような「生きている間に発効する遺言＝リビング・ウィル（living will）の法律（自然死法）」を制定した。それ以来，アメリカの80％を超える州で同じような法律が制定された。

3　生前の意思表示

　さらに自分が末期状態になった場合に，自分の表明したリビング・ウィルが確実に実行されるには，自分に代わって見届けてくれる人を前もって決めて委任しておきたいという要請を入れて，カリフォルニア州は1983年，「医療における持続的委任権法（The Durable Power of Attorney for Health Care Act）」を制定，現在では多くの州で同様に法制化されている。このように，知的・精神的な判断能力があるときに，自分の末期状態における処置について医師に遺しておく指示を，アメリカでは「生前の意思表示（advance directives）」と法的に総括している。

4　ライシャワー博士の場合

　親日家として有名な元駐日アメリカ大使のライシャワー（Reischauer, E. O.）博士は1990（平成2）年9月1日，死を予期して家族や知人に別れを告げた後，自分の意思で生命維持装置を医師に取りはずさせ，「尊厳死」を遂げた。79歳であった。

5　ナンシー・クルーザンの場合

　また1983年1月，交通事故で脳を損傷し，いわゆる植物状態になったナンシー・クルーザンは，チューブ栄養によって長く生命を維持していた。見るに耐えかねた両親の訴えを受けた米連邦最高裁判所が，「自分の意思を示すことのできない患者の死ぬ権利」をどこまで認めるか，大きな話題となっていた。7年余り経過した後，

地元の遺言検認裁判所の決定を受けて医師が栄養チューブを取りはずし，その後13日目の1990年12月，ナンシー（33歳）は入院先のミズーリ州の病院で，両親の見守るなかで静かに死去した。

アメリカではインフォームドコンセントの法理が厳しく守られ，多くの州でリビング・ウィルや持続的委任権法が法制化されたことから，連邦政府は1990年秋，「患者の自己決定権法（Patient Self-Determination Act）」を制定し，1991年12月1日に施行された。

2．尊厳死に対するわが国の動き

1 安楽死国際会議の決議

アメリカのカリフォルニア州が1976年に「自然死法」を制定したことは先に述べたが，1978年11月，サンフランシスコで開かれた第2回安楽死国際会議は，次の決議を採択した。

①各人は，疾病が進行して死が不可避になった場合には，単に死への経過を延長させるにすぎない医療措置を終結せしめる権利を有する。

②この権利は，口頭，文書，あるいは正当な代理人のいずれによる表明であるとを問わず，患者の医療措置の続否を規定する。

③参加国（8か国）は，各国の医師会ならびに医師に対し，疾病が進行して死が不可避になり，治療措置が単に死の時期を遷延せしめるにすぎなくなった場合の末期患者につき，これらの措置の継続を終結せしめるような倫理規定ならびに指針を確立することを促進する。

アメリカでは自然死法（安楽死法）が法制化されている州もあることは先に述べた。

2 安楽死法試案

わが国では1976（昭和51）年，日本安楽死協会が設立された。同協会は1978（昭和53）年11月，安楽死法（末期医療の特別の措置法，過剰な延命措置の停止に関する法）試案をまとめた。

3 安楽死法への反対の動き

他方，「安楽死法制化を阻止する会」が1978（昭和53）年12月に発足し，安楽死を肯定し法制化しようとする動きは，医療現場での治療や看護の意欲を阻害し，患者やその家族の闘病の気力を奪うばかりか，生命を絶対的に尊重しようとする人々の思いを減退させていると反対の意向を表明した。

4 日本尊厳死協会の動き

日本安楽死協会は1983（昭和58）年，日本尊厳死協会と名を改めた。同協会はリビング・ウィル（尊厳死の宣言書，表5-17）の普及に努めている。それは，本人の自発的意思を前提に，①不治の病で死期が迫っているときは延命措置を拒否する，②麻薬など苦痛を和らげる処置は希望する，③植物状態になったときは一切の生命維持装置は取りやめる，を内容としている。

表5-17●尊厳死の宣言書〔リビング・ウイル（Living Will）〕（全文）

　　私は，私の傷病が不治であり，かつ死が迫っていたり，生命維持措置無しでは生存できない状態に陥った場合に備えて，私の家族，縁者ならびに私の医療に携わっている方々に次の要望を宣言いたします。
　　この宣言書は，私の精神が健全な状態にある時に書いたものであります。
　　したがって，私の精神が健全な状態にある時に私自身が破棄するか，または撤回する旨の文書を作成しない限り有効であります。
　①私の傷病が，現代の医学では不治の状態であり，既に死が迫っていると診断された場合には，ただ単に死期を引き延ばすためだけの延命措置はお断りいたします。
　②ただしこの場合，私の苦痛を和らげるためには，麻薬などの適切な使用により十分な緩和医療を行ってください。
　③私が回復不能な遷延性意識障害（持続的植物状態）に陥った時は生命維持措置を取りやめてください。
　　以上，私の宣言による要望を忠実に果たしてくださった方々に深く感謝申し上げるとともに，その方々が私の要望に従ってくださった行為一切の責任は私自身にあることを附記いたします。

資料／日本尊厳死協会ウェブサイト

　1991（平成3）年4月，同協会が会員に対して行ったアンケート調査によると，会の趣旨を越えて積極的安楽死を支持する者38％，将来考えるとした者33％，不支持29％であった。

5 日本医師会・日本学術会議の意向

　日本医師会生命倫理懇談会は1990（平成2）年1月，患者の生前の意思に従って医師が延命処置を中止しても違法性はないと，尊厳死を認める方向を打ち出していたが，1992（平成4）年3月18日には，「末期医療に臨む医師のあり方」として「患者の尊厳死の意思を尊重して，積極的な延命処置を停止してもよい」とし，尊厳死を求める患者のための「自然死法」の制定を打ち出す報告書を公表した。同報告はしかし，「現状では安楽死を立法化することは不適当」とした。

　日本学術会議は1994（平成6）年，尊厳死を容認した。

　一般世論調査では，わが国でも尊厳死を望む人たちが増えているが，法制化の動きにまでは至っていない。

6 最近のわが国の動向

　日本尊厳死協会の会員数（図5-2）は1990（平成2）年に1万人ほどであったが，90年代はじめに尊厳死・安楽死をめぐる出来事が相次ぐなかで急増した。近年は減少傾向にあるものの，会員数は2020（令和2）年3月31日現在で10万人以上を数え，男性が約3.6万人に対し，女性は約7.1万人で倍である。この状況について，同協会は「日本では家族の介護・看病は女性が担うことが多い。終末期医療を目の当たりにし，自らの“死”を見つめ直した結果ではないか」と説明する。

　超党派の衆参国会議員は2005（平成17）年，尊い命の最後が大切に扱われるために法制化を議論すべきときがきたと，「尊厳死法制化を考える議員連盟」を立ちあげた。不治の病になった患者本人の意思に基づき，医師が延命措置をしなかったとしても，民事上，刑事上の責任を問われないようにするのが法制化の狙いである。

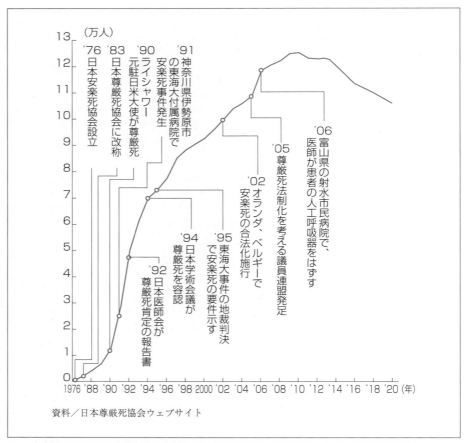

資料／日本尊厳死協会ウェブサイト

図5-2 ● 日本尊厳死協会会員数の推移〔2020（令和2）年3月31日現在〕

　議連は，①原則として自らの意思で宣言書への署名を終えた人を対象とする，②本人の意思確認や病状の診断は，病院の倫理委員会の判断を根拠とする，などの客観的な基準づくりを模索し，関係団体の意見を聴いている。

　日本弁護士連合会は「法制化は近親者の負担や医師の免責などが目的という疑問をぬぐえない」とし，新日本宗教団体連合会も「末期の状態の判断や苦痛緩和の措置の内容は専門家の間でも意見が分かれる」と，基準のあいまいさを指摘した。

　法案の賛否は死生観をはらみ，法案化への道のりは単純ではない。

　わが国でも将来，「自然死法」が制定されるかもしれない。その暁には，リビング・ウィル証書を提示された医師は法に定められた手続きに従い，冷静かつ慎重に延命処置の中止を決定し，実行することになるであろう。そのときの医師は，法の定めによって死刑囚に刑を執行する役人と極めて類似した立場に立つことになるのであろうか。

ホスピス（緩和ケア病棟）と死の共有

1．ホスピスの起源

　ホスピス（hospice）の語源はラテン語のhospitiumで，hospitality（歓待），hospital（病院），hotel（ホテル）などと共通した意味をもっている。中世の初めのヨーロッパでは，旅に疲れた人々のために，修道会が設けた無料宿泊所をホスピスとよんだが，その後，病人や貧困者が収容され，生活するところとなった。19世紀の中頃，中世のホスピスの心が見直され，人生という旅の最後の安らぎの場として，末期患者のケアを専門に行う小施設が建てられたが，これが今日のホスピスの起源である。

2．ホスピスとその使命

1 ホスピスという場所

　ホスピスとは，「治癒の見込みのない人々がもつ様々な悩み，死の恐怖，不安，孤独感などを和らげ，最後の瞬間まで平穏で，しかも人間としての尊厳を保ちながら，価値ある人生を生き抜くために，医師，看護師，カウンセラー，宗教家，ソーシャルワーカー，理学療法士などがチームを組んでケアをする場所」である。病人ばかりでなく，家族のための支えも重んじられている。

2 ホスピスの使命

　ホスピスの使命は，病人の死の準備＊への心からなる援助である[24]。肉体的苦痛のもとでは人間は威厳ある態度を保つことはできない。肉体的苦痛が除かれて初めて精神的な問題を考える余裕が与えられる。人間にとって死の恐怖は生への限りない執着である。したがって１日でも長く生命を保たせ，精神的苦痛をケアし，充実した生を最後まで送れるよう介助しなければならない。人間にとって社会的・家庭的な問題も重要である。これらの問題への対処も援助しなければならない。欧米人にとっては，信仰的・宗教的苦悩は，病人の心を制する精神的苦痛である。宗教家が参加してこの重要な苦悩のケアにあたる。

3．ホスピスにおける治療（ケア）

　ホスピスにおけるケアの内容は，国情によって少しずつ異なるが，激しい痛みをはじめとする苦痛や苦悩の除去と精神的な支援，および家族のケアに重点が置かれる。

　死に対する不安や恐怖を完全に取り去ることはできなくとも，死が近い病人にと

＊死の準備：否認，怒り，取り引き，抑うつ，受容といった精神的プロセスを死に直面した患者がうまく乗り越えていくには，患者自身の死への準備が大切であり，そのための教育（死への準備教育）の重要性が近年，叫ばれるようになっている。

って，家族や親しい人々と生活を共にしていることは最大の慰めであり，励ましである。医師や看護師が頻回に病室を訪れ，できるだけ長く会話をする，語り合うことが病人の不安や孤独感を共有することになるからである。患者の家族にも，親しい者の最期にあたって最善の愛の看護をするよう促し，またその機会をつくっていくべきである。

1　患者の期待するホスピス像

　欧米のホスピスでは，末期患者に対しては，延命にのみつながる積極的な治療は行わないことが原則になっている。しかしわが国のホスピスでは，治療をしないでほしいと希望する患者はほとんどいない。死の受容ができている患者でも，1日でも長く家族と共に生きていたいと切望し，延命を願い，できるだけ治療的努力を続けてほしいと熱望している姿に接すると，そうした努力を放棄して患者を見捨てる態度はどうしてもとれないことにならざるをえない[25]のである。たとえ「死を治そう」とすることが果たして正当かどうかの問題は残るとしても。

2　救いの術

　末期患者が死の近いことを知ったとき，生を真剣に考え始め，主体的に生きていこうとする。死を前にしたとき科学も教養もすべては無力である。精神的ケアとは，共に死を考え，死の受容を介助することである。患者がもっている死に対する否定的感情から，長い旅路につく前の最後の休息－死の受容への変化は，無に帰することに徹することで肉体の束縛から解放された魂の勝利につながるのか，来世を信じることが救いの道なのか。自分の身近に，死について語り合える人のいることは大いなる救いであろうが，それは多くの場合，たいへんに難しい。ホスピスの患者たちの気持ちは，自分がその立場にならないと本当はわからない部分が多いであろう。

3　医療者に必要な死への哲学

　死の悩みを生々しく体験している重篤な不治の病人に対して，口先だけの慰めは何の役にも立たない。問題は医師や看護師が人生をどう考えているかということである。ヒポクラテスが「医師であって哲学者である人は神に等しい」としたのはこのことであろう。医師に哲学が求められるのは，医師自身が人生を深く理解するためである。人生を深くとらえた医師の深い，温かいまなざしによって，病人は苦痛のなかに心の安らぎを得るのではないであろうか[26]。

　医師グロテは次のように述べているという。「医師はむしろ手を差しのべて，“おれにはよく解っている。病気は君をひどく変えてしまった。君はその道を行くように，君自身がもはや準備しているように，君は変わったのだ……”と言うべきであろう。……彼は彼の命と病気の意味を会得することであろう。……孤独が一緒になると病人には最高最大の苦痛となるから，病人が自らこの苦痛を乗り越えて，隣人から見捨てられることなく普通の運命をたどり，死を理解して自らの運命を恐れず，自暴自棄にならず，運命を感謝して死んでいくことができるように導くべきであろう」[27]

4．ホスピスに寄せる期待

　東京都小金井市にホスピス建設を計画していた聖ヨハネ会が，1991（平成3）年3月，ホスピス講演会の参加者にアンケート調査し，約200人から回答が得られた。それによると，①不治の病とわかったら，できるだけ苦痛のない治療を望む人が64％，そっとしておいてほしい人が28％であった。また，②最後をホスピスで過ごしたい人が53％，自宅が41％，総合病院が2人，大学病院は0人であった。さらに③医師の往診や訪問看護があれば自宅で過ごしたい人は74％であった。

　実際には多くの人たちが病院で死を迎えており，希望と現実の差はあまりに大きい。この調査は限られた人たちについて行われたものであるが，解答の結果は，今日の病院におけるターミナルケアに対する絶望であり，鋭い批判と受け止めなければならないであろう。

　終末医療をより完全にし，患者の生活の質を高めるためには，医師，看護師，栄養士，心の痛みをケアする精神科医，カウンセラーがチームを組むほか，訪問看護，在宅ケア，家族への援助などを欠かすことができない。

　近年，欧米ではホスピスケアは専門的なトレーニングを受けた看護師が中心になって行われている。

5．わが国のホスピス

●**ホスピスの広がり**　わが国に初めてホスピスが紹介されたのは1977（昭和52）年であった。専門施設はもたなかったが，ホスピスプログラムを最初にスタートさせたのは1973（昭和48）年の淀川キリスト教病院であり，施設としては聖隷三方原病院が最初である〔1981（昭和56）年〕。当時は経済的問題が大きかったが，1990（平成2）年，緩和ケア病棟（ホスピス）入院料が設定されてから運営は改善された。ちなみに入院患者の1人1日当たりの診療報酬は，1990（平成2）年時は定額（2万5000円）であったが，2012（平成24）年から入院期間に応じたものに改められ，2016（平成28）年4月からは，30日以内4万9260円，31日以上60日以内4万4000円，61日以上3万3000円となっている。2019（令和元）年11月現在，届出を受理された緩和ケア病棟を有する医療施設は431施設，8808病床である。なお，1994（平成6）年以降，緩和ケア病棟は都道府県知事への届出となっている。アメリカで第1号ホスピスができたのは1974年であったが，今では2000近いホスピスが誕生しているのに比べると，わが国はいまだ遥かに少ない。その理由として，①病名告知がなされない，②死の準備教育が不足している，③医師および患者・家族に延命主義が強い，④スタッフが不足している，⑤ホスピス運営に経済的問題がある，があげられていた[28]。

●**ホスピスをめぐる動き**　1991（平成3）年10月に全国ホスピス・緩和ケア病棟連絡協議会が発足し，厚生省（現厚生労働省）と連絡をとりながら施設の普及，内容の改善に取り組み，1993（平成5）年からは多くの施設や諸団体にも参加を呼びかけ，

ホスピス・緩和ケアの啓発・普及を重点に活動した。協議会は1997（平成9）年1月,「緩和ケア病棟承認施設におけるホスピス・緩和ケアプログラムの基準」(**資料8**)を策定し，施行することにした。

　1996（平成8）年7月に創設された日本緩和（かんわ）医療学会は，がん患者の全経過を対象としたQOL尊重の医学・医療である緩和医療（palliative medicine）の専門的発展のための学術的かつ学際的研究を促進し，その結果を広く医学教育と臨床医学に反映させることを目的としている。2020（令和2）年11月現在,学会員1万2267名,会員構成は医師50.7％，看護師35.7％，薬剤師7.7％，その他となっている。

●**ホスピス・緩和ケアの課題**　ホスピス・緩和ケアは特別な病棟だけでなく，一般病棟や在宅でも**緩和ケアチーム**の活動によって行われるようになってきた。緩和ケアチームの活動は，

　　①病棟スタッフと協議しながら，患者の身体的・精神的・実存的な苦痛緩和に関する助言，

　　②問題の多い家族への関与と支援，

　　③病棟スタッフへの助言と支援，

　　④緩和ケアに関する学際的な教育，

　　⑤病院とホスピス・緩和ケア病棟や在宅ケアとの連携調整，

　　⑥緩和ケアに関する監査および研究，

などがあげられている。わが国でも1990（平成2）年から試みられ，2002（平成14）年4月,「緩和ケア診療加算」が新設されてから，活動が開始されたが，その数は少なく，活動内容や質の評価，普及が今後の課題とされている。

　欧米では緩和ケアにおける在宅ケアが進んでいる。在宅ケアには短所もあるが，①住みなれた自宅で，自分のペースで生活できる，②家族のなかで自分の役割を保ち，果たすことができる，③介護の中心は家族で，患者の気持ちが尊重される，などの長所がある。しかしわが国では普及していない。

　今後の課題として，①緩和ケア病棟のある施設の増加と質の確保，②緩和ケアチームの活動の充実，③在宅ケアの拡充，④緩和医療の教育の向上，⑤緩和医療の研究の進展，があげられている[29]。

　これらの問題を乗り越えて，わが国のこの領域の医療の充実と向上を期待してやまない。

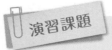
演習課題

1　医の倫理が，歴史的に，どのようにとらえられてきたか知っておこう。

2　現代医療において，医療の倫理はどのようにとらえられるか理解し

ておこう。

3 日本，アメリカ，イギリスでの医療倫理のとらえ方を知り，それぞれの特徴について話し合ってみよう。

4 看護の倫理と看護師の責務を理解しておこう。

5 バイオエシックス（生命倫理）の４原則の意味を把握しておこう。

6 遺伝子解析研究，遺伝子医療の倫理的問題は何か，要点を箇条書きにしてみよう。

7 出生前診断の目的と，倫理的問題を理解しておこう。

8 生殖補助医療（人工授精，体外受精，代理懐胎，クローン人間）とはどのようなものか，その倫理的問題とは何かを把握しておこう。

9 臨床医学研究における臨床倫理綱領について，どのような内容が含まれているかを知っておこう。

10 臨床医学研究での被験者のインフォームドコンセントについて理解しておこう。

11 医薬品の臨床試験における倫理について知っておこう。

12 医療における患者の権利尊重の歴史的経緯と，自己決定権について知っておこう。

13 病状（真実）告知（死の告知も含めて）にはどのような問題があるか，告知の方法，医師と患者のあるべき関係などについて話し合ってみよう。

14 死（個体死）の概念としての脳死に関する論議を知り，脳死の判定基準を整理してみよう。

15 脳死・臓器移植に関する法的整備の経緯を知っておこう。

16 死の解釈の違いと，臨死患者への対応の考え方を理解しておこう。

17 末期医療（ターミナルケア）での医療者の役割について考えてみよう。

18 安楽死，消極的安楽死，自然死についての考え方，法的解釈の違い，外国での立法化の動きなどを踏まえ，安楽死の是非について話し合ってみよう。

19 ホスピス（緩和ケア病棟）の歴史的意味と，わが国のホスピスの現状を知り，緩和ケアはどのようであるべきか話し合ってみよう。

文献

1) 酒井シヅ：先人から学ぶ医師と患者，日医会誌，103：1009，1990.
2) カント著，波多野精一，他訳：実践理性批判，岩波文庫，1979.

3）木村利人：アメリカ医師会「医の倫理原則」；その動向と展望，日本医事新報，4052：11-15，2001.

4）宇都木伸：イギリスにおける日常医療の倫理，日本医事新報，4052：21-25，2001.

5）石井トク：看護の倫理学，丸善，2002，p.18.

6）メイヤロフ，M.著，田村真，向野宣之訳：ケアの本質，ゆみる出版，1998，p.14.

7）ロールズ，J.著，矢島鈞次監訳：正義論，紀伊國屋書店，1979.

8）砂原茂一：臨床医学研究序説；方法論と倫理，医学書院，1988.

9）砂原茂一：医者と患者と病院と，岩波新書，1983.

10）中川米造：医療と人権（唄孝一編），中央法規出版，1985.

11）前掲書9）.

12）前掲書9）.

13）オールトン，Jr.，ウォルター，G.著，伊藤健二，柳川従道訳：医療過誤，サンケイ出版，1982.

14）我妻洋：医療過誤，サンケイ出版，1982.

15）キュブラー＝ロス著，川口正吉訳：死ぬ瞬間；死に行く人々との対話，読売新聞社，1971.

16）笹子三津留：ターミナルケアとインフォームド・コンセント，Clinician，447：25，1996.

17）小松光彦，他：いのちの選択；今，考えたい脳死・臓器移植，岩波ブックレット，2010.

18）日本医師会 第XII次生命倫理懇談会：「移植医療をめぐる生命倫理」についての報告，2012.

19）Shimazono Yosuke：The state of the international organ trade: a provisional picture based on integration of available information, Bulletin of the World Health Organization, 8：955-962，2007.

20）城下裕二編：生体移植と法，日本評論社，2009.

21）朝日新聞，1996.6.14.夕刊.

22）ベルナルディ，P.著，篠田糺訳：医学と倫理，医学書院，1981.

23）平野龍一：生命，東京大学出版会，1965.

24）原義雄，千原明：ホスピス・ケア；看取りの医療への提言，メヂカルフレンド社，1983.

25）柏木哲夫：長寿社会でのホスピスの意識を問う，総合臨牀，45：16，1996.

26）澤瀉久敬：医の倫理，誠信書房，1981.

27）前掲書22）.

28）前掲書25）.

29）恒藤暁：緩和医療；わが国の現状，日本内科学会雑誌，93：1459，2004.

本章の参考文献

・Major, R. H.：A History of Medicine, Vol I．II，Charles Thomas Pab.，1954.

・小川鼎三：医学の歴史，中公新書39，1964.

・小川鼎三：解体新書；蘭学をおこした人々，中央公論社，1968.

・冲中重雄：医師と患者，東京大学出版会，1965.

・冲中重雄：医師の心，東京大学出版会，1978.

・澤瀉久敬：医の倫理，誠信書房，1981.

・緒方富雄：日本におけるヒポクラテス賛美，日本医事新報社，1981.

・中川米造：医学を見る眼〈NHKブックス131〉，日本放送出版協会，1980.

・中川米造：医学とのつきあい方，人文書院，1983.

・砂原茂一：医師と患者と病院と，岩波新書，1983.

・砂原茂一：臨床医学研究序説；方法論と倫理，医学書院，1988.

・キュブラー＝ロス，E.著，川口正吉訳：死ぬ瞬間の対話，読売新聞社，1975.

・ベルナルディ，P.著，篠田糺訳：医学と倫理，医学書院，1981.

・ロジャーズ，M. E.著，樋口康子，中西睦子訳：ロジャーズ看護論，医学書院，1982.

・バレール，I.，ラルウ，E.著，森岡恭彦訳：ドキュメント安楽死，講談社，1989.

・Barkowski, Z.，Bryant, J. H.：Health policy, ethics and human values, CIOMS, 1985.

・岸本英夫：死の見つめる心；ガンとたたかった十年間，講談社，1972.

・中尾喜久：実践医学の構造，日本医事新報，3057：3，1983.

・吉利和編：医師の生命観，日本評論社，1986.

・原義雄・千原明：ホスピス・ケア；看取りの医療への提言，メヂカルフレンド社，1983.

・A．デーケン，他編：〈叢書〉死への準備教育（全3巻），メヂカルフレンド社，1986.

・唄孝一編：医の倫理，日本評論社，1987.
・唄孝一：医療と人権，中央法規出版，1988.
・唄孝一：脳死論の倫理；日医「最終報告批判」，世界，520，1988.
・日本尊厳死協会編：尊厳死；充実した生を生きるために，講談社，1990.
・小坂樹徳：内科のあゆみ，東京医学，89：112，1982.
・小坂樹徳：生活習慣病の理解；活動的な熟年を迎えるために，文光堂，2000.
・増田れい子：看護；ベットサイドの光景，岩波新書，1996.
・ビーチャム，T. L., チルドレス，J. F. 著，永安幸正，立本教夫監訳：生命医学倫理，成文堂，1997.
・ゴードン，S. 著，藤原裕美子，和泉成子訳：ライフサポート；最前線に立つ3人のナース，日本看護協会出版会，1998.
・メイヤロフ，M. 著，田村眞，向野宣之訳：ケアの本質，ゆみる出版，1998.
・砂屋敷忠，他編：保健・医療専門職の倫理テキスト；悩める医療スタッフと学生のための事例集，医療科学社，2000.
・石井トク：看護の倫理学，丸善，2002.
・浅井篤，他：医療倫理，勁草書房，2002.
・特集／遺伝子医療の発展，最新医学，55（1），2000.
・特集／細胞治療；再生医療への展開，最新医学，56（12），2001.
・特集／ポストゲノムシークエンス研究の展望，最新医学，56（1），2001.
・特集／ゲノム・再生医療の基礎・現状・展望，Medicina，39（3），2002.
・臨床遺伝子学'02，最新医学，57（9月増刊号），2002.
・健康日本21企画検討会報告書／健康日本21；21世紀における国民健康づくり運動について，健康・体力づくり事業団，2000.
・生活習慣病予防研究会編：生活習慣病のしおり2002，社会保険出版社，2002.
・厚生労働統計協会：国民衛生の動向2012／2013，厚生労働省統計協会，2012.
・健康・栄養情報研究会：厚生労働省平成15年国民健康・栄養調査報告，第一出版，2006.
・日本人の食事摂取規準；厚生労働省「日本人の食事摂取規準」策定検討会報告書（2010年版），第一出版，2009.
・佐藤孝道：出生前診断，有斐閣，1999.
・ユルゲン・ハーバーマス著，三島憲一訳：人間の将来とバイオエシックス，法政大学出版局，2004.
・赤林朗編：入門・医療倫理Ⅰ，勁草書房，2005.
・マイケル・J・サンデル著，林芳紀，伊吹友秀訳：完全な人間を目指さなくてもよい理由，ナカニシヤ出版，2010.
・岡野栄之：ほんとうにすごい！iPS細胞，講談社，2009.
・京都大学物質−細胞統合システム拠点（iCeMS）iPS細胞研究センター（CiRA）：幹細胞ハンドブック；からだの再生を担う細胞たち，2009.
・玉井真理子，平塚志保編：捨てられるいのち，利用されるいのち；胎児組織の研究利用と生命倫理，生活書院，2009.
・今井道夫，森下直貴編：生命倫理学の基本構図〈シリーズ生命倫理学1〉，丸善出版，2012.
・菅沼信彦，盛永審一郎編：生殖医療〈シリーズ生命倫理学6〉，丸善出版，2012.
・霜田求，虫明茂編：先端医療〈シリーズ生命倫理学12〉，丸善出版，2012.

参 考 資 料

資料1 ICN 看護師の倫理綱領（2005年改訂版）
〔国際看護師協会（International Council of Nurses：ICN）〕

看護師には4つの基本的責任がある。すなわち，健康を増進し，疾病を予防し，健康を回復し，苦痛を緩和することである。看護のニーズはあらゆる人々に普遍的である。

看護には，文化的権利，自ら選択し生きる権利，尊厳を保つ権利，そして敬意のこもった対応を受ける権利などの人権を尊重することが，その本質として備わっている。看護ケアは，年齢，皮膚の色，信条，文化，障害や疾病，ジェンダー，性的指向，国籍，政治，人種，社会的地位を尊重するものであり，これらを理由に制約されるものではない。

看護師は，個人，家族，地域社会にヘルスサービスを提供し，自己が提供するサービスと国連グループが提供するサービスの調整をはかる。

倫理綱領

「ICN看護師の倫理綱領」には，4つの基本領域が設けられており，それぞれにおいて倫理的行為の基本が示されている。

倫理綱領の基本領域

1．看護師と人々

- 看護師の専門職としての第一義的な責任は，看護を必要とする人々に対して存在する。
- 看護師は，看護を提供するに際し，個人，家族および地域社会の人権，価値観，習慣および精神的信念が尊重されるような環境の実現を促す。
- 看護師は，個人がケアや治療に同意する上で，十分な情報を確実に得られるようにする。
- 看護師は，他人の個人情報を守秘し，これを共有する場合には適切な判断に基づいて行う。
- 看護師は，一般社会の人々（とくに弱い立場にある人々）の健康上のニーズおよび社会的ニーズを満たすための行動を起こし，支援する責任を社会と分かち合う。
- 看護師はさらに，自然環境を枯渇，汚染，劣化および破壊から保護し，維持する責任を社会と分かち合う。

2．看護師と実践

- 看護師は，看護業務および継続的学習による能力の維持に関して，個人として責任と責務を有する。
- 看護師は，自己の健康を維持し，ケアを提供する能力が損なわれないようにする。
- 看護師は，責任を引き受け，または他へ委譲する場合，自己および相手の能力を正しく判断する。
- 看護師はいかなるときも，看護職の信望を高めて社会の信頼を得るように，個人としての品行を常に高く維持する。
- 看護師は，ケアを提供する際に，テクノロジーと科学の進歩が人々の安全，尊厳および権利を脅かすことなく，これらと共存することを保証する。

3．看護師と看護専門職

- 看護師は，看護実践，看護管理，看護研究および看護教育の望ましい基準を設定し実施することに主要な役割を果たす。
- 看護師は，研究に基づき，看護の中核となる専門的知識の開発に積極的に取り組む。
- 看護師は，その専門職組織を通じて活動することにより，看護における安全で正当な社会的経済的な労働条件の確立と維持に参画する。

4．看護師と協働者

- 看護師は，看護および他分野の協働者と協力関係を維持する。
- 看護師は，個人，家族および地域社会の健康が協働者あるいは他の者によって危険にさらされているときは，それらの人々や地域社会を安全に保護するために適切な措置をとる。

訳注）この文書中の「看護師」とは，原文ではnursesであり，訳文では表記の煩雑さを避けるために「看護師」という訳語を当てるが，免許を有する看護職すべてを指す。

（日本看護協会訳）

資料2　ヒト胚の取扱いに係る生命倫理面での主要先進国の取組み状況（2007年4月現在）

	ヒト受精胚の研究用作成・利用	ヒトES細胞研究		人クローン胚の研究用作成・利用	クローン人間の産生
		樹立	使用		
アメリカ ※州によっては許容する動きあり	・連邦の法的規制なし ・国立衛生研究所（NIH：National Institutes of Health）行政指針に基づき，政府資金は交付されない（民間資金による研究に対する連邦政府としての規制はない） ・但し，上院公聴会においてNIH長官が，「連邦政府の研究助成を受けた研究者も新たなコロニーのヒト胚性幹細胞研究を行うことを容認すべき」との発言を行い，物議を醸している	・2001年8月に発表された大統領の方針により，ヒトES細胞を新しく樹立する研究には公的助成を認めていない（民間資金による研究には，連邦政府の規制はない） ・カリフォルニア，ニュージャージー，コネティカット，マサチューセッツの各州は，ES細胞の樹立研究を一定の規制の下に推進する州法を制定している ・2006年7月，余剰胚由来のES細胞研究に連邦予算を認める法案を議会で可決したが，ブッシュ大統領により拒否権が発動。廃案となる。その後，同様の法案が再度提出され，2007年1月に下院で，同年4月に上院で可決されたが，同大統領により再度拒否権を行使する旨の声明が発表	・同左（大統領方針に）により，既に樹立された余剰胚由来のヒトES細胞を用いた研究にのみ公的助成を認めている（民間資金による研究には，連邦政府の規制はない） ・カリフォルニア，ニュージャージー，コネティカット，マサチューセッツの各州は，ES細胞の使用研究を一定の規制の下に推進する州法を制定している ・2006年7月，余剰胚由来のES細胞研究に連邦予算を認める法案を議会で可決したが，ブッシュ大統領により拒否権が発動。廃案となる。その後，同様の法案が再度提出され，2007年1月に下院で，同年4月に上院で可決されたが，同大統領により再度拒否権を行使する旨の声明が発表	・同左（大統領方針により公的助成禁止） ・クローン人間の産生及び人クローン胚作成を禁止する法案は下院を通過したが上院で破棄（2002年） ・国連のクローン人間産生禁止条約策定について，人クローン胚の作成も含めて禁止とする立場 ・カリフォルニア，マサチューセッツ，ニュージャージーなどの州では，一定の条件の下に，生殖クローニングを除くクローン胚研究を許容する州法を制定している	・大統領令により公的助成を禁止しているほか，一部の州においては州法により産生そのものが禁止されている
イギリス	・「ヒト受精・胚研究法」（1990年制定，2001年改正）に基づき，ヒト受精及び胚研究許可庁（HFEA：Human Fertilization and Embryology Authority）が胚の作成・利用について規制を行い目的を限定した許可制で容認 ・ヒト胚研究は政府機関である同庁による許可制	・「ヒト受精・胚研究法」による規制のもと，受精胚及び人クローン胚からのヒトES細胞樹立を可能としている ・「ヒト組織法」（2004年11月制定）による規制も適用	・英国幹細胞バンク（UK Stem Cell Bank）がヒトES細胞等の分配，使用に関して指針を定めている（最終改訂2006年8月）	・「ヒト受精・胚研究法」により目的を限定した許可制で容認	・「ヒト受精・胚研究法」により禁止

	ヒト受精胚の研究用作成・利用	ヒトES細胞研究		人クローン胚の研究用作成・利用	クローン人間の産生
		樹立	使用		
フランス	・「生命倫理法」(1994年)で、ヒト受精胚の観察以外の研究利用を禁止 ・施行の細則を定めるコンセイユ・デタのデクレ公布後5年間の過渡的措置として余剰胚の研究利用を限定的に認める内容の改正法案が議会で2004年7月に採択。当該デクレは、2006年2月に制定・公布された。ただし、研究目的のための胚の作成は引き続き禁止	・2006年2月以降5年間の過渡的措置として余剰胚からのES細胞の樹立を認める内容の改正法案が議会で2004年7月に採択	・2006年2月以降5年間の過渡的措置としてES細胞の使用等を認める内容の改正法案が議会で2004年7月に採択 ・当該期間は、余剰胚由来のES細胞の輸出・輸入・使用には、生物医学庁(Agence de biomedecine)の許可を要する	・人クローン胚の作成・利用を明示的に禁止する改正法案が議会で2004年7月に採択	・明示的に禁止とする改正法案が議会で2004年7月に採択
ドイツ	・「胚保護法」(1990年)に基づきヒト胚の取扱いについて規制。ヒト受精胚を生殖補助医療以外の目的で作成すること、余剰胚を使用することのいずれも禁止	・「胚保護法」により禁止	・「胚保護法」により禁止 ・ただし、余剰胚から作成されたES細胞の輸入とその使用については「幹細胞法」(2002年7月)による厳しい規制下で認めている	・人クローン胚の作成についても、「胚保護法」によって禁止	・「胚保護法」により禁止
カナダ	・「生殖補助法」(2004年制定)により、ヒト受精胚研究を規制。生殖補助医療の改善を目的としたヒト受精胚の作成・利用や、余剰胚の利用が認められている	・「生殖補助法」および「ヒト多能性幹細胞研究ガイドライン」(カナダ保健研究機構)に基づき、余剰胚からのヒトES細胞の樹立が認められている ・新規の樹立は、カナダ生殖補助機関による許可制となっている	・使用研究は、「ヒト多能性幹細胞研究ガイドライン」によって規制されている。(ガイドラインの規制の対象となるのは、連邦の資金援助を受けている研究のみ)	・人クローン胚の作成は「生殖補助法」によって禁止されている	・同じく「生殖補助法」により禁止
オーストラリア(ただし、独自の規制を行っている州もある)	・「ヒト胚研究法」(2002年12月制定)により、余剰胚の研究利用を許可。2006年12月にこの法律および「ヒトクローン禁止法」を改正することにより、クローン胚に限って研究目的でのヒト胚作成を認める	・ヒトES細胞の樹立については、左法にもとづき、連邦保健医学研究会議(NHMRC: National Health and Medical Research Council)による許可制をとっている	・ヒトES細胞を含む幹細胞研究に関する法的規制はないが、使用については、NHMRCにより「ヒト胚研究における倫理的行為に関する連邦声明」(1999年制定)が指針として定められている	・人クローン胚の樹立は、「ヒトクローン禁止法」(2002年)によって禁止されていたが、2006年に法改正(名称:「生殖目的のヒトクローン禁止法」)をし、人クローン胚の樹立を許可。使用は「ヒト胚研究法」によって規制される	・「生殖目的のヒトクローン禁止法」(2002年制定、2006年改正)によって禁止

	ヒト受精胚の研究用作成・利用	ヒトES細胞研究		人クローン胚の研究用作成・利用	クローン人間の産生
		樹立	使用		
韓国	・「生命倫理及び安全に関する法律（生命倫理法）」（2004年1月公布，2005年1月施行）に基づき，余剰胚に限定して容認	・胚からのES細胞樹立を「生命倫理法」により規制	・「生命倫理法」にはES細胞を使用する研究に関する明文の規定はないが，現状では同法に基づく樹立研究並みの手続きが要求されている ・現在，使用研究の条件及び手続を緩和する方向で，行政内部の検討が行われている	・「生命倫理法」により目的を限定した許可制で容認	・「生命倫理法」により禁止
日本	・国の法的規制なし（産科婦人科学会の自主規制）	・国の指針による規制のもと余剰胚に限り樹立を認める	・国の指針による規制のもと余剰胚に限り使用を認める	・「ヒトに関するクローン技術等の規制に関する法律（クローン法）」（2000年）に基づく指針により，当分の間禁止 ・現在，目的を限定して容認する方向で指針の改正のための検討中	・「クローン法」により禁止

資料／文部科学省ウェブサイト（ライフサイエンスの広場／生命倫理・安全に対する取組／ヒトES細胞研究）

資料3　ニュルンベルク綱領　（国際軍事裁判所，1947）

1．研究対象となる人間の自発的承認が絶対に重要である。これはその人が承諾を与えるだけの法的能力をもっていなくてはならないこと，暴力，詐欺，虚偽，強要，出し抜き，あるいはその他の形での圧迫，強制がなく，自由に選択できる条件下でなければならないし，理解した上でまちがいのない決定を下すだけの十分な知識と，当該問題の諸要素についての理解を被験者がもっていなくてはならないことを意味する。そのためには試験対象者が承諾を決意する前に，研究の性格・期間・目的・方法・起こりうべき不快事・偶発事・その実験に参加したために起こるかも知れない健康や容姿への影響について知らされていなくてはならない。同意が正しいものであるかどうかを確かめる責任は，実験を開始，監督，あるいは実施する各個人に帰

する。これは巧みに他人に押しつけることのできない〔研究者自身の〕個人的義務であり責任である。

2．実験は他の研究方法，研究手段では得られない，社会的善のための豊かな結果をもたらすべきものであって，気まぐれな，不必要な性質のものであってはならない。

3．実験は動物実験の成績と病気の自然史や研究項目などについての知識とを踏まえ，期待される結果がその実験の遂行を正当化するようなものでなくてはならない。

4．実験はすべての不必要な身体的・精神的苦痛や傷害を避けるようにして行われなくてはならない。

5．あらかじめ死亡や機能的障害を引き起こすことが予想される実験を行ってはならない：実験

する医師自身も被験者となる実験の場合は多分
例外だが。

6．犯すべきリスクの程度は，その実験で解決さ
　れるべき問題の人道的重要性を上回ってはなら
　ない。

7．被験者を損傷，障害，死亡のきわめて小さい
　可能性さえからも守るため適切な準備をし，適
　当な設備を整えなくてはならない。

8．実験は科学的な資格をそなえた人によって行
　われなくてはならない。実験を指揮し実施する
　人には，実験のすべての段階を通じて最高の技

術と用心深さが要求される。

9．実験の進行の途中，被験者が実験の続行が自
　分にとって不可能な身体的，精神的状態に達し
　たと認めた時は中止を求める自由を持っていな
　くてはならない。

10．自分に求められる誠実さ，すぐれた技術，注
　意深い判断をもってしても実験の継続が被験者
　へ損傷，障害，死亡をもたらすだろうと推測す
　るに足る理由がある時は，担当科学者は実験の
　途中でいつでも中止する心構えでなくてはなら
　ない。

資料4　ヘルシンキ宣言—人間を対象とする医学研究の倫理的原則
〔世界医師会（World Medical Association；WMA）〕

1964年6月：第18回WMA総会（ヘルシンキ，フ
　ィンランド）で採択
1975年10月：第29回WMA総会（東京，日本）で
　修正
1983年10月：第35回WMA総会（ベニス，イタリ
　ア）で修正
1989年9月：第41回WMA総会（九龍，香港）で
　修正
1996年10月：第48回WMA総会（サマーセットウ
　ェスト，南アフリカ）で修正
2000年10月：第52回WMA総会（エジンバラ，ス
　コットランド）で修正
2002年10月：WMAワシントン総会（アメリカ合
　衆国）で修正（第29項目明確化のため注釈追加）
2004年10月：WMA東京総会（日本）で修正（第
　30項目明確化のため注釈追加）
2008年10月：WMAソウル総会（韓国）で修正

A．序　文

1．世界医師会（WMA）は，個人を特定できる
　ヒト由来の試料およびデータの研究を含む，人
　間を対象とする医学研究の倫理的原則として，
　ヘルシンキ宣言を発展させてきた。
　　本宣言は，総合的に解釈されることを意図し
　たものであり，各項目は他のすべての関連項目
　を考慮に入れず適応されるべきではない。

2．本宣言は，主として医師に対して表明された

ものであるが，WMAは人間を対象とする医学
研究に関与する医師以外の人々に対しても，こ
れらの原則の採用を推奨する。

3．医学研究の対象となる人々を含め，患者の健
　康を向上させ，守ることは，医師の責務である。
　医師の知識と良心は，この責務達成のために捧
　げられる。

4．WMAジュネーブ宣言は，「私の患者の健康
　を私の第一の関心事とする」ことを医師に義務
　づけ，また医の国際倫理綱領は，「医師は医療
　の提供に際して，患者の最善の利益のために行
　動すべきである」と宣言している。

5．医学の進歩は，最終的に人間を対象とする研
　究を要するものである。医学研究に十分参加で
　きていない人々には，研究参加への適切なアク
　セスの機会が提供されるべきである。

6．人間を対象とする医学研究においては，個々
　の研究被験者の福祉が他のすべての利益よりも
　優先されなければならない。

7．人間を対象とする医学研究の第一の目的は，
　疾病の原因，発症，および影響を理解し，予防，
　診断ならびに治療行為（手法，手順，処置）を
　改善することである。現在最善の治療行為であ
　っても，安全性，有効性，効率，利用しやすさ，
　および質に関する研究を通じて，継続的に評価
　されなければならない。

8．医学の実践および医学研究においては，ほと

んどの治療行為にリスクと負担が伴う。

9. 医学研究は，すべての人間に対する尊敬を深め，その健康と権利を擁護するための倫理基準に従わなければならない。研究対象の中には，特に脆弱で特別な保護を必要とする集団もある。これには，同意の諾否を自ら行うことができない人々や強制や不適切な影響にさらされやすい人々が含まれる。

10. 医師は，適用される国際的規範および基準はもとより，人間を対象とする研究に関する自国の倫理，法律および規制上の規範ならびに基準を考慮するべきである。いかなる自国あるいは国際的な倫理，法律，または規制上の要請も，この宣言が示す研究被験者に対する保護を弱めたり，撤廃するべきではない。

B．すべての医学研究のための諸原則

11. 研究被験者の生命，健康，尊厳，完全無欠性，自己決定権，プライバシーおよび個人情報の秘密を守ることは，医学研究に参加する医師の責務である。

12. 人間を対象とする医学研究は，科学的文献の十分な知識，関連性のある他の情報源および十分な実験，ならびに適切な場合には動物実験に基づき，一般的に受け入れられた科学的原則に従わなければならない。研究に使用される動物の福祉は尊重されなければならない。

13. 環境に悪影響を及ぼすおそれのある医学研究を実施する際には，適切な注意が必要である。

14. 人間を対象とする各研究の計画と作業内容は，研究計画書の中に明示されていなければならない。研究計画書は，関連する倫理的配慮に関する言明を含み，また本宣言の原則にどのように対応しているかを示すべきである。計画書は，資金提供，スポンサー，研究組織との関わり，その他起こり得る利益相反，被験者に対する報奨ならびに研究に参加した結果として損害を受けた被験者の治療および／または補償の条項に関する情報を含むべきである。この計画書には，その研究の中で有益であると同定された治療行為に対する研究被験者の研究後のアクセス，または他の適切な治療あるいは利益に対するアクセスに関する取り決めが記載されるべきである。

15. 研究計画書は，検討，意見，指導および承認を得るため，研究開始前に研究倫理委員会に提出されなければならない。この委員会は，研究者，スポンサーおよびその他のあらゆる不適切な影響から独立したものでなければならない。当該委員会は，適用される国際的規範および基準はもとより，研究が実施される国々の法律と規制を考慮しなければならないが，それらによってこの宣言が示す研究被験者に対する保護を弱めたり，撤廃することは許されない。この委員会は，進行中の研究を監視する権利を有するべきである。研究者は委員会に対して，監視情報，とくに重篤な有害事象に関する情報を提供しなければならない。委員会の審議と承認を得ずに計画書を変更することはできない。

16. 人間を対象とする医学研究を行うのは，適正な科学的訓練と資格を有する個人でなければならない。患者あるいは健康なボランティアに関する研究は，能力があり適切な資格を有する医師もしくは他の医療専門職による監督を要する。被験者の保護責任は常に医師あるいは他の医療専門職にあり，被験者が同意を与えた場合でも，決してその被験者にはない。

17. 不利な立場または脆弱な人々あるいは地域社会を対象とする医学研究は，研究がその集団または地域の健康上の必要性と優先事項に応えるものであり，かつその集団または地域が研究結果から利益を得る可能性がある場合に限り正当化される。

18. 人間を対象とするすべての医学研究では，研究に関わる個人と地域に対する予想しうるリスクと負担を，彼らおよびその調査条件によって影響を受ける他の人々または地域に対する予見可能な利益と比較する慎重な評価が，事前に行われなければならない。

19. すべての臨床試験は，最初の被験者を募集する前に，一般的にアクセス可能なデータベースに登録されなければならない。

20. 医師は，内在するリスクが十分に評価され，かつそのリスクを適切に管理できることを確信できない限り，人間を対象とする研究に関与することはできない。医師は潜在的な利益よりもリスクが高いと判断される場合，または有効か

つ利益のある結果の決定的証拠が得られた場合は，直ちに研究を中止しなければならない。

21. 人間を対象とする医学研究は，その目的の重要性が研究に内在する被験者のリスクと負担に勝る場合にのみ行うことができる。

22. 判断能力のある個人による，医学研究への被験者としての参加は，自発的なものでなければならない。家族または地域社会のリーダーに打診することが適切な場合もあるが，判断能力のある個人を，本人の自由な承諾なしに，研究へ登録してはならない。

23. 研究被験者のプライバシーおよび個人情報の秘密を守るため，ならびに被験者の肉体的，精神的および社会的完全無欠性に対する研究の影響を最小限にとどめるために，あらゆる予防策を講じなければならない。

24. 判断能力のある人間を対象とする医学研究において，それぞれの被験者候補は，目的，方法，資金源，起こりうる利益相反，研究者の関連組織との関わり，研究によって期待される利益と起こりうるリスク，ならびに研究に伴ういう不快な状態，その他研究に関するすべての側面について，十分に説明されなければならない。被験者候補は，いつでも不利益を受けることなしに，研究参加を拒否するか，または参加の同意を撤回する権利のあることを知らされなければならない。被験者候補ごとにどのような情報を必要としているかとその情報の伝達方法についても特別な配慮が必要である。被験者候補がその情報を理解したことを確認したうえで，医師または他の適切な有資格者は，被験者候補の自由意思によるインフォームド・コンセントを，望ましくは文書で求めなければならない。同意が書面で表明されない場合，その文書によらない同意は，正式な文書に記録され，証人によって証明されるべきである。

25. 個人を特定しうるヒト由来の試料またはデータを使用する医学研究に関しては，医師は収集，分析，保存および／または再利用に対する同意を通常求めなければならない。このような研究には，同意を得ることが不可能であるか非現実的である場合，または研究の有効性に脅威を与える場合があり得る。このような状況下の研究

は，研究倫理委員会の審議と承認を得た後にのみ行うことができる。

26. 研究参加へのインフォームド・コンセントを求める場合，医師は，被験者候補が医師に依存した関係にあるか否か，または強制の下に同意するおそれがあるか否かについて，特別に注意すべきである。このような状況下では，インフォームド・コンセントは，そのような関係とは完全に独立した，適切な有資格者によって求められるべきである。

27. 制限能力者が被験者候補となる場合，医師は，法律上の権限を有する代理人からのインフォームド・コンセントを求めなければならない。これらの人々が研究に含まれるのは，その研究が被験者候補に代表される集団の健康増進を試みるためのものであり，判断能力のある人々では代替して行うことができず，かつ最小限のリスクと最小限の負担しか伴わない場合に限られ，被験者候補の利益になる可能性のない研究対象に含まれてはならない。

28. 制限能力者とみなされる被験者候補が，研究参加についての決定に賛意を表することができる場合には，医師は，法律上の権限を有する代理人からの同意のほか，さらに本人の賛意を求めなければならない。被験者候補の不同意は尊重されるべきである。

29. 例えば，意識不明の患者のように，肉体的，精神的に同意を与えることができない被験者を対象とした研究は，インフォームド・コンセントを与えることを妨げる肉体的・精神的状態が，その対象集団の必要な特徴である場合に限って行うことができる。このような状況では，医師は法律上の権限を有する代理人からのインフォームド・コンセントを求めるべきである。そのような代理人が存在せず，かつ研究を延期することができない場合には，インフォームド・コンセントを与えることができない状態にある被験者を対象とする特別な理由を研究計画書の中で述べ，かつ研究倫理委員会で承認されることを条件として，この研究はインフォームド・コンセントなしに開始することができる。研究に引き続き参加することに対する同意を，できるだけ早く被験者または法律上の代理人から取得

するべきである。

30. 著者，編集者および発行者はすべて，研究結果の公刊に倫理的責務を負っている。著者は人間を対象とする研究の結果を一般的に公表する義務を有し，報告書の完全性と正確性に説明責任を負う。彼らは，倫理的報告に関する容認されたガイドラインを遵守すべきである。消極的結果および結論に達しない結果も積極的結果と同様に，公刊または他の方法で一般に公表されるべきである。刊行物の中には，資金源，組織との関わりおよび利益相反が明示される必要がある。この宣言の原則に反する研究報告は，公刊のために受理されるべきではない。

C．治療と結びついた医学研究のための追加原則

31. 医師が医学研究を治療と結びつけることができるのは，その研究が予防，診断または治療上の価値があり得るとして正当化できる範囲内にあり，かつ被験者となる患者の健康に有害な影響が及ばないことを確信する十分な理由を医師がもつ場合に限られる。

32. 新しい治療行為の利益，リスク，負担および有効性は，現在最善と証明されている治療行為と比較考慮されなければならない。ただし，以下の場合にはプラセボの使用または無治療が認められる。

・現在証明された治療行為が存在しない研究の場合，または，

・やむを得ない，科学的に健全な方法論的理由により，プラセボ使用が，その治療行為の有効性あるいは安全性を決定するために必要であり，

かつプラセボ治療または無治療となる患者に重篤または回復できない損害のリスクが生じないと考えられる場合。この手法の乱用を避けるために十分な配慮が必要である。

33. 研究終了後，その研究に参加した患者は，研究結果を知る権利と，例えば，研究の中で有益であると同定された治療行為へのアクセス，または他の適切な治療あるいは利益へのアクセスなどの，研究結果から得られる利益を共有する権利を有する。

34. 医師は，治療のどの部分が研究に関連しているかを患者に十分に説明しなければならない。患者の研究参加に対する拒否または研究からの撤退の決定は，決して患者・医師関係の妨げとなってはならない。

35. ある患者の治療において，証明された治療行為が存在しないか，またはそれらが有効でなかった場合，患者または法律上の資格を有する代理人からのインフォームド・コンセントがあり，専門家の助言を求めた後であれば，医師は，まだ証明されていない治療行為を実施することができる。ただし，それは医師がその治療行為で生命を救う，健康を回復する，または苦痛を緩和する望みがあると判断した場合に限られる。可能であれば，その治療行為は，安全性と有効性を評価するために計画された研究の対象とされるべきである。すべての例において，新しい情報は記録され，適切な場合には，一般に公開されるべきである。

資料5　患者の権利章典　（アメリカ病院協会，1973）

1．患者は，思いやりのある〔人格を〕尊重したケアを受ける権利がある。

2．患者は，自分の診断・治療・予後について完全な新しい情報を自分に十分理解できる言葉で伝えられる権利がある。そのような情報を（直接）患者に与えることが医学的見地から適当でないと思われる場合は，その利益を代行する適当な人に伝えられなければならない。患者は自

分に対するケアを調整（コーディネート）する責任をもつ医者は誰であるか，その名前を知る権利がある。

3．患者は，何かの処置や治療をはじめる前に，知らされた上の同意（informed consent）を与えるのに必要な情報を医者から受け取る権利がある。緊急時を除いて，そのような知らされた上の同意のための情報は特定の処置や治療についてだけでなく，医学上重大なリスクや予想さ

れる障害がつづく期間にも及ばなくてはならない。ケアや治療について医学的に見て有力な代替の方策がある場合，あるいは患者が医学的に他の方法があるなら教えてほしいといった場合は，そのような情報を受け取る権利をもっている。

4．患者は，法律が許す範囲で治療を拒絶する権利があり，またその場合には医学的にどういう結果になるかを教えてもらう権利がある。

5．患者は，自分の医療のプログラムに関連して，プライバシーについてあらゆる配慮を求める権利がある。症例検討や専門医の意見を求めることや検査や治療は秘密を守って慎重に行われなくてはならない。ケアに直接かかわる医者以外は，患者の許可なしにその場に居合わせてはならない。

6．患者は，自分のケアに関するすべての通信や記録が守秘されることを期待する権利がある。

7．患者は，病院がそれをすることが不可能でないかぎり，患者のサービス要求に正しく答えることを期待する権利がある。病院は症例の緊急度に応じて評価やサービスや他医への紹介などをしなくてはならない。転院が医学的に可能な場合でも，転院がなぜ必要かということと転院しない場合どういう代案があるかということについて完全な情報と説明とを受けた後でなけれ

ば，他施設への移送が行われてはならない。転院を頼まれた側の施設は，ひとまずそれを受け入れなくてはならない。

8．患者は，かかっている病院が自分のケアに関してどのような保健施設や教育機関と連絡がついているかに関する情報を受け取る権利をもっている。患者は，自分を治療している人たちの間にどのような専門職種としての（相互の）かかわり合いが存在するかについての情報を得る権利がある。

9．病院側がケアや治療に影響を与える人体実験を企てる意図がある場合は，患者はそれを通報される権利があるし，その種の研究プロジェクトへの参加を拒否する権利をもっている。

10．患者は，ケアの合理的な連続性を期待する権利がある。患者は，予約時間は何時で医者は誰で診療がどこで行われるかを予め知る権利がある。患者は，退院後の継続的な健康ケアの必要性について，医者またはその代理者から知らされる仕組みを病院が備えていることを期待する権利をもつ。

11．患者は，どこが医療費を支払うにしても請求書を点検し説明を受ける権利がある。

12．患者は，自分の患者としての行動に適用される病院の規定・規則を知る権利がある。

〔砂原茂一（1988）による〕

資料6　患者の権利と責任　（日本病院会，1983）

1．医師（主治医）は病状にもとづく知見を患者に説明しなければならない。その際十分配慮した言葉を選択し，患者に不安を起こさせぬよう留意する。また手術および検査などについても事前に説明し，その目的，理由，方法などから予測される危険なども説明して患者に対して不必要な不安を与えないように務め，その行為に患者の協力が必要であることを説明しなければならない。

2．患者は，指示された療養について，専心これを守ることを心がけなければならない。これは法律的義務ではなく，疾病に対し医師と協同し

て効果をあげることが必要だからである。

3．患者は自己の心身の状況などを主治医または担当医に話す責任がある。

4．患者の受療に対する倫理的権利として次の各項がある。

①医療上最適のケアを受ける権利（恩恵享受の原理）

②適切な治療を受ける権利（公正の原理）

③人格を尊重される権利（人権尊重の原理）

④プライバシーを保証される権利（守秘義務の原理）

⑤医療上の情報，説明を受ける権利（真実告知

の原理）
⑥医療行為（法による許可範囲外）を拒否する
　権利（自己決定の原理）
⑦関係法規と病院の諸規則などを知る権利
　このうち真実の告知については，例えば，がん

であることを知らせる雰囲気を看護チームが中心
となって醸成し，患者が安心立命の境地に入るよ
うにしてから，主治医から説明を受けるようにす
る方法もある。

（カッコ内は生命倫理の原理を示す）

資料7　患者の権利に関するWMAリスボン宣言
〔世界医師会（World Medical Association：WMA）〕

1981年9月〜10月，ポルトガル，リスボンにお
　ける第34回WMA総会で採択
1995年9月，インドネシア，バリ島における第
　47回WMA総会で修正
2005年10月，チリ，サンティアゴにおける第171
　回WMA理事会で編集上修正

序　文

　医師，患者およびより広い意味での社会との関
係は，近年著しく変化してきた。医師は，常に自
らの良心に従い，また常に患者の最善の利益のた
めに行動すべきであると同時に，それと同等の努
力を患者の自律性と正義を保証するために払わね
ばならない。以下に掲げる宣言は，医師が是認し
推進する患者の主要な権利のいくつかを述べたも
のである。医師および医療従事者，または医療組
織は，この権利を認識し，擁護していくうえで共
同の責任を担っている。法律，政府の措置，ある
いは他のいかなる行政や慣例であろうとも，患者
の権利を否定する場合には，医師はこの権利を保
障ないし回復させる適切な手段を講じるべきであ
る。

原　則

1．良質の医療を受ける権利

a．すべての人は，差別なしに適切な医療を受け
　る権利を有する。
b．すべての患者は，いかなる外部干渉も受けず
　に自由に臨床上および倫理上の判断を行うこと
　を認識している医師から治療を受ける権利を有
　する。
c．患者は，常にその最善の利益に即して治療を
　受けるものとする。患者が受ける治療は，一般
　的に受け入れられた医学的原則に沿って行われ

るものとする。
d．質の保証は，常に医療のひとつの要素でなけ
　ればならない。特に医師は，医療の質の擁護者
　たる責任を担うべきである。
e．供給を限られた特定の治療に関して，それを
　必要とする患者間で選定を行わなければならな
　い場合は，そのような患者はすべて治療を受け
　るための公平な選択手続きを受ける権利があ
　る。その選択は，医学的基準に基づき，かつ差
　別なく行われなければならない。
f．患者は，医療を継続して受ける権利を有する。
　医師は，医学的に必要とされる治療を行うにあ
　たり，同じ患者の治療にあたっている他の医療
　提供者と協力する責務を有する。医師は，現在
　と異なる治療を行うために患者に対して適切な
　援助と十分な機会を与えることができないなら
　ば，今までの治療が医学的に引き続き必要とさ
　れる限り，患者の治療を中断してはならない。

2．選択の自由の権利

a．患者は，民間，公的部門を問わず，担当の医
　師，病院，あるいは保健サービス機関を自由に
　選択し，また変更する権利を有する。
b．患者はいかなる治療段階においても，他の医
　師の意見を求める権利を有する。

3．自己決定の権利

a．患者は，自分自身に関わる自由な決定を行う
　ための自己決定の権利を有する。医師は，患者
　に対してその決定のもたらす結果を知らせるも
　のとする。
b．精神的に判断能力のある成人患者は，いかな
　る診断上の手続きないし治療に対しても，同意
　を与えるかまたは差し控える権利を有する。患
　者は自分自身の決定を行ううえで必要とされる

情報を得る権利を有する。患者は，検査ないし治療の目的，その結果が意味すること，そして同意を差し控えることの意味について明確に理解するべきである。

c．患者は医学研究あるいは医学教育に参加することを拒絶する権利を有する。

4．意識のない患者

a．患者が意識不明かその他の理由で意思を表明できない場合は，法律上の権限を有する代理人から，可能な限りインフォームド・コンセントを得なければならない。

b．法律上の権限を有する代理人がおらず，患者に対する医学的侵襲が緊急に必要とされる場合は，患者の同意があるものと推定する。ただし，その患者の事前の確固たる意思表示あるいは信念に基づいて，その状況における医学的侵襲に対し同意を拒絶することが明白かつ疑いのない場合を除く。

c．しかしながら，医師は自殺企図により意識を失っている患者の生命を救うよう常に努力すべきである。

5．法的無能力の患者

a．患者が未成年者あるいは法的無能力者の場合，法域によっては，法律上の権限を有する代理人の同意が必要とされる。それでもなお，患者の能力が許す限り，患者は意思決定に関与しなければならない。

b．法的無能力の患者が合理的な判断をしうる場合，その意思決定は尊重されねばならず，かつ患者は法律上の権限を有する代理人に対する情報の開示を禁止する権利を有する。

c．患者の代理人で法律上の権限を有する者，あるいは患者から権限を与えられた者が，医師の立場から見て，患者の最善の利益となる治療を禁止する場合，医師はその決定に対して，関係する法的あるいはその他慣例に基づき，異議を申し立てるべきである。救急を要する場合，医師は患者の最善の利益に即して行動することを要する。

6．患者の意思に反する処置

患者の意思に反する診断上の処置あるいは治療は，特別に法律が認めるか医の倫理の諸原則に合致する場合には，例外的な事例としてのみ行うこ

とができる。

7．情報に対する権利

a．患者は，いかなる医療上の記録であろうと，そこに記載されている自己の情報を受ける権利を有し，また症状についての医学的事実を含む健康状態に関して十分な説明を受ける権利を有する。しかしながら，患者の記録に含まれる第三者についての機密情報は，その者の同意なくしては患者に与えてはならない。

b．例外的に，情報が患者自身の生命あるいは健康に著しい危険をもたらす恐れがあると信ずるべき十分な理由がある場合は，その情報を患者に対して与えなくともよい。

c．情報は，その患者の文化に適した方法で，かつ患者が理解できる方法で与えられなければならない。

d．患者は，他人の生命の保護に必要とされていない場合に限り，その明確な要求に基づき情報を知らされない権利を有する。

e．患者は，必要があれば自分に代わって情報を受ける人を選択する権利を有する。

8．守秘義務に対する権利

a．患者の健康状態，症状，診断，予後および治療について個人を特定しうるあらゆる情報，ならびにその他個人のすべての情報は，患者の死後も秘密が守られなければならない。ただし，患者の子孫には，自らの健康上のリスクに関わる情報を得る権利もありうる。

b．秘密情報は，患者が明確な同意を与えるか，あるいは法律に明確に規定されている場合に限り開示することができる。情報は，患者が明らかに同意を与えていない場合は，厳密に「知る必要性」に基づいてのみ，他の医療提供者に開示することができる。

c．個人を特定しうるあらゆる患者のデータは保護されねばならない。データの保護のために，その保管形態は適切になされなければならない。個人を特定しうるデータが導き出せるようなその人の人体を形成する物質も同様に保護されねばならない。

9．健康教育を受ける権利

すべての人は，個人の健康と保健サービスの利用について，情報を与えられたうえでの選択が可

能となるような健康教育を受ける権利がある。この教育には，健康的なライフスタイルや，疾病の予防および早期発見についての手法に関する情報が含まれていなければならない。健康に対するすべての人の自己責任が強調されるべきである。医師は教育的努力に積極的に関わっていく義務がある。

10．尊厳に対する権利

a．患者は，その文化および価値観を尊重されるように，その尊厳とプライバシーを守る権利は，医療と医学教育の場において常に尊重されるも

のとする。

b．患者は，最新の医学知識に基づき苦痛を緩和される権利を有する。

c．患者は，人間的な終末期ケアを受ける権利を有し，またできる限り尊厳を保ち，かつ安楽に死を迎えるためのあらゆる可能な助力を与えられる権利を有する。

11．宗教的支援に対する権利

患者は，信仰する宗教の聖職者による支援を含む，精神的，道徳的慰問を受けるか受けないかを決める権利を有する。

資料8　緩和ケア病棟承認施設におけるホスピス・緩和ケアプログラムの基準　（全国ホスピス・緩和ケア病棟連絡協議会，1997）

この基準は，厚生省が定めた「設置基準」に従い，厚生大臣あるいは各都道府県知事が承認した施設としての「緩和ケア病棟」にあって，ホスピス・緩和ケアを受ける人々とケアを提供する人々にとって共通の理解と指針になるものである。

［ホスピス・緩和ケアの基本的な考え方］

ホスピス・緩和ケアは，治癒不可能な疾患の終末期にある患者および家族のクォリティーオブライフ（QOL）の向上のために，さまざまな専門家が協力して作ったチームによって行われるケアを意味する。そのケアは，患者と家族が可能な限り人間らしく快適な生活を送れるように提供される。ケアの要件は，以下の5項目である。

1）人が生きることを尊重し，誰にも例外なく訪れる「死への過程」に敬意をはらう。

2）死を早めることも死を遅らせることもしない。

3）痛みやその他の不快な身体症状を緩和する。

4）精神的・社会的な援助を行い，患者に死が訪れるまで，生きていることに意味を見いだせるようなケア（霊的ケア）を行う。

5）家族が困難を抱えて，それに対処しようとするとき，患者の療養中から死別したあとまで家族を支える。

［施設におけるホスピス・緩和ケアプログラムの基準］

施設におけるホスピス・緩和ケアプログラムは，国または地方自治体の定める法律等を遵守し，患者と家族に提供される。

Ⅰ．患者と家族について

1）ホスピス・緩和ケア病棟のケアは，患者とその家族とを一つの単位として提供される。

2）いずれの患者や家族もそれぞれ独自の価値観と信念を持っていることを認識し尊重する。

Ⅱ．入院の条件について

1）医師が治癒が望めないと判断した悪性腫瘍またはエイズの患者を対象とする。

2）患者と家族またはその何れかが入院を希望していることが原則である。

3）入院時に病名・病状について理解していることが望ましい。理解していない時には，患者の求めに応じて，適切な病名・病状の説明がなされる。

4）家族がいないこと，収入が乏しいこと，特定の宗教を信仰していることなど，社会的，経済的，宗教的な理由で差別しない。

Ⅲ．ケア計画について

1）ケア計画は，患者・家族の求めに応じ相談の上で立案する。

2）提供したケアに関する適切な記録がなされ，チームメンバーが共有する。

3）症状緩和やケアに関するインフォームド・

コンセントを得る。

4）患者との死別前から，家族や大切な人々に対するケア計画をたてる。

Ⅳ．痛みなどの症状緩和について

1）適切な治療法によって，痛みなどの不快な症状を緩和する。

2）症状緩和は，患者と家族が持つ身体的・精神的・社会的な要求を確かめ，それに対応することを双方が認識し実行する。

3）痛みの治療，症状の緩和は末尾に示す基準となる文書を参考にする。

Ⅴ．チームについて

1）チームは患者とその家族を中心とし，医師，看護婦，ソーシャルワーカーなどの専門職とボランティアが参加する。

2）チームの構成員は，それぞれの役割を尊重し，対等な立場で意見交換を行い，互いに支え合いホスピス・緩和ケアの理念と目的を共有する。

3）チームは，計画的な教育プログラムを持ち，継続評価によってチームとしての成長を図る。

Ⅵ．ボランティアについて

1）ボランティアは，チームの一員であり大切なケアの提供者である。

2）ボランティアの参加は自由意思によって行われ，チームにおける役割を明確にした上で，ボランティアには応分の責任が求められる。

Ⅶ．死別後のケアについて

1）死別後のケアは患者の療養中から始まり，家族と，患者にとって大切な人々を支える。

2）病的な悲嘆の中にあると判断されるときには，適切な専門家を紹介する。

Ⅷ．質の確保と活動の評価について

1）提供された医療やケアの評価と見直しがなされること。

2）チームのあり方とプログラム全般の見直しがなされること。

3）評価，見直しについては，原則的には各施設の責任において行うこと。

4）当連絡協議会に第三者を加えた委員会を設ける。委員会は各施設に対して，ケアの「質の確保と活動の評価」について検討の上で，勧告を行うことができる。

Ⅸ．基準の改定と委員会の設置について

1）以上の基準は，当協議会会則（6条-1）による協議を経て改定を行うことが出来る。

2）「質の確保と活動の評価」に関する委員会の設置については，別に定める。

索　引

新体系 看護学全書 別巻

現代医療論

		定価（本体2,600円＋税）
2002年11月29日	第1版第1刷発行	
2006年12月13日	第2版第1刷発行	
2012年11月30日	第3版第1刷発行	
2023年1月31日	第3版第18刷発行	

編　著　代表　田村　京子©　　　　　　　　　　　　　＜検印省略＞

発行者　亀井　淳

発行所　株式会社 メヂカルフレンド社

https://www.medical-friend.co.jp
〒102-0073　東京都千代田区九段北3丁目2番4号　麹町郵便局私書箱48号　電話(03)3264-6611　振替00100-0-114708

Printed in Japan　落丁・乱丁本はお取り替えいたします　　　印刷／大盛印刷(株)　製本／(株)村上製本所
ISBN978-4-8392-3375-4　C3347　　　　　　　　　　　　　　　　　　　　　　　　　　000667-047